Elisabeth Kübler-Ross · Kinder und Tod

Elisabeth Kübler-Ross

Kinder und Tod

Kreuz Verlag

Aus dem Amerikanischen übersetzt von Susanne Schaup

Die Originalausgabe ist 1983 erschienen
unter dem Titel »On Children and Death«
im Verlag Macmillan Publishing Company
866 Third Avenue, New York, N.Y. 10022

ISBN 0-02-567110-3

4. Auflage (32.–35. Tausend) 1990
Umschlaggestaltung: HF Ottmann
Gesamtherstellung: Clausen & Bosse, Leck
ISBN 3-268-00015-0

Inhalt

Der »Brief an ein Kind mit Krebs«, der sogenannte »Dougy-Letter«, den Elisabeth Kübler-Ross selbst mit Filzstiften geschrieben und gemalt hat, befindet sich vor Kapitel 13, also zwischen den Seiten 232 und 233 als farbige Wiedergabe.

Für Kenneth, Manny und Barbara,
die mich lehrten, eine Mutter zu sein

Ich widme dieses Buch außerdem den Eltern und Kindern, die mir ihre Liebe und ihren Schmerz, ihre Hoffnungen und ihre Verzweiflung so freimütig anvertrauten.

Ich danke von Herzen den Tausenden von Müttern, Vätern, Großeltern und Geschwistern, die mir ihre Gefühle mitteilten – während der tödlichen Krankheit eines Kindes, nach dem Selbstmord oder nach der Auffindung der Leiche ihres ermordeten Kindes.

Sie trugen alle in persönlicher Weise ihre Last und ihr Leid, aber alle verbindet die Trauer um den Verlust eines Kindes, und sie gingen mit Barmherzigkeit, Verständnis und größerer Liebe daraus hervor.

Hoffen wir, daß dieses Buch anderen eine Hilfe sein möge, ihr Leben voller und mit mehr Dankbarkeit zu leben – solange wir es miteinander teilen können.

Elisabeth Kübler-Ross

»Der Mensch ist ein Teil des Ganzen, das wir ›Universum‹ nennen, ein durch Zeit und Raum begrenzter Teil. Er erlebt sich selbst, seine Gedanken und Gefühle als etwas von den anderen Getrenntes – eine Art optischer Täuschung seines Bewußtseins. Diese Täuschung ist für uns eine Art von Gefängnis, das uns auf unsere persönlichen Entscheidungen und auf die Zuneigung zu den wenigen Nächsten beschränkt. Unsere Aufgabe ist es, uns aus diesem Gefängnis zu befreien, indem wir den Radius unseres Mitgefühls so ausweiten, daß wir alle Lebewesen und die ganze Natur in ihrer Schönheit umfassen.«

Albert Einstein

Einführung

Ich sitze in meinem Wohnzimmer nach einer langen Woche in New York, in der ich einen Workshop mit fünfundachtzig Personen leitete, von denen viele eine tödliche Krankheit hatten, über das Elend und die Sinnlosigkeit des Lebens nachgrübelten oder an Selbstmord dachten.

Viele andere hatten ein Kind oder einen Ehepartner verloren, und einige kamen, um innerlich zu wachsen, um das Leben mehr zu würdigen, oder einfach, um »ihre Batterien aufzuladen«, damit sie besser mit Menschen in Not arbeiten konnten.

Und während ich hier an meiner Schreibmaschine sitze, schaue ich durch die große Fensterscheibe ins Freie und beobachte die Drosseln und Kolibris, einen jungen Hasen, der über die Veranda hoppelt, einen Salamander, der in mein Haus hineinlugt, und plötzlich erblicke ich hoch über den Bäumen hinter meinem Gemüsegarten einen Adler. So muß es wohl im Paradies sein: die Bäume und Blumen, die Hügel und Berge dort hinten, der blaue Himmel, der Frieden und die Stille eines Ortes, wohin man sich zurückziehen kann.

Meine Gedanken wandern, und ich sehe Indianer in diesem Land umherstreifen und Grabhügel für ihre Toten errichten. Ich höre ihre Gebete an den Wind und ihre Trauer über den Tod eines ihrer Kinder.

Dann sehe ich, wie in einem Film aus alter Zeit, die Siedler kommen, die jungen Männer zur Zeit des Goldrausches mit ihren Träumen vom »Goldenen Westen«, wo sie ein Stück Land zu finden hofften, um es zu bebauen, einen Ort, wo sie eine Familie großziehen und wo sie ihr Glück machen könnten. Ich sehe, wie ihre Planwagen sich nach Westen durchkämpfen.

Ich sehe ihre Frauen sitzen, gebückt in der Hitze und müde. Ich sehe, wie sie eine Mahlzeit in einem Kessel bereiten und vor einem Sturm Zuflucht suchen. Ich sehe, wie diese Frauen schwanger werden und sich vor der Reise ängstigen. Ich höre den Schrei eines Neugeborenen und sehe den Stolz und den Schweiß im Angesicht des Vaters, der sein erstgeborenes Kind betrachtet. Ich sehe, wie sie irgendwo, unterwegs nach Westen, ein Grab schaufeln, und ich sehe, wie das junge Paar kämpft, um zu überleben, um neu anzufangen, immer und immer wieder. Nichts hat sich während der letzten paar tausend Jahre sehr verändert, denke ich. Die Menschen haben immer gekämpft, gehofft, gewartet, geträumt, sich hochgearbeitet, alles verloren und wieder von vorne angefangen.

In diesem Augenblick kommt eine Besucherin vorbei, um etwas abzugeben, und bevor sie fortgeht, wirft sie einen Blick auf das, was ich schreibe, und sagt auf seltsame Art: »Wie können Sie nur sieben Bücher über Sterben und Tod schreiben?« Und ohne eine Antwort abzuwarten, geht sie hinaus.

Was für eine merkwürdige Frage, denke ich. Wie viele Bücher wurden geschrieben, wie viele medizinische Fachbibliotheken sind angefüllt mit Hunderten von Büchern über Schwangerschaft, Entbindung, Hausgeburten, Totgeburten, Kaiserschnitte, Ernährung von schwangeren Frauen, Bruststillen oder Ernährung mit der Flasche für Neugeborene und jeden nur denkbaren Aspekt von Themen im Umkreis der Empfängnis, der Entwicklung des künftigen Menschenwesens in der Gebärmutter und schließlich der Geburt eines weiteren Menschen in diese Welt!

Und alle Menschen sind verschieden, schon bevor sie das Licht der Welt erblicken. Sie wurden unter verschiedenen Umständen gezeugt, machten im Mutterleib unterschiedliche Erfahrungen durch, wurden geliebt oder abgelehnt, mit Abtreibung oder anderen Traumata bedroht, wurden in Gebete eingeschlossen und waren von Liebe umgeben, spürten Zuwendung oder wurden verflucht, bevor sie noch geboren waren.

Und dann sind sie hier, um diese Welt mit uns zu teilen, und alle menschlichen Wesen haben verschiedene Lebensläufe, verschiedene Erfahrungen, sie begegnen unzähligen Menschen, mit denen sie lernen müssen, auszukommen; und jede

Begegnung in ihrem Leben ist der Keim ihres Morgens. Hat je ein Mensch an die Billionen von Möglichkeiten gedacht, die das Leben jedem einzelnen von uns bietet?

Und so ist es auch mit dem Tod – dem Höhepunkt des Lebens, der Reifeprüfung, dem Abschied vor einer neuen Begrüßung, dem Ende vor einem neuen Anfang. Der Tod ist der große Übergang.

Die Art und Weise, die Tausende von Möglichkeiten zu sehen und zu studieren, zu erfahren und zu begreifen, wie Menschen aller Epochen und Kulturen, aller Zeiten und Orte diesen Übergang vollziehen, ist ein so großes Wunder wie die Geburt. Dieser Übergang ist sogar ein noch größeres, möchte ich sagen, da er das Tor zum Verständnis der menschlichen Natur, des menschlichen Ringens und Lebenskampfes und letztlich der spirituellen Evolution des Menschen ist. Er gibt uns die einzigen Hinweise, die wir bis jetzt haben, über das Warum und Wohin und den letzten Sinn des Lebens mit all seinem Schmerz und seiner Schönheit.

Ja, ich habe sieben Bücher geschrieben, aber je mehr ich Menschen studiere, die dem Tod ins Auge sehen, desto mehr lerne ich über das Leben und seine tiefsten Geheimnisse. Vielleicht ist dies ein Wissen, das alle Denker früherer Zeiten besaßen, die ihre Gedanken in Gemälden, Dichtungen und Skulpturen, in Worten zum Ausdruck brachten oder in welche Form immer sie ihre Ehrfurcht, ihre Erfahrung des Mysteriums und des Rätsels unseres täglichen Begleiters, den wir so lieblos TOD nennen, zu kleiden vermochten.

Diejenigen, die gelernt haben, den Tod zu *erkennen*, statt ihn zu fürchten und zu bekämpfen, werden für uns zu Lehrmeistern des *Lebens*. Es gibt Tausende von Kindern, die den Tod kennen, weit über das hinaus, was Erwachsene wissen. Erwachsene hören diesen Kindern vielleicht zu, gehen aber achselzuckend darüber hinweg. Sie meinen vielleicht, daß Kinder den Tod nicht begreifen, und weisen ihre Gedanken von sich. Doch eines Tages werden sie sich dieser Lehren erinnern, möglicherweise erst Jahrzehnte später, wenn sie »dem größten Feind« selbst ins Auge sehen. Dann werden sie erfahren, daß diese kleinen Kinder die weisesten Lehrer und sie die Neulinge und Schüler waren.

Ich bin oft gebeten worden, meine Gedanken über Kinder und Tod zu formulieren, da die meisten meiner veröffentlichten Schriften sich mit Erwachsenen beschäftigen. Dieses Buch befaßt sich daher mit der Frage, inwiefern Kinder sich von Erwachsenen unterscheiden, wenn sie mit einer tödlichen Krankheit konfrontiert sind. Machen auch die Kleinen die fünf Stadien des Sterbens durch? Sind sie sich ihres bevorstehenden Todes bewußt, auch dann, wenn die Eltern oder das Krankenhauspersonal die Ernsthaftigkeit der tödlichen Krankheit nicht erwähnen? Welchen Begriff haben sie in verschiedenen Lebensaltern vom Tod? Worin bestehen ihre unerledigten Dinge? Wie können wir ihnen, ihren Eltern, Großeltern und Geschwistern während dieser Zeit des Abschiednehmens am besten helfen? Und schließlich stellt sich die Frage, ob wir die ständig steigende Selbstmordrate von Kindern, eine der schmerzvollsten Trennungen, auf irgendeine Weise reduzieren können.

Das Material in diesem Buch stammt aus einem Jahrzehnt der Arbeit mit sterbenden Kindern aller Altersstufen. Es kommt aus dem ungeheuren Wissen von Eltern, die durch diese Prüfung hindurchgegangen sind, von Müttern und Vätern, die ein, zwei, ja sogar drei Kinder verloren haben. Es kommt von Familien, die ein Kind vermißten und erfahren mußten, daß ihr Kind ermordet wurde, daß sie ihr Kleines in keiner Weise beschützen konnten, daß er oder sie ohne Abschied davongegangen ist.

Ich möchte diese Gelegenheit ergreifen, um all denjenigen zu danken, die zu meinem Wissen beigetragen haben, die bereit waren, ihr Leid und ihren Schmerz, ihr Wachstum und ihre daraus hervorgegangene Weisheit und ihr Wissen in Gesprächen und in Briefen mit mir zu teilen.

Ich möchte Ihnen, dem Leser, das innere Wissen dieser sterbenden Kinder vermitteln, auf daß auch Sie wachsen und lernen können, die Bedeutung der inneren Stimme, auf die wir hören müssen, zu begreifen. Es ist meine Überzeugung, daß es der intuitive, spirituelle Aspekt von uns Menschen ist – diese innere Stimme –, die uns das »Wissen«, den Frieden vermittelt und die Richtung weist, damit wir die Stürme des Lebens überstehen können, nicht gebrochen, sondern heil, vereint in Liebe und Verständnis.

Denken Sie auch daran, ihre gesunden Kinder nicht von der schmerzlichen Erfahrung von Sterben und Tod fernzuhalten oder abzuschirmen. Lassen Sie sie an der Pflege des kranken Bruders oder der kranken Schwester teilnehmen, soweit sie es können. Einer meiner Lieblingssprüche lautet:

Könnte man die Canyons vor den Stürmen schützen,
erblickte man niemals die Schönheit ihrer Schluchten.

Haben Sie Dank, daß ich Ihnen mitteilen darf, was wir von unseren Kindern gelernt haben.

Kapitel 1

Brief an Eltern, die um ein Kind trauern

Meine lieben Freunde,
dies ist ein Brief an Euch, die Ihr im Begriff steht, ein Kind zu verlieren. Wir sind so vielen Müttern und Vätern auf dieser schwierigen Reise gefolgt und haben sie begleitet, und dieses Buch handelt von den Sorgen, die sie ausdrückten, und von den Lehren, die wir empfingen.

Während Euer Kind schwächer wird und dem Tode näherrückt, fragt Ihr Euch vielleicht, wieviel ein Kind von dem möglicherweise tödlichen Ausgang seiner Krankheit erfahren soll. Ich sage »möglicherweise«, weil ich Zeugin vieler Wunder war.

Alle Kinder wissen (nicht bewußt, sondern intuitiv) über den Ausgang ihrer Krankheit Bescheid. Alle Kleinen sind sich dessen bewußt (nicht auf intellektueller, sondern auf spiritueller Ebene), wenn sie dem Tode nahe sind. Sie fragen manchmal: »Mami, muß ich sterben?« Oder wenn sie spüren, daß Ihr nicht in der Lage seid, darüber zu sprechen oder auch nur daran zu denken, schreiben ältere Kinder gelegentlich ein Gedicht oder eine Seite darüber in ihr Tagebuch. Sie vertrauen sich vielleicht einem Freund oder einem besonderen Menschen an, der nicht unbedingt zur Familie gehört und deshalb besser imstande ist, ihre oft symbolische Sprache zu verstehen. Wenn sie im Krankenhaus einen Zimmergefährten oder einen Spielkameraden im Spielzimmer haben, teilen sie einem anderen kranken Kind oft ihr Wissen mit. Wenige Erwachsene erfahren je, wie viele Geheimnisse auf diese Weise mitgeteilt werden.

Jeder Mensch, ob groß oder klein, braucht einen Menschen, dem er sich anvertrauen kann. Kinder wählen oft die unwahrscheinlichste Person: eine Hilfsschwester, eine Putzfrau oder manchmal ein behindertes Kind, das sie im Rollstuhl besuchen kommt. Sie führen kurze, aber tiefe Gespräche miteinander, die Erwachsene in Erstaunen setzen würden, und da sie in jungen Jahren durch die Stürme des Lebens gegangen sind, wissen sie Dinge, die andere Kinder ihres Alters nicht begreifen würden. So sorgt Gott, der uns alle geschaffen hat, für einen Ausgleich, wenn der Körper der Kleinen den Dienst versagt. Sie werden stärker an innerer Weisheit und intuitivem Wissen.

Eure Schmerzen und Ängste, Eure schlaflosen Nächte und Sorgen sind ihnen bewußt, und Ihr sollt sie nicht vor ihnen verbergen. Geht nicht mit einem falschen »fröhlichen« Lächeln in ihr Zimmer. Kinder kann man nicht täuschen. Lügt ihnen nicht vor, Eure Tränen kämen davon, daß Ihr gerade Zwiebeln geschnitten habt. Wie viele Zwiebeln wollt Ihr noch schneiden? Sagt ihnen, daß Ihr traurig seid und Euch manchmal so nutzlos vorkommt, weil Ihr ihnen nicht mehr helfen könnt. Sie werden Euch in ihren kleinen Armen halten und ein gutes Gefühl dabei haben, weil sie Euch helfen können, Euch gegenseitig Trost zu spenden. Geteiltes Leid ist viel leichter zu ertragen, als ihnen Angst- und Schuldgefühle einzuflößen, daß sie die Ursache Eurer Sorgen sind.

Sollen Geschwister herangezogen und informiert werden? Ja, jeder Bruder und jede Schwester eines todkranken Kindes sollte in irgendeiner Form an der Pflege teilnehmen dürfen. Wenn der Patient zu Hause betreut wird, dann sollten den Geschwistern bestimmte Aufgaben in der Pflege des kleinen Kranken übertragen werden. Sie können zum Beispiel die Aufgabe übernehmen, nach der Schule den geliebten Hund zu einem regelmäßigen Besuch hereinzuführen. Sie können dabei helfen, kleine Handarbeiten mit Garn auszuführen, wenn der physische Körper zu schwach wird, um noch viel zu spielen oder etwas anderes zu tun. Geschwister können die Aufgabe übernehmen, die Lieblingsmusik auf dem Kassettenrecorder laufen zu lassen, oder sie können täglich eine Mahlzeit bringen, solange der kleine Patient noch essen kann.

Gesunde Kinder sollen sich nicht schuldig fühlen, wenn sie weiterhin lachen und kichern und Freunde nach Hause bringen oder fernsehen, wenn sie zu einer Tanzveranstaltung oder zu einem Fußballspiel gehen, ebenso wie man keine Mutter von einem Besuch beim Friseur oder Eltern von einem gelegentlichen Kegelspiel oder etwas anderem abhalten soll, was sie früher gerne taten.

Das Schlimmste, was wir einem todkranken Kind und der übrigen Familie antun können, ist, daß wir eine Leichenhalle aus dem Haus machen, solange das Kind noch lebt. Wo es Lachen und Freude, gegenseitige Liebe und kleine Vergnügen gibt, sind die täglichen Schwierigkeiten viel leichter zu ertragen. Wird der kleine Patient zu sehr verwöhnt, wird jede seiner Launen oder jeder Wunsch erfüllt, wird von jedermann erwartet, daß er auf Zehenspitzen durch das Haus geht, ist das Resultat für die Lebenden meist verheerend.

Als die Diagnose gestellt wurde, daß Bob Krebs hatte, wurde ihm von seinen Eltern, die viele ungelöste Schuld- und Reuegefühle hatten, jeder Wunsch erfüllt. Sie schenkten ihm exklusiveres, kostspieliges und übermäßig viel Spielzeug. Bob wollte seine Eltern offensichtlich auf die Probe stellen und glaubte, daß er alles von ihnen haben konnte. Er spielte kaum noch, verlangte aber immer mehr Aufmerksamkeit. Er hatte sich nie geliebt gefühlt, aber er wußte, daß er »statt dessen« materielle Dinge bekommen konnte. War es seine Strafe, seine Rache dafür, daß er um das Wichtigste im Leben, das Geschenk der bedingungslosen Liebe, betrogen worden war?

Sein Bruder Billy beobachtete mit Staunen und später mit Zorn und Neid, wie sein Bruder buchstäblich alles bekam, was er verlangte. Berühmte Sportler schrieben an Bob und schickten ihm Basket- und Basebälle mit ihrem Autogramm. Er durfte nach Disneyland und auf die Bahamas fahren. Sie flogen mit ihm nach Tennessee und in die Berge von Colorado.

Billy begann, seinen Bruder abzulehnen und seine Eltern seinerseits auf die Probe zu stellen. Er bat zuerst um kleine Dinge, dann um größere – immer mit demselben Ergebnis. Die Antwort seines Vaters war immer das gleiche zornige »Nein, das kannst du nicht haben. Wir können es uns nicht leisten.« Wenn er die Frage stellte, warum sein Bruder alles bekam, lautete die stereotype Antwort: »Möchtest du lieber Krebs haben?« Nein, Billy wollte keinen Krebs haben. Er wollte weder

Knochenmarkpunktierungen haben noch seine Haare verlieren. Aber was hatte das eine mit dem anderen zu tun?

Billy fing an, sich jede Woche selbst Verletzungen zuzufügen, aber niemand beachtete ihn. Die Eltern waren zu sehr mit seinem kranken Bruder beschäftigt. Wenn er zu Mittag um ein Sandwich bat, fuhr seine Mutter ihn an: »Siehst du nicht, daß ich zu tun habe? Mach es dir selbst.« Billy fing an, sein Bett zu nässen, und wurde dafür verhauen. Später, einige Monate vor dem Tod seines Bruders, bemerkte eine Lehrerin, daß Billy sehr grausam zu einem behinderten Kind war, das die Schule im Rollstuhl besuchte. Das führte zu einer Bemerkung in den Schulakten, aber sonst nahm niemand davon Notiz.

Billy begleitete mich zum Auto, als ich nach meinem ersten Hausbesuch fortging. Ich öffnete die Tür des Wagens und forderte ihn auf, sich eine Weile zu mir zu setzen und mir zu erzählen, wie es ihm ging. Er sah überrascht drein und fragte: »Mir?«

»Ja, dir«, antwortete ich. »Solche Krankheiten sind noch viel schwerer für die Geschwister als für den Patienten.« Er sah mich traurig an und sagte: »Wissen Sie, daß ich Asthma habe? Aber ich nehme an, das reicht Ihnen nicht.«

Es ist also wichtig, daran zu denken, daß man auch gut zu sich selbst und der übrigen Familie sein muß. Teilt weiterhin alles gerecht untereinander, und verwöhnt den kleinen Patienten nicht zu sehr: Ihr gebt ihm damit nur ein Gefühl der Schuld und ein falsches Bild von seinem eigenen Wert. »Warum habe ich diese Dinge früher nie bekommen, und jetzt, wo ich Krebs habe, geht alles?«

Eine tödliche Krankheit kostet gewöhnlich ein Vermögen, und auch die beste Versicherung wird vielleicht nicht sämtliche Kosten decken. Es gibt viele Einrichtungen, die auf verschiedene Weise helfen können, aber wir haben oft genug Familien erlebt, die nach dem Tod eines Kindes Rechnungen von 100 000 oder 200 000 Dollar zu bezahlen hatten. Es wäre viel sinnvoller, wenn solche Familienprobleme am Eßtisch besprochen werden könnten, damit die anderen Geschwister die Sorge teilen und freiwillig, ohne Druck und Schuldgefühle, anbieten können, manche Extrafreuden aufzugeben, um zum Wohlergehen der Familie beizutragen. Sie hätten dann ein Gefühl, daß sie wichtig sind, und könnten stolz auf sich sein.

Viele kleine Brüder und Schwestern lernten, wie man dem kleinen Patienten Sauerstoff gibt oder ihn sanft absaugt, damit sie zur Pflege des Kindes einen Beitrag leisten dürfen, der ihnen Selbstwertgefühl vermittelt. Diese Kinder werden nicht den Wunsch haben, daß ihre Brüder (oder Schwestern) sterben, damit wieder etwas Familienleben in ihr Dasein einkehrt. Kinder (Geschwister), die im Zorn solche Bemerkungen fallen lassen, sollte man nicht bestrafen. Sie äußern damit einen Hilferuf, bevor es zu spät ist, und verständnisvolle Erwachsene sollten sich eine Weile allein mit ihnen beschäftigen, damit sie ihre Frustration, ihr Gefühl, unwichtig zu sein, und das Gefühl, vernachlässigt zu werden, herauslassen können.

Irgend jemand, am besten ein Familienmitglied oder ein enger Freund, sollte sich solchen Kindern besonders widmen, sie zum Einkaufen, zum Fischen, zum Spielen oder zu einem Ballspiel mitnehmen, nicht nur zum Vergnügen, sondern um des Gefühls willen, daß jemand sich um sie kümmert, »obwohl sie nicht Krebs haben«.

Kinder aller Altersstufen, die an der Heimpflege eines todkranken Kindes beteiligt waren, erleiden beim Anblick des letzten Kräfteverfalls eines Geschwisters, das manchmal einen aufgeblähten Bauch und blaue Flecken an den Händen und Armen hat, weder einen Schock noch ein Trauma. Sie sehen den Kranken mit anderen Augen; sie kommunizieren auf einer anderen Ebene. Ein solcher Anblick schockiert nur diejenigen, die an der täglichen Pflege des kranken Kindes nicht teilhatten, aber derartige Besucher werden natürlich vorbereitet und informiert werden müssen, bevor sie das Krankenzimmer betreten.

Wenn ein Kind stirbt, ist es wichtig, daß die Familie mit dem Kind, das den Übergang vollzieht, allein bleiben darf. Allen Brüdern und Schwestern, gleich welchen Alters, sollte erlaubt sein (ohne sie zu zwingen), an diesem letzten Zusammensein teilzunehmen. Viele Familien haben diese Zeit so verbracht, daß sie das Lieblingslied des Kindes sangen, daß sie miteinander beteten oder sich einfach umschlungen hielten und zusammen waren, bevor Außenstehende hereinkommen durften.

Sprecht ein letztes Lebewohl und nehmt Euch dann Zeit, Euer Kind noch einmal in die Arme zu schließen, es selbst zu waschen, wenn Ihr wollt, es anzukleiden und zum Wagen hinauszutragen, der die sterblichen Reste in die Leichenhalle oder an einen anderen Ort bringt.

Obwohl viele Familien den Wunsch äußern, bald nach dem Tod eines Kindes zu übersiedeln, in eine andere Gegend zu ziehen, »die uns nicht an die Tragödie erinnert«, oder weg von der Straßenecke, wo der tödliche Unfall passierte, so ist dies *keine* gesunde Entscheidung, und sehr viele Familien haben solche impulsiven Übersiedlungen nachher bereut. Um den Schmerz zu überwinden, muß man sich ihm stellen, ihn zulassen und durch ihn hindurchgehen, anstatt ihm auszuweichen. Diejenigen, die das tun, sind auf lange Sicht viel besser dran und eher in der Lage, den künftigen Stürmen des Lebens standzuhalten, ohne vor ihnen weglaufen zu wollen.

Im selben Haus zu bleiben ist auch ein Segen für die Geschwister, deren Leben sowieso schon genug erschüttert wurde. Sie fühlen sich während der letzten Wochen und Monate der tödlichen Krankheit eines Geschwisters oft »im Weg«, und häufig ist ihr einziger Rückhalt ein Schulkamerad, ein Lehrer oder Schulpsychologe oder ein Kamerad aus der Nachbarschaft. Sie in einer intensiven, oft erschütternden Schmerzperiode ihres Lebens zu entwurzeln ist das Schlimmste, was wir ihnen antun können.

Es gibt immer noch viel zu viele Familien, die nicht wissen, ob die überlebenden Kinder zu einer Totenwache oder zum Begräbnis mitgenommen werden sollen. Meine Frage lautet: »Warum nicht?« War es denn nicht ihre Schwester oder ihr Bruder, der gestorben ist? Warum sollen sie von diesem letzten Abschiedsritual ausgeschlossen sein, das als einzige Art von Abschluß und als Anfangsprozeß des »Loslassens« dient? Das Begräbnis ist die öffentliche Anerkennung, daß ein Mensch, der in unserem Leben von Bedeutung war, gestorben ist. Es ist ein Ritual, welches das Annehmen dieser Realität signalisiert und dem physischen Körper eine letzte Ruhestatt zuweist, die man später besuchen kann, um die Trennung nach und nach zu vollziehen. Totenwache und Begräbnis dienen einem wichtigen Zweck im Prozeß des Trauerns, und diejenigen, die davon ausgeschlossen werden, haben das Gefühl, daß sie kein wichtiger Teil der Familie sind.

Wenn ein Geschwister im Hinblick auf das verstorbene

Kind viel Unerledigtes hat, weigert es sich vielleicht, dem Begräbnis beizuwohnen. Diese Entscheidung ist ein Zeichen von unerledigten Dingen und sollte respektiert werden. Man soll Kinder nie zwingen, an einer Totenwache oder einem Begräbnis teilzunehmen, aber man sollte sie dazu auffordern wie zu einer nüchternen Realität, so als würden sie eine Mahlzeit mit ihrer Familie teilen. Wenn sie sich weigern, ist der Grund oft Angst, Schuld- und Schamgefühl oder später Ressentiment gegenüber dem Verstorbenen oder dem Rest der Familie. Was immer der Grund ist, jemand soll später, wenn das Begräbnis vorbei ist, versuchen, mit dem Kind auf eine liebevolle Weise, und ohne es zu verurteilen, darüber zu sprechen. Auf diese Weise könnte eine Menge Präventivpsychiatrie geleistet werden.

Wir haben viele Geschwister gesondert zu einer Totenwache geführt, bevor die Erwachsenen kamen, ohne die Eltern, die nicht sicher sind, ob sie den anderen Kindern erlauben sollen, den offenen Sarg zu sehen. Mit deren Einverständnis machen wir einen besonderen Besuch, wenn die Kinder es wünschen, um den Geschwistern die Möglichkeit zu geben, den Leichnam zu sehen und alle Fragen zu stellen, die sie auf dem Herzen haben. Viele kleine Brüder und Schwestern möchten die Leiche berühren, und das dürfen sie natürlich auch. Viele von ihnen bringen einen speziellen kleinen Liebesbrief, eine Blume oder ein Lieblingsspielzeug mit und »schmuggeln« es leise unter das Kissen.

Das sind sehr bewegende Augenblicke. Sie zeigen uns die Liebe und Fürsorge, die Kinder ihrem verstorbenen Geschwister in diesem letzten Moment erweisen möchten. Wenn es dem Glauben der Familie nicht widerspricht, sagen wir den Kindern, daß sie mit ihrem Brüderchen oder Schwesterchen reden können, daß sie sie weiterhin wahrnehmen und manchmal sogar im Traum besuchen können. Diese Kinder gehen erleichtert und gereift fort und werden besser vorbereitet sein, mit künftigen Todesfällen in ihrem Leben umzugehen.

Die ersten Tage nach dem Tod und dem Begräbnis gibt es viel zu tun. Man muß an so viele Dinge denken, so viele Verwandte unterbringen, so viele Türen öffnen und schließen, so viel Post beantworten. Dies ist im allgemeinen gut, da uns die

Geschäftigkeit für eine Weile ablenkt, uns manchmal sogar ein Lächeln oder Lachen schenkt, und das brauchen wir.

Erst wenn die Nachbarn aufgehört haben, für uns zu kochen, wenn Freunde und Verwandte fort sind, beginnen die Einsamkeit und die wahre Trauer. Seid in dieser Zeit freundlich zu Euch selbst. Erwartet weder, daß Eure Trauer ewig dauert, noch daß sie innerhalb einer bestimmten Zeit überwunden sein wird. Am besten ist es, darüber überhaupt nicht nachzudenken. Bewältigt die Tage, so gut Ihr könnt. Weint, wenn Ihr es nötig habt, schlagt auf ein Kissen, wenn Ihr Zorn ausdrücken müßt. Bereitet die Mahlzeiten oder versorgt den Garten, die Kinder, den Hund und geht Eurer Arbeit nach, wie Ihr es früher getan habt. Zuerst wird es mechanisch sein, aber das ist in Ordnung. Ihr habt ein Recht zu trauern. Trauer läßt alles dunkler erscheinen – eine Zeitlang.

Macht aus dem Zimmer Eures Kindes kein Heiligtum. Versteckt aber auch nicht die Fotos und Erinnerungen. Wenn Ihr Euch nicht entschließen könnt, was Ihr mit Spielsachen, Fahrrädern oder Kleidern tun sollt, dann tut gar nichts. Das hat alles keine Eile. Die Zeit ist eine menschliche Erfindung; in Wirklichkeit existiert sie nicht. Konzentriert Euch auf das Leben, auf den Ehepartner, Eure Eltern, die nicht nur um Euren Schmerz, sondern auch um den Tod ihres Enkelkindes trauern. Unternehmt etwas mit Euren anderen Kindern, damit Ihr Euch auf Lebendiges konzentrieren und eine Weile aufhören könnt, über Realitäten zu grübeln, die nicht zu ändern sind.

Ihr werdet eine Zeitlang denken: »Gibt es etwas, das ich hätte anders machen sollen? Habe ich etwas versäumt? Hätte ich früher die Veränderung bemerken und eine weitere Konsultation verlangen sollen?« Gedanken wie diese werden manche Eltern eine lange Zeit verfolgen, denn Schuldgefühle und Angst sind die größten Feinde des Menschen. Solche Gedanken sind verständlich, aber denkt daran, daß Eltern nie die Ärzte ihrer Kinder sind, selbst wenn sie eine medizinische Ausbildung haben. Eltern stehen ihren Kindern zu nahe, als daß sie objektive medizinische Fachleute für sie sein könnten. Denkt daran, daß alle Schuldgefühle der Welt keiner Seele etwas Gutes tun – am wenigsten Eurem verstorbenen Kind.

Schuldgefühle machen gemütskrank, und wer nicht loslassen kann, wird auch körperlich krank.

Ihr müßt lernen, die Dinge, die Ihr nicht ändern könnt, allmählich zu akzeptieren. Konzentriert Euch darum auf Eure lebenden Kinder und die Menschen, die zu Eurem täglichen Leben gehören. Wenn Ihr einsam seid, denkt an die Tausende von einsamen Menschen in Eurer Nachbarschaft. Gebt Ihnen von Eurer Zeit und Eurer Liebe, das wird Euch davor bewahren, in den Abgrund des Selbstmitleids zu fallen.

Es gibt so viele Heime für unerwünschte Kinder und Jugendliche, wo Ihr buchstäblich ein Leben retten könnt, wenn Ihr es riskieren würdet, Euch auf eines von ihnen einzulassen. Die Selbstmordrate unter ihnen ist erschreckend hoch, und wenn Ihr Liebe braucht, dann gebt Liebe – sie wird Euch hundertfach zurückerstattet.

Redet mit Eurem verstorbenen Kind, wenn es Euch hilft. Laßt Euer Kind teilnehmen an Eurem Fortschritt und zeigt, daß Ihr mit den Stürmen des Lebens fertig werdet, weil der Tod eines Kindes oft der Lehrmeister bedingungsloser Liebe ist, und eine solche Liebe stellt keine Ansprüche, erwartet nichts und bedarf nicht einmal der physischen Anwesenheit.

Ich sende Euch meine Liebe und meinen Segen
E. K.-R.

Kapitel 2

Die Anfänge des Lebens

Und ein Weib, das ein Kind an der Brust hielt, sagte:
»Rede uns von den Kindern.«
Und er sprach also:
Eure Kinder sind nicht eure *Kinder.*
Es sind die Söhne und Töchter von des Lebens Verlangen nach sich selber.
Sie kommen durch euch, doch nicht von *euch;*
Und sind sie auch bei euch, so gehören sie euch doch nicht.
Ihr dürft ihnen eure Liebe geben, doch nicht eure Gedanken,
Denn sie haben ihre eignen Gedanken.
Ihr dürft ihren Leib behausen, doch nicht ihre Seele,
Denn ihre Seele wohnt im Hause von morgen, das ihr nicht zu betreten vermöget, selbst nicht in euren Träumen.
Ihr dürft euch bestreben, ihnen gleich zu werden,
doch suchet nicht, sie euch gleich zu machen.
Denn das Leben läuft nicht rückwärts, noch verweilet es beim Gestern.
Ihr seid die Bogen, von denen eure Kinder
als lebende Pfeile entsandt werden.
Der Schütze sieht das Zeichen auf dem Pfade
der Unendlichkeit, und Er biegt euch mit seiner Macht,
auf daß Seine Pfeile schnell und weit fliegen.
Möge das Biegen in des Schützen Hand
euch zur Freude gereichen;
Denn gleich wie Er den fliegenden Pfeil liebet,
so liebt Er auch den Bogen, der standhaft bleibt.

Kahlil Gibran: Der Prophet

Nicht alle Kinder werden mit Freude und Entzücken über das Wunder eines neuen Lebens, über das Wunder der Schöpfung eines ganz neuen Menschen erwartet. Während ich dies niederschreibe, verhungern fünfzehn Millionen Kinder, und zwar nicht nur in weit entfernten Kontinenten, wo wir sie so leicht vergessen. Es gibt verzweifelte Kinder, hungrige und bedürftige Kinder in jedem Erdteil, in jedem Land, in jeder Stadt. Abtreibungen verhindern die Geburt von Hunderttausenden von Babys, aber dadurch lösen sich die Probleme nicht. Erst wenn unsere Einstellung zum *Leben* sich verändert; erst wenn wir imstande sind, uns auf eine neue, verbindliche Weise für die *Qualität des Lebens* einzusetzen; erst wenn wir das praktizieren, was für so viele nur ein Lippenbekenntnis ist, und wenn wir unsere Begriffe von *Leben* und *Liebe* neu definieren, werden die Probleme unserer Gesellschaft gelöst werden.

In manchen Teilen der Welt (ich habe den ganzen Planeten bereist und überall gearbeitet) sind Kinder ein natürlicher Bestandteil des Lebens. Ein Baby nach dem anderen wird geboren, und die Familien oder der Stamm versorgen und ernähren sie und ziehen sie in fast gemeinschaftlicher Art und Weise groß. Kinder finden dort immer jemanden, der sich um sie kümmert, der ihnen etwas Zeit schenkt, sie in Kunst und Handwerk unterweist, der sie lehrt, wie man physisch, emotional und spirituell überlebt. Kinder werden als ein Wert betrachtet, da sie schließlich später für alle Bedürfnisse, inklusive Nahrung und Versorgung der Alten, aufkommen werden. Diese Einstellung gegenüber Kindern beweist das universelle Gesetz, daß »jeder Nutzen auf Gegenseitigkeit beruht«.

Je mehr Kinder eine solche Familie oder ein Stamm hat, desto größer ist die Garantie für das künftige Weiterbestehen. Als die nächste Erwachsenengeneration werden diese Kinder für Ernte und Handel, für die Erhaltung des Dorfes und das Wohlergehen seiner Bewohner sorgen.

Unsere Welt hat sich innerhalb des letzten halben Jahrhunderts enorm gewandelt. Seit dem Einzug der modernen Transportmittel, der materiellen Lebensanschauung, seit Technik und Wissenschaft unsere alten spirituellen Werte verdrängt haben, hat sich das Leben verändert und sich vor allem auf die Erziehung unserer Kinder ausgewirkt.

Erinnern Sie sich an die Zeit, als Familien über Generationen in derselben Gemeinschaft lebten? Als jeder den Pfarrer oder Rabbiner, die Lehrer und den Ladeninhaber als Persönlichkeiten und oft mit ihrem Vornamen kannte? Als Kinder wußten, wo sie hingehörten, und die ganze Gemeinschaft die Geburt eines neuen Erdenbürgers erwartete? Als die Alten strickten und nähten, um die ersten Kleidungsstücke der Kinder mit der Hand anzufertigen? Als die Nachbarn bereit waren, Geburtshilfe zu leisten und das neue Baby zu begrüßen?

In den achtziger Jahren dieses Jahrhunderts wissen die meisten von uns nicht einmal, ob eine Nachbarin ein Kind bekommen hat oder ob sie ein paar Tage verreist war und zurückgekehrt ist, obwohl wir vielleicht zufällig erfahren, daß sie eine Fehlgeburt oder eine Totgeburt hatte.

Wie anders war es zu den Zeiten, als Tanten und Großmütter kamen, um der jungen Mutter beizustehen, wenn sie im Wochenbett war. Damals betrachteten die älteren Brüder und Schwestern ehrfürchtig die winzigen Zehen und Finger des Neugeborenen, sie hörten den ersten Schrei des Kindes – das Lebenszeichen – und sahen zu, wie das neue Baby seine erste Mahlzeit an der Brust seiner Mutter einnahm. Dies sind Szenen, die sich schon den kleinen Kindern einprägen und die sie nie vergessen werden. Dies sind Augenblicke der Teilnahme, des Lernens, des Wachsens und der Ehrfurcht.

Jetzt entscheiden Ehepaare sich meist vorrangig für Karriere und Sicherheit und erst später vielleicht für ein Kind. Sie sparen lieber für ein Haus oder eine Eigentumswohnung, bevor sie sich durch Nachwuchs »binden«. Sie wollen ihre Freiheit, um reisen zu können, um Geselligkeit zu pflegen und beweglich zu sein, und sie sagen, daß sie das Leben und die Freiheit genießen wollen, bevor die Kinder kommen.

Sie ziehen von Stadt zu Stadt, von einem Arbeitsplatz zum anderen, und wenn ein ungeplantes Baby erscheint, hat das Paar oft keinen Familienrückhalt in der Nähe, keine Großmutter, die für das Baby strickt, keine Eltern, die sich um den Haushalt kümmern, keinen vertrauten Arzt, keine Hebamme, keinen Beistand durch liebevolle Fürsorge und vertraute Gesichter. Die Geburt eines Kindes bedeutet heutzutage oft eine bezahlte Hilfskraft, einen neuen Arzt, ein großes Krankenhaus, eine Entbindung durch irgend jemanden »vom Dienst« und eingeleitete Wehen zur Bequemlichkeit des Systems.

Als ich vor einigen Jahren im Entbindungssaal einer Klinik der gehobenen Mittelschicht in den Vereinigten Staaten arbeitete, wurden bei fast dreiviertel aller Entbindungen die Wehen eingeleitet und viel zu oft eine Zangengeburt vorgenommen, einfach nur, um den Vorgang zu beschleunigen und nicht zu viel Zeit zu verschwenden (»Zeit ist Geld!«) durch das Warten auf eine langsame, aber natürliche und bewußte Niederkunft. Sehr wenige Babys hatten eine gesunde, rosige Hautfarbe; zu viele waren bläulich angelaufen. Fast alle Mütter waren durch Medikamente so betäubt, daß sie das Wunder, an dem sie eben teilgenommen hatten, nicht wahrnehmen konnten. Oft fragten sie mich Stunden danach halb benommen, ob sie einen Jungen oder ein Mädchen geboren hatten!

Inzwischen waren die Väter an ihre Arbeitsstellen zurückgekehrt und hatten stolz unter ihren Mitarbeitern Zigarren verteilt. Das Baby wurde dann abgesaugt, gewaschen, gewindelt und beiseite gelegt, es mußte sich ohne den warmen, tröstlichen Hautkontakt mit der Mutter an seine neue Umgebung gewöhnen. Jedes Tierjunge beginnt sein Leben, indem es sich tagelang fest an seine Mutter anklammert, aber nicht das menschliche Kind – wenigstens nicht in unseren modernen Spitälern, in unserer »fortgeschrittenen«, technisierten, gehetzten Gesellschaft, wo Zeit Geld ist und Effizienz über alle anderen Werte gestellt wird.

So treten Kinder ihr Leben oft in einer überaus entpersönlichten Atmosphäre an, in einer Institution, wo die Mutter in einem anderen Zimmer liegt und sich von Betäubungsmitteln, einem Dammschnitt oder eingeleiteten Wehen erholt, während das Baby seine ersten Atemzüge in den Händen von Dienstpersonal tut und dann in ein steriles Säuglingszimmer gebracht wird. Die Väter nehmen ihre Arbeit wieder auf, nachdem sie sich wenige Stunden von ihren Schreibtischen entfernt hatten, Großeltern werden per Telefon von dem freudigen Ereignis verständigt, und die Geschwister warten zu Hause, bis die Mutti mit dem neuen Familienzuwachs nach Hause zurückkehrt. Da die bereits vorhandenen Kinder an dem Wunder nicht teilnehmen dürfen, gewöhnen sie sich daran, diese Zeit mit Spannung oder einem vorübergehenden Gefühl, im Stich gelassen zu sein, mit einem Einbruch in ihre Lebensgewohnheiten zu assoziieren. Daher werden sie den Neuankömmling als Ursache dieser unangenehmen Veränderungen betrachten.

Das Leben geht bald wieder seinen gewohnten Gang, wenn alles gutgeht, wenn Mutter und Kind wohlauf sind und keine Komplikationen am Horizont auftauchen. Aber was geschieht mit Familien, wenn das Baby oder die Mutter nicht wohlauf ist? Wie bereiten wir die Eltern und Geschwister auf dieses Ereignis vor?

Lauras Geschichte: Verlust und Einsamkeit

Laura erwartete ihr erstes Kind. Anfangs war ihr Ehemann Bill von dieser Nachricht nicht sonderlich erbaut. Anstatt sie voll Liebe und Freude in die Arme zu schließen, schien er schockiert zu sein. Er wollte in seinem Job vorwärtskommen, sagte er. Er wollte mobil bleiben, reisen, die Welt sehen. War sie sicher, fragte er, oder war sie nur spät dran mit ihrer Periode? Vielleicht war es die Klimaveränderung, da sie eben erst von New York an die Westküste übersiedelt waren.

Laura bekam eine Depression. In ihrer neuen Umgebung hatte sie keine Freunde, und sie wollte ihre Familie nicht mit traurigen Briefen belasten. Sie hörte zu arbeiten auf, als sie sieben Monate schwanger war, und blieb allein in ihrer kleinen Wohnung, las und dachte nach. Sie fühlte sich sehr allein – isoliert und deprimiert –, und ihre Beziehung zu ihrem Mann schien drastisch verändert. Billy war ein guter Versorger, er führte sie abends oft zum Essen aus und war höflich und aufmerksam. Aber es fehlte etwas: Sie wollte so gerne, daß er Anteil nahm an ihrer Freude auf das Kind, das sie erwartete und das sich in ihrem Leib bewegte. Aber Billy wollte nicht einmal seine Hände auf ihren Bauch legen. Das war keine Scheu, sondern es war fast so, als wünschte er, daß dieser Eindringling verschwinden würde, damit er sein Leben nicht mit einer dritten Person teilen mußte. Laura legte ihre Hände auf ihren Bauch, fühlte die sanften Bewegungen und merkte, wie ihr eine Träne über die Wange lief. Seit sie umgezogen waren, stellte sie fest, hatte sie nur noch zwei Menschen, mit denen sie reden konnte: eine alte Nachbarin, die ebenfalls allein lebte, und den Postboten, der gelegentlich läutete, wenn er ihr einen Brief von ihrer Familie aus dem Osten des Landes zustellte.

Die Tage vergingen, und sie freute sich immer mehr auf das Baby. Ihr Arzt fragte sie, ob sie sich untersuchen lassen wollte, um festzustellen, ob das Baby ein Junge oder ein Mädchen würde. Nein, antwortete Laura, sie wollte sich überraschen lassen. Sie wollte die Geburt bewußt erleben, und zur Vorbereitung las sie jedes erdenkliche Buch über Entbindungen und Babypflege. Bald würde sie ein Kind haben; sie würde innerhalb dieser vier Mauern nicht mehr allein sein. Sie richtete ein Kinderbett her und schmückte es mit den Farben des Regenbogens. Sie begann, sich in Spielzeugläden umzusehen, und dachte an Teddybären und Babykleider. Sie lernte sogar häkeln, während sie auf das noch ferne Datum ihrer Entbindung wartete.

Nur wenige Tage vor dem errechneten Tag der Entbindung fühlte Laura sich unwohl. Ihr Arzt meinte, daß es vermutlich eine Virusinfektion sei, und empfahl ihr Ruhe. Dieser Rat kam ihr merkwürdig vor, da sie während der vergangenen Monate kaum etwas anderes getan hatte, als zu ruhen. Außer ihrer regelmäßigen Gymnastik und ihren Spaziergängen war Laura die ganze Zeit zu Hause gewesen. Sie hatte sich nie überanstrengt und hatte nur ein Minimum an sehr gesunden Nahrungsmitteln zu sich genommen, die sie allmählich sogar gerne aß. Sie hatte weder geraucht noch Alkohol genossen. Sie hatte nicht viel zugenommen, und ihr Blutdruck und ihr allgemeiner Gesundheitszustand waren ausgezeichnet gewesen. Es gab also keinen Grund zur Besorgnis.

Sie war eben dabei, ihre Decke fertigzuhäkeln, als ihr der Gedanke kam, daß es in ihrem Körper »furchtbar still« sei. Wie lange war das schon so? Hatte sie die Tatsache verdrängt, daß sie in letzter Zeit keine Bewegungen mehr spürte? Hätte der Arzt während ihrer letzten Untersuchung dann nicht etwas gesagt? Sie versuchte, ihre Ängste zu verbannen. Sie sah fern, versuchte zu lesen, rief ihren Mann an. Aber sie konnte nicht in Worte fassen, was sie beunruhigte.

Die nächsten zwei Tage erscheinen Laura immer noch wie eine große, schwarze Wolke. Noch heute, zwei Jahre danach, ist sie nicht in der Lage, alles zu rekonstruieren. Die Decke, die sie an jenem Tag fertighäkelte, liegt immer noch in einem Schrank, eingewickelt und unberührt. Die paar Babyspielsachen, die sie gekauft hatte, um auf andere Gedanken zu kommen, liegen in ihrer Originalverpackung ebenfalls noch im Schrank. Laura erinnert sich nur daran, daß sie mit ihrem Mann nicht über ihre Befürchtungen reden konnte, und als sie sich an ihren Arzt wandte, wies er sie zur Untersuchung in ein Krankenhaus ein und entließ sie wieder, ohne mit ihr zu reden. Er wich ihrem verzweifelten Blick aus und gab ihr einen Termin für einige Wochen später, falls vorher »nichts Unerwartetes« eintrat.

Es trat nichts Unerwartetes ein, aber auch das Erwartete geschah nicht: Ihr Baby bewegte sich nie wieder. Es war gestorben. Einige Wochen später wurden die Wehen eingeleitet, aber das tote Kind konnte nicht entbunden werden, und schließlich mußten sie es köpfen, bevor sie es herausbrachten. Laura hörte undeutlich, wie die Schwester davon redete. Sie wollte schreien, vermochte es aber nicht. Man verabreichte ihr Valium, und seither ist sie nicht mehr die alte.

Sie erinnert sich, wie sie aus der Sprechanlage in dem Krankenhaus eine weit entfernte Stimme hörte, die ankündigte: »Mütter, bitte zum Stillen vorbereiten.« Und in allen Zimmern bereiteten sich die jungen Mütter vor, ihre Babys zu stillen. Laura blickte aus dem Fenster, wo sie eine junge Mutter in einem Rollstuhl sah mit einem kleinen Bündel in den Armen, und ein strahlender junger Vater öffnete den Wagenschlag, um sie nach Hause zu bringen. Das ist alles, woran sie jetzt denken kann. Die Tage vergehen, aber sie ist weder lebendig noch tot.

Ihr Mann arbeitet noch bei derselben Firma, wo er einer

Beförderung entgegensieht. Sie werden bald wieder in einen anderen Bundesstaat übersiedeln. Laura hat nichts zu tun. Gelegentlich bekommt sie einen Brief von zu Hause, und mit Hilfe von Valium steht sie die Nächte durch. Billy führt sie noch manchmal zum Essen aus, und sie hält ihre Wohnung sauber, staubt die Möbel ab und sieht fern. Aber ihr Mann will nicht mit ihr über ihre schreckliche Erfahrung reden.

Sie hat ihren Arzt seit der Entbindung ihres toten Kindes nicht mehr gesehen. Ein anderer Arzt übernahm die Entlassungsuntersuchung und die Nachbehandlung. Man sagte ihr, daß das in großen medizinischen Zentren Routine sei. Der einzige Kommentar ihres Mannes zur Entbindung betraf die Höhe der Rechnung. Er sagte, daß ihn der Schlag getroffen hätte, wenn sie nicht eine ausgezeichnete Versicherung hätten, und: »Bist du nicht froh, daß ich diesen Job angenommen habe, so daß wir versorgt sind?«

Lauras Fall ist nicht ungewöhnlich. Tausende von Menschen haben in Krisenzeiten keine wirkliche Hilfe, niemanden, der bereit ist, mit ihnen zu sprechen und den Schmerz, die Frustration, die Wut und den Kummer auf gesunde Weise mit ihnen zu teilen. Es gibt Hunderttausende von Menschen, denen Valium als Ersatz für menschliche Fürsorge und das Aussprechen schmerzlicher Gefühle gegeben wurde und noch gegeben wird, und die weder sterben noch leben. Und so müssen wir uns fragen, warum wir so gefühllos, so lieblos, so wenig gewillt sind, uns in unserem geschäftigen Tag Zeit zu nehmen, um Menschen in Not zu helfen, ihre aktuellen Probleme anzugehen und zu lösen. Statt dessen bekommen sie Drogen, die ihr Bewußtsein betäuben, ihre Emotionen ruhigstellen und sie daran hindern, voll zu leben, so daß sie ihren Schmerz hinter sich lassen und das Leben noch einmal in seiner ganzen Schönheit und mit seinen Herausforderungen leben können; jawohl, mit all seinen Schmerzen und Freuden. *Warum?*

Marthas Erfahrung

Martha stand kurz vor ihrer Scheidung, als sie feststellte, daß sie wieder schwanger war. Sie war tief verletzt durch die Weigerung ihres Mannes, noch einmal eine Probezeit für ihre

Ehe zu erwägen, um den Kindern und ihrer alten Bindung noch einmal eine Chance zu geben.

Einen großen Teil der nächsten acht Monate verbrachte sie in Sprechzimmern von Rechtsanwälten, mit wütenden Streitereien mit Jon, mit vorwurfsvollen Telefonanrufen ihrer Schwiegereltern und schlaflosen Nächten der Sorge, wie sie ihre Kinder und sich mit den dürftigen Alimenten durchbringen sollte. Als Marthas Wehen einsetzten, mußte sie eine Nachbarin rufen, damit sie auf ihre kleinen Kinder aufpaßte, die fest schliefen und sicher beunruhigt wären, wenn sie aufwachen und weder Papi noch Mami vorfinden würden. In einem fast panikartigen Zustand wurde Martha in den Entbindungssaal gerollt. Zwölf Stunden später schenkte sie einem entzückenden kleinen Mädchen das Leben, das sie dankbar nach ihrer Nachbarin nannte, die als einzige zur Stelle war, als sie dringend eines Menschen bedurfte.

Endlich konnte Martha schlafen, ausruhen und sogar wieder lächeln. Doch ihr Glück dauerte nicht länger als diesen einen Tag. Als sie aus friedlichem Schlummer erwachte, betrat ein Arzt, den sie nie zuvor gesehen hatte, ihr Zimmer. Er schien besorgt und in großer Eile. Er stellte sich als einer der Geburtshelfer vor und teilte ihr in kalter, nüchterner Weise – so schien es ihr – mit, daß mit ihrem Baby etwas Ernstes nicht stimmte. Er gebrauchte eine Sprache, die sie nicht verstand, und versuchte, ihr zu erklären, daß ihre Tochter einen Geburtsfehler hatte, der zur Lähmung und zum Ausfall ihrer Blasenfunktion führen könnte. Kurzum, es mußte operiert werden, aber sie konnten für den Erfolg nicht garantieren. Wenigstens hatte ihr Kind eine Überlebenschance, und vielleicht würde es später lernen, sich in einem Rollstuhl fortzubewegen.

Martha war wie benommen, als eine Sozialarbeiterin sie besuchte und sie fragte, ob ihr Ex-Ehemann verständigt werden sollte. Viel später erfuhr sie, was mit Säuglingen los war, die wie das ihre mit *Spina bifida* geboren waren, welche Befürchtungen und Hoffnungen eine Mutter hat, wenn sie vergeblich wartet, daß das Baby hereingebracht wird, damit sie es stillen, liebkosen und in den Armen halten und es schließlich, in eine Decke gewickelt, nach Hause bringen kann.

Martha war noch rekonvaleszent, als mehrere Ärzte Visite

machten, sie untersuchten und wieder gehen wollten, als sie schreiend nach einer Aufklärung verlangte. Eine Krankenschwester wies sie zurecht und sagte, sie sollte »sich doch beherrschen«. Martha war wütend; ihr war plötzlich, als hätte sie die ganze Welt gegen sich. Sie wollte auf etwas losschlagen, schreien, weinen, aber niemand beachtete sie. Eine Injektion versetzte sie in einen betäubten Bewußtseinszustand, und sie schlief ein. Sie erwachte, als ein Psychiater, der sich nicht einmal vorstellte, ihr unklare Fragen stellte, und sie blieb stumm. Dann bestand sie darauf, ihr Kind zu sehen. Sie kämpfte physisch darum, aufzustehen und das Zimmer zu verlassen. Eine weitere Spritze machte sie still – vorübergehend.

Marthas Baby starb, bevor sie es sehen konnte. Das Personal traf diese Entscheidung, da sie Martha für »zu gestört« hielten, um ihr Kind zu sehen. Das Kind wurde begraben, und sie bekam nicht einmal das Grab zu Gesicht. Die Sozialarbeiterin würde sich um alles kümmern, sagte man ihr.

Schließlich wurde Martha entlassen, aber erst nach Wochen des Gerangels mit Psychiatern, Krankenschwestern und Sozialarbeitern. Als Martha nach Hause kam, benahm sich Cathy, ihre dreijährige Tochter, wie eine Fremde. Cathy klammerte sich an die Nachbarin und schrie, als Martha sie auf den Arm nehmen wollte. Der zweijährige Johnny schien sich mehr für sein neues Spielzeug als für seine Mutter zu interessieren und blickte fast gleichgültig auf, als sie das Zimmer betrat. Die Töpfe und Pfannen standen alle an einem anderen Platz, als sie das Essen kochen wollte. Alles war seltsam und am verkehrten Ort, als ob alles einem anderen Menschen gehörte.

Martha beruhigte sich wie so viele andere Mütter mit Valium und »heiterte sich auf« mit Alkohol. Ein Jahr später wurden die Kinder ihrem natürlichen Vater zugesprochen, der das Sorgerecht beantragte, als er merkte, daß sie vernachlässigt und geschlagen wurden. Martha blieb in einem leeren Haus voll leerer Flaschen und endlosen Alpträumen zurück.

Es war ihre Nachbarin, die Martha endlich in einen unserer Workshops brachte und die ihr das Leben und ihren Verstand rettete. Es bedarf nur eines einzigen Menschen, der sich eines anderen annimmt!

Die Familie Gordon

Die Gordons waren die glücklichen Eltern von vier Kindern, und sie freuten sich alle schon auf die Ankunft eines neuen Babys. Sie hatten vier Mädchen, und sie beteten um einen Sohn – obwohl ein weiteres Mädchen ebenso geliebt worden und genauso liebenswert gewesen wäre. Die Familie veranstaltete ein großes Festessen an dem Tag, als Mark aus der Klinik nach Hause kam. Selten ist ein Neugeborenes von so vielen hilfreichen Händen umgeben gewesen wie dieser schöne, sieben Pfund schwere Junge, der neue Schatz der Familie.

Die älteren Kinder durften ihm die Windeln wechseln, und sogar der Jüngsten wurde erlaubt, ihn auf den Arm zu nehmen. Er war willkommen, umsorgt und geliebt von der ganzen Familie, die ihn als den größten Segen betrachtete, der ihnen hatte geschenkt werden können.

Am Tag vor seinem zweiten Geburtstag schien Mark schlecht gelaunt zu sein, und sein Bauch sah größer aus als sonst. Aber niemand wollte das beachten – es war ein glücklicher Tag, und alle zogen sich festlich an für den Kirchgang. Nach der Kirche sollten sich alle Freunde und Familienmitglieder zum Essen versammeln.

Als Elly, die Mutter, den kleinen Mark am nächsten Morgen, seinem Geburtstag, anzog, bemerkte sie etwas an seinem Bauch, das ein Tumor zu sein schien. Aber sie wies den Gedanken schnell von sich und dachte daran, daß der Arzt ihr erst unlängst versichert hatte, was für ein gesundes Kind er war. Doch einige Tage später kehrte ihre Sorge wieder, als sie ihn beim Baden anfaßte und etwas berührte, was offensichtlich eine Geschwulst war. Ihre Autofahrt zum Arzt wird ihr immer im Gedächtnis bleiben. Hätte ich ihn früher hierherbringen sollen? Hätten sie ihn retten können? Dies waren einige der quälenden Gedanken, die sie monatelang verfolgten.

Es wurde bei Mark ein Wilms-Tumor festgestellt, und darauf folgten Wochen und Monate voll Angst. (Ein Wilms-Tumor ist ein Krebs der Niere, der heilbar ist, wenn er früh genug erkannt wird, so daß die Niere entfernt werden und Chemotherapie angewandt werden kann, um die bereits weiterwuchernden Krebszellen zu vernichten. Die Statistik der Überlebenschancen steigt rasant, aber nicht bei allen Kindern wird die Krankheit früh genug diagnostiziert.) Die Kinder durften Marks Bauch nicht mehr berühren und ihn nicht kitzeln. Sie konnten nicht mehr mit ihm spielen und mit ihm lachen. Er bekam Chemotherapie, nachdem er die Operation überlebt hatte. Sein Bauch hatte eine riesengroße Narbe. Er sah müde aus und wurde außerordentlich anfällig für Infektionen.

Marks drittes Lebensjahr war ausgefüllt von Krankenhausbesuchen und -aufenthalten. Seine Ärzte und Krankenschwestern waren prächtig und arbeiteten schwer, aber trotz all ihren Bemühungen und Gebeten starb Mark, bevor er seinen dritten Geburtstag erlebte.

Ganz am Ende, als sich Blut in Marks Urin zeigte und seine kleinen Lungen voll Metastasen waren, baten Elly und ihr Mann um die Erlaubnis, ihn nach Hause nehmen zu dürfen. Sie legten ihn in ein großes Bett mit lauter Kissen um ihn herum, mit Aussicht in das Spielzimmer der Kinder. »Loony«, der zugelaufene Hund, der den Kindern immer so zugetan war, saß am Fußende des Bettes und rührte sich nicht, als wüßte er, daß jede Vibration schmerzhaft sein könnte.

Mickymaus und Teddybär und Bozo, Marks geliebter Clown, saßen neben ihm, und seine vier Schwestern wechselten sich ab und blieben bei ihm im Zimmer, wenn sie zu Hause waren. Elly und ihr Mann hielten abwechselnd Nachtwache, und Peters Chef erlaubte ihm, sich so viele Tage freizunehmen, wie er brauchte, um bei seinem Sohn sein zu können.

Pater John kam und reichte Mark die Sterbesakramente, und eines Abends, als die Sonne eben erst hinter dem Horizont versank, schloß Mark seine Augen und hörte auf zu atmen. Loony sprang still vom Bett und verkroch sich darunter. Elly und Peter hielten Mark in ihren Armen und fürchteten nicht mehr, ihm weh zu tun. Seine vier Schwestern wählten je ein Spielzeug aus, das sie besonders liebten, und legten es in seinen Sarg, und am Karfreitag bettete die Familie ihn zur Ruhe.

Zum Tod eines geliebten Kindes

Ich kannte dich nicht und liebte dich doch.
Ich hielt dich nie im Arm wie eine Mutter.

Ich begrabe mit dir meine Hoffnungen und Träume
für ein unbekanntes Kind, das ich nie gesehen habe.

Aber ich begrabe auch die Liebe in meinem Herzen
und die Trauer, weil wir uns trennen müssen.

Ich bete zu Gott, daß er alles für dich tut,
was ich so gerne für dich getan hätte.

Daß er mein Kindchen vor allem Unheil bewahrt,
damit es lacht und springt, wenn der Frühling kommt.

(Von einer Freundin im Jahre 1977 zugesandt)

Wie ist es, wenn man ein Kind verliert? Wer hilft einem in einer solchen Krise? Wie können wir sensibler werden für die Nöte derer, die eine der größten Prüfungen des Lebens durchmachen? Wie können Eltern, die ein Kind verlieren, jemals wieder ein normales, glückliches Leben führen?

Das Leben ist dazu geschaffen, einfach und schön zu sein. Zu den Herausforderungen des Lebens gehören immer die großen und kleinen Stürme, wie ich sie nenne. Aber wir wissen aus der Erfahrung, daß alle Stürme vorübergehen, daß nach jedem Regen wieder die Sonne scheint, daß auch auf den kältesten Winter der Frühling folgt.

Wenn Eltern den Verlust eines Kindes oder die Diagnose einer schweren Behinderung oder tödlichen Krankheit erlebt haben, sind solche Gedanken weder hilfreich noch glaubwürdig. Eine scheinbar freundliche Bemerkung, wie: »Es war Gottes Wille« oder »Ihr hattet ihn wenigstens eine kurze Weile«, ist nicht nur geschmacklos, sondern erbittert die meisten Eltern, die erst kürzlich ein Kind verloren haben.

Niemand kann einen anderen Menschen vor den Schmerzen des Lebens bewahren; niemand kann unser Leid von uns nehmen. Niemand kann eine Mutter, die ein Kind verloren hat, wirklich trösten und die harte Wirklichkeit aus der Welt schaffen. Aber wir können ihr helfen und für sie dasein. Wir können verfügbar sein, wenn sie das Bedürfnis hat zu sprechen, wenn sie weinen oder Entscheidungen treffen muß, die für sie allein zu schwer und zu kompliziert sind. Und wir können viele der verheerenden Nachwirkungen solcher schmerzhaften Verluste durch eine viel sensiblere und aufnahmebereite Einstellung vor dem Eintritt des Todes verhindern helfen, wann immer dies möglich ist.

In Lauras Fall begann die Depression lange vor dem tragischen Tod ihres Kindes knapp vor der Entbindung. Laura hatte die Unfähigkeit oder mangelnde Bereitschaft ihres Mannes, Freude über den erwarteten Nachwuchs auszudrücken, nie verwunden. Statt dessen zog sie sich in sich zurück, wie sie es immer als kleines Mädchen getan hatte, wenn sie sich abgelehnt fühlte. Billy, Lauras junger Ehemann, konzentrierte sich völlig auf sein berufliches Vorwärtskommen und hatte den Ehrgeiz, zu reisen, die Welt zu sehen und die Freiheit zu haben, all dies tun zu können.

Billy war stark von seinem Vater beeinflußt, der ihm oft gesagt hatte: »Sieh zu, daß du vorwärtskommst.« Niemand hatte ihn je ermutigt, eine Familie zu gründen, und seine frühen Erinnerungen sind voll von Mahnungen, zu studieren, gute Zensuren heimzubringen und der Erste in der Klasse zu sein. Billy dachte nie an die Gefühle anderer Menschen und bemerkte die Depression seiner Frau überhaupt nicht, auch nicht ihren anderen Standpunkt, was die Gründung einer Familie betraf. Er betrachtete sich als einen guten Ehemann, der seine Frau bestens versorgte und sie regelmäßig zum Essen in nette Restaurants führte, damit sie aus dem Haus herauskam, das leblos und freudlos schien.

Als Laura bemerkte, daß ihr Baby nicht mehr »strampelte«, war sie nicht in der Lage, Billy diese Tragödie mitzuteilen, da er nie gesagt hatte, daß er das Baby wollte. Sie unterdrückte ihren Zorn und verleugnete eine Zeitlang, daß sie die Gefühle ihres Mannes durchschaute. Sie fürchtete, daß er sich über den Tod des Kindes freuen würde, wenn er es wüßte, und eine solche Reaktion würde sie nicht verkraften können.

Lauras Arzt wich ihr ebenfalls aus, ebenso wie ihr Mann nie

über Themen und Fragen sprechen wollte, die sie beide betrafen. Auch bei ihrem Arzt konnte Laura sich nicht durchsetzen, weil sie das nie vermocht hatte, und daher konnte sie ihm ihre tiefsten Befürchtungen auch nicht anvertrauen, um sich selbst auf den Schock vorzubereiten. Ihr wurden Beruhigungsmittel verabreicht, so daß sie nicht trauern konnte und nicht imstande war, die Tiefe ihres Schmerzes zu erleben, und deshalb vermochte sie es nicht, wieder anzufangen zu leben.

Martha, die ihr Neugeborenes durch *Spina bifida* verlor, hätte man gewiß helfen können, wenn jemand sich die Zeit genommen hätte, still bei ihr zu sitzen und sie auf die Nachricht vorzubereiten, daß sie ein Kind mit einer angeborenen Mißbildung hatte, für das es wenig Überlebenschancen gab. Man hätte ihr ermöglichen können, mit anderen Eltern zu sprechen, die dieses Trauma durchgemacht und trotz ihres Kummers überlebt hatten. Man hätte ihr helfen können, wenn man ihr die Chance gegeben hätte, ihre Frustration und ihre Trauer, ihren Zorn und ihre Wut darüber auszudrücken, daß ihr Mann sie verlassen hatte, nachdem sich ihre unerwartete und unerwünschte Schwangerschaft herausgestellt hatte. Sie hätte die Möglichkeit gehabt, in einem gesunden Zustand zu ihren beiden Kindern zurückzukehren, wenn sie nicht mit Beruhigungsmitteln vollgepumpt und daher unfähig gewesen wäre, sich mit ihren unterdrückten Gefühlen auseinanderzusetzen.

Besuche von ihren Kindern während Marthas anfänglichem Wochenbett hätten die unnötige Entfremdung zwischen Mutter und Kindern verhindern können. Sie war zu lange fort gewesen und hatte ihre Kinder nicht auf eine Trennung vorbereiten können, so daß sie zu ihnen als eine Fremde zurückkehrte, die erschüttert, vollgepumpt mit Beruhigungsmitteln und nicht in der Lage war, eine gegenseitige sinnvolle Beziehung wiederherzustellen.

Marthas darauffolgende Trunksucht und der Mangel jeder moralischen Unterstützung verhinderten die Heilung des Traumas und schufen für alle Beteiligten nur weitere Probleme und Tragödien.

Wie lange wird es noch dauern, bis die Mitglieder der helfenden Berufe einsehen, daß Psychopharmaka auf ihre Weise so viele Menschen umbringen wie Krebs? Wie lange wird es noch dauern, bis wir lehren, wie man solche Tragödien verhindern kann, indem wir Drogen durch die Bereitschaft zu verständnisvollem Zuhören ersetzen, durch einen Menschen, der oder die mit sich im reinen ist und keine Angst davor hat, wenn ein Kranker seinen Schmerz und Kummer ausschüttet, um Platz zu schaffen für den Heilungsprozeß?

Der physische Quadrant

Während der ersten Jahre seines Lebens braucht ein Kind viel liebevolle Fürsorge. Dasselbe gilt, wenn wir eine tödliche Krankheit haben. Unser erstes und wichtigstes Bedürfnis ist dann die körperliche Pflege. Wir können uns nicht um emotionelle oder spirituelle Fragen kümmern, wenn wir Schmerzen haben, wenn wir schlecht riechen und unsere physischen Bedürfnisse nicht selbst erfüllen können.

Die Pflege von Sterbenden muß zuallererst ihre physischen Bedürfnisse berücksichtigen. Bei einem gelähmten Patienten, der nicht sprechen kann, muß man nachsehen, ob er Stuhlgang hat oder sein Bett genäßt hat, bevor man einen Besuch, ob geselliger oder professioneller Natur, zu ihm führt. Alte Menschen, die ihrem Ende entgegensehen, müssen berührt, ernährt, umsorgt, umgedreht, gewaschen und angezogen werden.

Alle Menschen haben dieselben vorrangigen Bedürfnisse. Mütter und Väter von Frühgeburten sollten ihre Babys immer berühren und im Arm halten dürfen, damit sie mit ihnen Augenkontakt aufnehmen, sogar wenn die Babys in Brutkästen und später in Körbchen liegen. Dieser liebevolle Kontakt ist nötig für eine innige gegenseitige Beziehung; sie ist ein Trost und eine glückliche Erinnerung sogar für Eltern, die ihre Kinder vorzeitig verlieren.

Eltern, deren Kinder schon bei der Geburt starben und ihnen gleich weggenommen wurden, denen nicht erlaubt wurde oder die nicht imstande waren, sie im Arm zu halten und zu berühren, machen eine viel längere Zeit der Trauer durch und verharren oft jahrelang in einem Zustand der teilweisen Leugnung. Das gilt ebenso für Eltern, die eine Totgeburt hatten. Jedes Baby, ob tot geboren oder lebend, sollte beiden Eltern überlassen werden, damit sie es anschauen, anfassen und als ihren Nachwuchs annehmen können. So können sie sich mit der Realität abfinden, daß sie ein Kind gehabt haben, und sie wissen dann, was sie verloren haben, und können um diesen Verlust in angemessener Weise trauern. Wenn ihnen dieser physische Wirklichkeitstest versagt wird, dauert ihre Trauer länger, und es kann sein, daß sie die Existenz dieses kurzen Lebens entweder leugnen oder Angst davor haben, eine weitere Schwangerschaft zu riskieren. Ihre Phantasien von dem »Monster«, das sie in ihrer Einbildung geboren haben, ist viel schlimmer als alles, was sie an ihrem wirklichen Kind hätten gesehen haben können.

Uns wurde der Segen zuteil, daß wir oft dabei sein durften, wenn Mütter ein mißgebildetes Kind entgegennahmen und ihre Freude über ihr »schönes Baby« ausdrückten. Schönheit existiert bekanntlich im Auge des Betrachters, und es ist wichtig, unsere eigenen Ansichten und Werturteile nicht auf die Eltern zu projizieren. Wenn ein Teil des kleinen Körpers eine starke Mißbildung oder besonders groteske Erscheinung aufweist, kann man diese mit einer Windel zudecken und die Eltern ausdrücklich darauf hinweisen, so daß sie selbst die Wahl treffen können, ob sie ihr ganzes Baby oder nur einen Teil von ihm anschauen wollen.

Die Angst vor weiteren Kindern

Die Angst vor weiteren Kindern ist für viele Eltern sehr real, vor allem für junge Mütter, die bereits den Tod eines Kindes mitgemacht haben. Wenn der Tod durch einen Unfall geschah, waren die Eltern völlig unvorbereitet und bekamen vielleicht nicht einmal die Erlaubnis, die Leiche ihrer kleinen Tochter oder ihres Sohnes zu sehen. Wenn ein Elternteil in einem tödlichen Autounfall am Steuer saß, dann muß er oder sie nicht nur mit Schuld- und Reuegefühlen zurechtkommen, sondern auch mit der quälenden Frage, wie der Unfall hätte vermieden werden können. Vielleicht wurde der Mutter oder dem Vater für den Tod des Kindes sogar die Schuld gegeben.

Wenn ein Elternteil nach einem Unfall verletzt oder in einem Schockzustand war, wurde er oder sie vielleicht in einem

Krankenwagen weggebracht und nicht einmal über das Schicksal der Beifahrer informiert. Eine Mutter gibt folgende anschauliche Schilderung: »Wir kamen auf einer glitschigen Straße ins Schleudern, und ich versuchte verzweifelt, Kontrolle über das Auto zu kriegen. Ich schrie den Kindern zu, sich fester anzuschnallen, aber ich weiß nicht, ob sie mich hörten. Ich weiß nicht einmal, ob das alles wahr ist. Vielleicht entläßt man mich von hier, und ich sehe, daß meine Beine nicht amputiert sind, daß mein Sohn nicht tot ist und daß meine kleine Tochter nicht gelähmt und im Koma ist.«

Die Mutter wurde eilig ins Krankenhaus gebracht, wo jeder sich darum bemühte, ihr Leben und das Leben ihrer kleinen Tochter zu retten. Ihre Tochter erlangte ihr Bewußtsein nicht wieder, und ihr Sohn war schon am Unfallort gestorben. Sie konnten die Mutter zwar retten, aber nur nach einer Amputation beider Beine. Sie sah die Leiche ihres Sohnes nicht mehr. Er wurde begraben, während sie im Krankenhaus noch auf der Liste der Todeskandidaten stand. Ihr Mann besuchte sie, bevor und nachdem er seine Tochter gesehen hatte, der man keine Überlebenschancen gab. Niemand wollte mit ihr über ihre Verluste sprechen, über ihre Selbstanklagen und Schuldgefühle, über den grauenvollen Verlust ihrer beiden Kinder und beider Beine.

Wohlmeinende Besucher versuchten sie aufzuheitern: »Du bist jung, du kannst noch andere Kinder haben.« Sie hätte sie am liebsten aus dem Zimmer hinausgeworfen, brachte jedoch den Mut nicht auf, ihnen zu sagen, daß sie schweigen sollten. Sie konnte es nicht leiden, wenn Freunde kamen und von ihren Kindern sprachen. Sie litt unter dem Glück der anderen und deren Bedürfnis, das Thema anzuschneiden, das für sie das schmerzlichste war. Sie hatte Angst vor ihrem Mann und um ihn. Sie war nicht imstande, ihm ihr inneres Leid, das Schuldgefühl, den Tod ihrer Kinder verursacht zu haben, mitzuteilen. Sie war besessen von den letzten Augenblicken vor dem Unfall und versuchte, diese zu erklären und zu begreifen, aber es schien alles sinnlos.

Ihr Mann hatte sie nicht im Stich gelassen. Er hatte sie nicht vergessen und ihr keine Vorwürfe gemacht, aber sein Schweigen war viel schlimmer. Er fragte sie nicht nach ihren Wünschen zum Begräbnis des Jungen, nach der kritischen Situation der kleinen Beth, nach ihren Gefühlen angesichts der Tatsache, daß sie den Rest ihres Lebens im Rollstuhl verbringen mußte.

Sie fühlte sich elend und seiner Besuche nicht würdig, und manchmal wäre es ihr lieber gewesen, wenn er nur hergekommen wäre und sie angeschrien, ihr Vorwürfe gemacht und sie beschuldigt hätte, als das stoische Schweigen, unter dem sich sicher so viele Gefühle verbargen.

Wir sahen diesen Vater nach einem seiner Besuche und fragten ihn, warum er so wenig Emotion gezeigt hatte. Er sah uns überrascht an und erklärte, daß der Arzt seiner Frau ihn ausdrücklich angewiesen hatte, sie nicht aufzuregen, nicht vor ihr zu weinen und vor allem nicht über die Kinder und die Amputation zu sprechen. Er dachte, er hätte seine Sache gut gemacht!

Wir ermutigten die Frau, über die Dinge zu reden, die sie am meisten quälten, und das Ehepaar war schließlich imstande, sich in den Armen zu halten, zusammen zu weinen und den gemeinsamen Kummer zu teilen. Wenn wir das tun, wobei wir innerlich ein gutes Gefühl haben, und uns nicht von anderen Leuten vorschreiben lassen, was wir einem anderen Menschen mitteilen können, dann ist die Aussicht, daß wir Konflikte lösen und Schmerz und Freude miteinander teilen können, weitaus größer.

Die Überwindung der Angst vor weiteren Kindern

Nick und Nelly freuten sich so auf den Frühling und auf das Kind, das ihre Familie vervollständigen würde. Der Winter war lang und kalt gewesen, und der Schnee begann zu schmelzen. An dem Bächlein bei ihrem Haus zeigten sich schon die ersten Frühlingsblumen. Es war genau der richtige Tag für das Einsetzen der Wehen, und Nelly freute sich, als dieser Tag gekommen war. Es war eine schwierige Schwangerschaft gewesen. Sie hatte Mühe gehabt, nicht zu dick zu werden, und jetzt würde die Wartezeit bald vorüber sein. Ihre dreijährige Tochter war auf die Ankunft eines Geschwisterchens gut vorbereitet und half beim Herrichten des Zimmers, das ihr kleiner Bruder oder ihre kleine Schwester bald bewohnen würde.

Trotz Nellys Einwänden meinte der Arzt, daß es am besten wäre, ihr »etwas zum Schlafen zu geben«, und so versäumte sie den eigentlichen Moment der Geburt ihres Sohnes. Doch das vergaß sie bald, als sie wieder in ihrem Zimmer war und eine Schwester das bezaubernde, zarte Kind brachte und es ihr in den Arm legte. Ihr Ehemann strahlte über das ganze Gesicht: Jetzt hatte er seinen Sohn! Einen kurzen Augenblick waren sie zusammen, zu dritt. Es bedurfte keiner Worte; ihr Glück schien in diesem Moment vollkommen zu sein. Wenn Nick doch nur Lauri mitgebracht hätte. Sie empfanden beide, daß ihre Tochter bei diesem ersten Zusammensein hätte mit dabeisein sollen. Aber Nick hatte versprochen, ihr alles zu erzählen, und außerdem mußte er jetzt fort. Die Geburtsanzeigen mußten geschrieben und verschickt werden, und die Babysitterin mußte an diesem Abend früher nach Hause.

Als Nelly wieder allein in ihrem Zimmer war, glitt sie in einen glücklichen und zufriedenen Halbschlaf. Sie dachte daran, wie es sein würde, wenn sie im Sommer zu viert an den Strand gehen könnten, und ihre Eltern würden aus Europa kommen und sie besuchen ...

Und dann wachte sie auf. Sie hatte einen furchtbaren Traum, oder war es kein Traum? Sie war sich bewußt, daß sie einen Augenblick eingenickt war, aber sie konnte nicht länger geschlafen haben als ein paar Minuten. Sie sah auf die Uhr und klingelte nach der Schwester. »Wie geht es meinem Baby?« fragte sie in Panik. Aber die Schwester lächelte nur und sagte: »Machen Sie sich gar keine Sorgen. Es ist alles in Ordnung. Es geht ihm ausgezeichnet«, und sie verließ das Zimmer so schnell, wie sie gekommen war.

Nelly wollte Nick anrufen, aber er war eben erst weggegangen und war so glücklich. Sie wollte ihn nicht beunruhigen. Was war denn nur los mit ihr? Eben hatte sie sich noch für die glücklichste Mutter der Welt gehalten, und jetzt war sie ohne Grund den Tränen nahe. Sie erinnerte sich, daß eine Nachbarin nach der Geburt eines Kindes in eine tiefe Depression geraten war. Vielleicht war es das. Aber sie konnte nicht mehr einschlafen, und der Gedanke verfolgte sie, daß mit ihrem kleinen Sohn irgend etwas Schreckliches nicht in Ordnung sein könnte.

Als sie das Baby nach Hause brachte, waren außer ihr alle

voll Freude. Das Baby schien sehr schwerfällig und hatte wenig Appetit. Er war viel lethargischer als ihre Tochter im gleichen Alter. Aber Nelly wies diese Gedanken schnell von sich, weil sie ihre Familie nicht beunruhigen wollte. Ihre Tochter war wie eine kleine Mutter zu dem Baby. Sie zählte seine Zehen und Finger, sie wollte es halten und anfassen und fürchtete sich fast vor diesem winzigen Bündel, das kleiner war als ihre größte Puppe. Nelly machte sich darauf gefaßt, daß sie bei ihrer nächsten Untersuchung einen Psychiater würde konsultieren müssen. Sie hatte sicher eine ernste Störung!

Am zweiten Tag stellte sich die Wahrheit heraus. Das Baby wurde noch lethargischer, und sogar ihr Mann bemerkte, daß »etwas mit ihm nicht stimmte«. Sie bemerkten außerdem kleine rote Tupfen auf seinen Armen und Beinen und beschlossen, nicht länger zu warten, sondern ihn ins Krankenhaus zurückzubringen. Sein Schwesterchen winkte ihm zum Abschied: »Komm bald zurück! Ich werde einsam ohne dich sein!« Und dann verschwand das Auto ihres Vaters.

Die Kleine konnte nicht verstehen, warum ihre Eltern nicht zum Abendessen nach Hause kamen. Sie begriff nicht, daß ihr kleiner Bruder eine schwere Infektion hatte und um sein Leben kämpfte. Sie wußte nicht, daß er auf der Neugeborenen-Intensivstation an ein Beatmungsgerät angeschlossen worden war und man ihn hinter all den Apparaten, den Schläuchen und dem Sauerstoffgerät kaum noch sehen konnte.

Der kleine Junge starb, als er weniger als eine Woche alt war, und für Nelly und Nick schien die Welt stillzustehen. Nelly empfand eine ungeheure Wut und einen Zorn auf Gott, den sie nicht ausdrücken konnte, bis sie ihn schließlich an ihrem Mann und ihrer kleinen Tochter ausließ. Sie zankte mit Nick, weil er die Geburtsanzeigen verschickt hatte, wo doch »jeder wußte«, daß etwas mit ihrem Sohn nicht stimmte. Sie fuhr ihre Tochter an, sie solle den Mund halten, als sie immer Fragen nach ihrem kleinen Bruder stellte, und brüllte sie an, als die Kleine sie mitten in der Nacht aufweckte, nachdem Nelly endlich zur Ruhe gekommen war. Nelly war wütend auf die Krankenschwester, die sie »angelogen« hatte, als Nelly sich nach dem Befinden ihres Kindes erkundigt hatte, und am schmerzhaftesten war, daß sie gegen sich selber wütete und sich nicht verzeihen konnte, daß sie nicht auf einer Konsultation bestanden hatte, bevor sie ihren Sohn nach Hause brachte.

Warum hatte sie nicht auf ihren Traum oder ihre Intuition oder was immer es war, gehört? Warum hatte sie nicht mit ihrem Mann darüber gesprochen? Vielleicht hätte das Kind gerettet werden können!

Außerdem machte Nelly sich Vorwürfe, daß sie am Ende ihrer Schwangerschaft zu wenig geruht hatte, daß sie darauf bestanden hatte, selbst das Haus sauberzumachen, und daß sie einen anstrengenden, zeitigen Frühjahrsputz veranstaltet hatte, bevor sie in die Klinik fuhr. Sie warf sogar ihrer Tochter vor, daß sie Spielgefährten nach Hause gebracht hatte, die vielleicht für die Infektion verantwortlich waren. Aber sie wußte auch, daß dies ungerecht war. Ihr Kinderarzt hatte ihr gesagt, daß Neugeborene viele Infektionen bekommen können, weil sie noch keine eigenen Abwehrkräfte besitzen. Sie machte sich zum Vorwurf, daß sie ihn nicht gestillt hatte, da Säuglinge dadurch Infektionen anscheinend besser abwehren können.

Als Nelly schließlich begann, sich in ihrem Zimmer einzusperren und ihr Kind und ihre Ehe zu vernachlässigen, brachte Nick einen Freund mit nach Hause, der bereit war, ihr als Psychologe zu raten. Dieser Freund und seine Frau hatten etwas Ähnliches mitgemacht, nachdem sie fünfzehn Jahre auf ein Kind gewartet hatten, und es wieder verloren, nachdem es vier Tage alt war. Nein, sie hatten Gott nie die Schuld zugeschoben, aber sie standen am Rand einer Scheidung, als sie den Entschluß faßten, nicht mehr andere verantwortlich zu machen, sondern statt dessen einander zu helfen und zu trösten. Inzwischen hatten sie drei Waisenkinder adoptiert und waren offenbar eine glückliche Familie. Wer weiß, sagten sie, vielleicht sucht Gott Eltern aus, die sich wirklich Kinder wünschen, und diesen gibt er dann die ungeliebten und unerwünschten Kinder!

Nick und Nelly haben seit damals noch zwei gesunde Kinder bekommen, und obwohl sie immer noch das Foto ihres Söhnchens im Kinderzimmer anschauen, hat der Schmerz nachgelassen, und die leidvollen Erinnerungen sind verblaßt. Sie haben sich einer Gruppe der »Barmherzigen Freunde« angeschlossen, die anderen Eltern helfen, über den Tod eines Kindes hinwegzukommen. Nelly schrieb mir neulich in einem

Brief: »Weißt Du, manchmal glaube ich, daß ich nie gelernt hätte, was Barmherzigkeit bedeutet und sich eines Menschen anzunehmen. Warum müssen manche von uns durch so viel Schmerz gehen, bevor wir diese Lehre beherzigen?«

Wir alle sind im Leben Prüfungen und Stürmen ausgesetzt, doch mit der Hilfe eines Freundes sind wir meistens in der Lage, reicher an Verständnis und weiser bezüglich der Härten des Lebens daraus hervorzugehen, auch wenn es noch so lange dauert.

Kapitel 3

Plötzlicher Todesfall

Ein liebenswertes Ehepaar aus New Hampshire teilte mir folgendes in einem Brief mit, der hoffentlich andere erreichen wird, die ebenfalls mit einem plötzlichen Tod fertig werden müssen – einem Problem, das allzu oft vernachlässigt wird. Dieser Vater – V. B. – schrieb mir, nachdem er mein erstes Buch *Interviews mit Sterbenden* gelesen hatte, das sich mit der Pflege todkranker Patienten beschäftigt und nicht mit Familien, die einem plötzlichen Tod gegenüberstehen.

»*Interviews mit Sterbenden* war sehr gut, aber für Leute mit meiner Erfahrung weist es eine große Lücke auf. Wir waren einmal eine normale Familie mit einem dreiundzwanzig Monate alten Sohn, und dann ereignete sich ein tragischer Unfall: Unser Sohn entfernte sich am 27. Oktober aus dem Haus und fiel in einen Teich. Um halb zwei Uhr am Nachmittag wurde in der Klinik sein Tod festgestellt. Meine Frau und ich gingen nach Hause, um das Nötige zu veranlassen, und um halb vier Uhr bekamen wir einen Anruf von der Klinik. Sein Herz hatte plötzlich wieder angefangen zu schlagen, und sie ersuchten uns um die Erlaubnis, ihn in das Zentralkrankenhaus bringen zu dürfen. Wir stimmten zu und fuhren mit ihnen ins Krankenhaus.

Unser Sohn kam nicht wieder zu Bewußtsein und starb am 29. Oktober um halb acht Uhr morgens. Ich glaube, daß ein Buch über plötzliche Todesfälle nötig wäre, wie man damit fertig wird, wie man sie überwindet, sich anpaßt oder was auch immer. Eine Psychotherapie hat meiner Frau und mir geholfen, damit fertig zu werden und unserem Leben einen neuen Inhalt zu geben. Aber es dauerte eine Weile, bevor wir uns um Hilfe bemühten.

Ein Buch über plötzliche Todesfälle könnte sich mit der Destruktivität in einer solchen Zeit befassen. Es könnte von der Einsamkeit und Hoffnungslosigkeit handeln, wie die Menschen sie erleben. Ich brauche Ihnen nicht zu sagen, was in einem solchen Buch stehen könnte, ich möchte nur zum Ausdruck bringen, daß ich es für überfällig und für eine Hilfe für die Hinterbliebenen halte.

Wenn ich Leute treffe, die ich schon seit etwa einem Jahr nicht mehr gesehen habe und die mich fragen, wie es meinem Sohn und meiner Frau geht, würde ich mir wie ein Schuft vorkommen und hätte ein schlechtes Gewissen, weil ich sie mit der Nachricht schockieren müßte, daß unser Sohn tot ist. Sie hätten Schuldgefühle, weil ich es ihnen gesagt habe. Daher gewöhnte ich mir an, mich zu verstecken und Leuten aus dem Wege zu gehen, die nichts von der Tragödie wissen. Auch die Arbeitskollegen wußten nicht, wie sie mit mir umgehen sollten, nachdem sie von dem Tod erfahren hatten. Die meisten gingen mir aus dem Weg, damit sie von dem Schmerz nicht berührt wurden. Es ist, als ob sie gerne ihre zwei Dollar für die Blumen stifteten, aber mir nicht zu nahe kommen wollten aus Angst, daß ihnen das gleiche widerfahren könnte.

Alltägliche Dinge werden plötzlich problematisch, da die ganze Welt auf einmal stehengeblieben, gestoppt, angehalten worden ist ... Man hat keine Lust, irgend etwas zu tun.«

Jedes Jahr verschwinden in den Vereinigten Staaten eine Million Kinder, und von dieser Million landen 100000 irgendwo in einer Leichenhalle, ohne einen Hinweis, was sie zwischen ihrer Flucht von zu Hause und dem Augenblick ihres Todes fern von daheim erlebt haben.

Eltern, die ein Kind durch einen tragischen Tod oder durch Mord verloren haben, brauchen einen Ort der Geborgenheit, wo sie ihren Gefühlen endlich Luft machen können, wo sie schreien können, wenn sie es nötig haben (ohne daß man sie daran hindert oder ruhigstellt), und wo sie das »Unaussprechliche« in Worte fassen können. In unseren Eltern-Workshops (sowie in unseren Workshops über Leben, Tod und Übergang) beginnen junge und alte Menschen, die einen Verlust erlitten haben, ihren Schmerz und die oft grauenvollen Einzelheiten der letzten Erinnerungen an ihre ermordeten Kinder loszulassen, ebenso die Erinnerung an die Szenen im Gerichtssaal, die Polizeistationen und die Nächte, in denen sie schreiend aufwachten und nach ihren vermißten Kindern riefen. Niemand ist schockiert, wenn sie schreien, niemand fühlt sich so unwohl, daß er oder sie den Raum verlassen muß. Kritik und eine innere Haltung, die andere verurteilt, verwandeln sich in solchen Workshops in Verständnis und Mitgefühl.

Die Gruppen teilen sowohl ihre Schmerzen miteinander als auch ihre Hoffnungen. Viele finden Hinweise darauf, daß ihr Kind sich seines bevorstehenden Todes innerlich bewußt war, und indem sie sich über diesen Aspekt mit anderen austauschen, die eine ähnliche »Ahnung« hatten, gewinnen sie nicht nur Trost, sondern einen Anlaß, mit tieferem Verständnis in die spirituelle Natur des Menschen einzudringen. Anhand spontaner Zeichnungen und anderer Äußerungen kreativer Kunst, wie Gedichten oder zunächst »unbedeutend« erscheinenden Aussagen von Kindern, wird die Familie sich der verborgenen Botschaften, der symbolischen Sprache ihrer Kleinen bewußt – Botschaften, die oft erst *nach* ihrem Tod entschlüsselt werden. Väter finden nach einem tödlichen Unfall des Kindes etwa versteckte Glückwunschkarten zum Vatertag. Ein anderes Kind hinterläßt einen Zettel mit den Worten »Ich liebe dich, Mami« auf dem Küchentisch. Andere offenbaren ihr inneres Wissen um ihren bevorstehenden Tod in ihrer Themen- und Farbenwahl in spontan angefertigten Zeichnungen.

Am Ende der Workshops können diese Eltern wieder singen und lachen und auch glückliche und lustige Erinnerungen an ihre Kinder erzählen. So finden solche Eltern irgendwie wieder zu einem Neuanfang im Leben – in einer neuen, gewandelten Form, aber es ist dennoch Leben, und es erfährt oft eine Erweiterung durch die Hilfe, die Eltern und Großeltern denjenigen geben, die mit denselben oder ähnlichen Tragödien fertig werden müssen. Familien, die einen Verlust erlitten haben, verbinden sich mit anderen, die ein ähnliches Schicksal zu tragen haben. Auf diese natürliche Weise entstanden viele Selbsthilfe- und Beistandsgruppen, die für Menschen in Not von großer Bedeutung sind.

Nun folgt ein Ausschnitt aus einem unserer Eltern-Workshops. Er beleuchtet nicht nur den Mut dieser Väter und Mütter, sondern auch ihr erweitertes, vertieftes Verständnis für das Leben und die innere Stärke und Weisheit des Menschen. Hoffnung und Frieden sind die Ergebnisse, die wir anstreben und die an die Stelle der intensivsten inneren Wut und des kaum nachvollziehbaren Schmerzes und Kummers treten.

Ein Ehepaar erzählte uns die Geschichte ihrer kleinen achtjährigen Tochter, die während einer Reise nach Übersee durch einen absurden Unfall ums Leben kam, und wie sie die Hinweise, daß es besser gewesen wäre, die Reise zu unterlassen, nicht beachtet hatten. Nach dem Tod ihrer Tochter fanden sie »Beweise«, daß die Kleine Dinge vorbereitet hatte, die sie als kleine Botschaften der Liebe zurücklassen wollte:

»Wir wollten eine Woche bei Freunden verbringen und nahmen unsere beiden ältesten Töchter im Alter von sieben und acht Jahren mit. Wir kannten dieses Ehepaar schon ziemlich lange Zeit; es hatte sich kürzlich getrennt, wollte aber die Ehe wieder einrenken. Wir fuhren zum Flughafen. Ich fliege jedes Jahr Tausende von Meilen, aber dies war das erste Mal, daß ich von einem Flug zurücktreten wollte. Unser Flug war überbucht, und uns beiden war nicht wohl bei dem Gedanken an diese Reise. So besprachen wir, ob wir zurücktreten oder wirklich fliegen sollten, weil wir eigentlich gar nicht wollten. Aber dann entschlossen wir uns doch, die Reise anzutreten, weil die Kinder sich so darauf freuten und so gerne fliegen wollten.

Unsere Tochter hatte drüben den schweren Unfall. Sie stürzte, schlug mit dem Kopf auf und erlitt innere Blutungen. Wir hoben sie auf, machten Mund-zu-Mund-Beatmung, wir brachten sie auch zum Atmen und rasten in ein Krankenhaus, das unglücklicherweise achtzehn Meilen entfernt war. Wir hielten sie zwanzig Minuten lang am Leben. Sie starb an einem Mittwoch. Am Freitag hatte unsere siebenjährige Tochter ihren Geburtstag, am Samstag fand das Begräbnis statt, und am Sonntag war Vatertag.

Einige merkwürdige Dinge sind passiert, darunter folgendes: Auf dem Hinflug schrieb unsere Tochter, die noch nie etwas Derartiges getan hatte, einen Dankesbrief an die Dame, bei der wir wohnen sollten, was höchst ungewöhnlich war. Und sie schrieb ihn auch im Namen ihrer Schwester. Es war sehr ungewöhnlich, daß sie das auf dem Weg in die Ferien tat: ›Danke, daß Sie uns eingeladen haben. Wir freuen uns schon auf Sie. Herzliche Grüße, L. und A.‹ Sie hatte noch nie so etwas getan, aber sie schrieb den Brief auf dem Hinflug und gab ihn ihrer Schwester mit den Worten: ›Den mußt du W. geben.‹

Unsere siebenjährige Tochter wußte also, daß L. diese besondere Karte geschrieben hatte, und holte sie nach etwas über fünf Wochen hervor. Wir durchsuchten L.s Schubladen und fanden zwei Karten zum Vatertag, genau fünf Wochen nach diesem Tag, die sie ebenfalls vor unserer Abreise in die Ferien geschrieben hatte. Warum sie eine zweite Karte geschrieben hatte, werden wir nie erfahren, aber die Karte war ungewöhnlich – es war eine Arche Noah, und darauf schrieb sie: ›Lieber Daddy, alles Gute zum Vatertag. Danke für das schöne Jahr, das Du mir geschenkt hast. Ich habe Dich sehr lieb. Bussi, L.‹ Es war keine Unterschrift auf der ersten Karte, auf die sie geschrieben hatte: ›Lieber Papi, Du bist sehr klug, und ich hab Dich lieb und ich bin froh, daß Du mein Papi bist. Alles Gute zum Vatertag. Ich habe Dich sehr lieb.‹ Sie unterschrieb nur mit: ›Deine Älteste, die Dich umarmt mit vielen Bussis‹, aber diese andere Karte, die wir fünf Wochen später fanden, war höchst ungewöhnlich.«

Eine andere Mutter teilt uns ihre Erinnerungen an ihre fünfzehnjährige Tochter mit, die bei einem Autounfall ums Leben kam:

»Ich sah ihre Bilder an, nachdem sie gestorben war. Seit ihrem zwölften Lebensjahr bis zu ihrem Tod war sie fünf verschiedene Personen gewesen. Sie veränderte sich jedes Jahr. Ihre ganze physische Präsenz verwandelte sich, und in dem Sommer, bevor sie starb, nahm sie ihr Leben selbst in die Hand. Sie kümmerte sich um alles. Sie machte eine Liste von Leuten, zu denen sie gehen wollte, um sich auszusprechen, und sie tat es auch.

Ungefähr zehn Tage vor ihrem Tod ging ich mit ihr auswärts essen. Sie hatte in der Schule nicht gut abgeschnitten. Sie hatte früher lauter Einsen gehabt, aber jetzt ging es ihr nicht so gut. Sie war fünfzehn und hatte eine Klasse übersprungen. Sie war ein Mädchen, das eine Klasse übersprang, weil sie solche Sehnsucht hatte, ihr eigenes Leben zu beginnen, und wir sprachen über ihre Zukunft. Ich sagte: ›Was willst du später anfangen?‹ Und sie antwortete: ›Na ja, Mami, ich möchte nicht in eine andere Schule gehen, und Mädchen in meinem Alter finden schwer einen Job. Außerdem ist mein Leben schon fast vorbei.‹ Sie brachte alle drei Äußerungen mit derselben Impulsivität hervor; die eine war ihr so wichtig wie die andere.

Als Mutter sagte ich ihr natürlich: ›Was redest du da? Du bist erst fünfzehn!‹ Ich hatte keine Ahnung, daß sie auf einer anderen Ebene bereits wußte, was geschehen würde. Ich ahnte nicht, daß dieses Wesen, das ich geboren hatte, eine solche Lehrmeisterin war, eine solche unglaubliche Lehrmeisterin. Und sie ging ihren Weg. Alles war völlig in Ordnung. Sie verbrachte die letzten beiden Wochen damit, alle ihre Kleider zu bügeln. Ich konnte kaum glauben, wie ordentlich ihr Zimmer war. Sie war mit ihren fünfzehn Jahren ja noch ein Kind! Ich staunte nur so. Sie nahm keinen Personalausweis mit, weil sie Bescheid wußte. Sie wußte, als sie fortging, um ins Auto zu steigen, daß sie nicht mehr heimkehren würde; und sie wollte nicht – darin erkenne ich ihre Liebe –, daß ich um halb zwei Uhr nachts geweckt würde mit der Nachricht, daß meine Tochter verunglückt sei, und so erfuhr ich es erst um drei Uhr am nächsten Nachmittag.

Sonst nahm sie immer einen Personalausweis mit, aber diesmal tat sie es nicht. Später fand ich ihr kleines Büchlein neben ihrem Bett. Sie hatte folgendes hineingeschrieben: ›Ich wünschte, ich könnte die Probleme aller Menschen lösen oder doch versuchen, ihnen zu helfen – daß heißt meinen Mitmenschen, die meine Freunde sind, meinen Brüdern und Schwestern; ihnen allen möchte ich helfen, ihre unglückliche Lage wenigstens zu erkennen. Der Schmerz, den du selbst erleidest, ist nicht nur der Schmerz, den du bewußt verursacht hast. Er kann am besten von dir selbst geheilt werden, durch dich, von deinem Herzen, deinem Geist und den körperlichen Energiepunkten. Sei einfach in Verbindung, bleibe darin, gehe hinein in die Verbindung, schreite und reite darin.‹«

Der Vater eines ermordeten Kindes, eines elfjährigen Mädchens, konnte uns seine Erfahrungen und Erinnerungen mitteilen, wozu Väter in unserer Gesellschaft im allgemeinen weniger Gelegenheit finden als Mütter:

»Meine Tochter wurde im Dezember zusammen mit einem anderen kleinen Mädchen entführt. Ich fand dieses kleine Mädchen ermordet auf, und am nächsten Tag fanden wir unsere Tochter. Sie hatte zum Geburtstag ihrer Mutter in demselben Monat ein Aquarell gemalt, das sie ihr schenkte; ich ließ es jetzt rahmen. Meine Tochter gab mir eine Menge von Botschaften, die ich jetzt erst verstehe und die mich bewegen. Einmal fragte sie mich: ›Papi, glaubst du an die Wiedergeburt?‹ Sie war erst elf Jahre, als sie ermordet wurde. Ich antwortete: ›Also, Liebling, ich bin weder sehr stark dafür noch dagegen, aber eigentlich weiß ich es nicht, und so kann ich dir weder mit Ja noch mit Nein antworten. Warum fragst du?‹ Sie antwortete: ›Papi, ich habe ein so starkes Gefühl, daß ich einmal dreiundachtzig Jahre alt war‹, und das ist nur eine der Botschaften, die sie mir gab.

Bevor sie starb, machte sie meiner Frau ein Geburtstagsgeschenk. Es ist ein Bild mit einem Ozean und einer Welle. Im rechten unteren Viertel, das die unmittelbare Zukunft offenbaren soll, befindet sich ein schwarzer Stein; er füllt die ganze Ecke aus und trägt ihre Signatur. Die große Sonne im oberen Bildteil und das Dunkelblau und Gelb – jetzt fange ich an, es zu verstehen. Die Welle, die den Felsen überspült, ist hellblau, und da ist ein Regenbogen. Wir verstanden nichts weiter, als daß dies ein Geschenk für uns war. Erst nachdem ich Elisabeth sprechen gehört hatte, wurde mir klar, daß meine Tochter uns in ihrer spontanen Zeichnung am Vortag ihres Todes mitteilen wollte, daß ihr dies zustoßen würde. Und das war für uns wirklich ein großer Trost. Ich wollte es allen mitteilen, weil es uns so viel bedeutet.«

Eine andere Mutter schaltete sich an diesem Punkt ein und sagte: »Darf ich euch Bilder zeigen, die meine Tochter gemalt hat, weil ich heute etwas gelernt habe, das mich sehr tröstet?« Dann zeigte sie uns Bilder ihrer Tochter, die Selbstmord begangen hatte, nebst Gedichten, die sie geschrieben hatte, als sie fünfzehn Jahre alt war.

Die Mutter einer Neunzehnjährigen erzählte, wie ihre Tochter vor ihrem tödlichen Autounfall kleine Figuren gebastelt hatte. »Meine Tochter war einen Meter siebzig groß. Sie war flach wie ein Brett. Sie hatte eine drei Jahre jüngere Schwester, die eine Figur hatte wie ein Filmstar. Sie sagte immer zu mir: ›Was hast du mit mir gemacht, Mami? Bei den Kurven bin ich wohl nicht drangekommen.‹ Und so machte sie alle diese lustigen runden Figürchen und wollte später mit Kindern arbeiten, mit Buntpapier, Batiken und Keramik. Sie hinterließ mir ein wunderbares Vermächtnis. Alle ihre Keramikvasen und Urnen und alles, was sie machte, hatte eine ägyptische Maske. Sie kam bei einem Autounfall auf der Golden-Gate-Brücke ums Leben. Gerade drei Monate vor ihrem tödlichen Unfall hatte sie einen anderen schrecklichen Unfall gehabt, bei dem das Auto sich dreimal überschlug. Während ihr Auto repariert wurde, lieh ich ihr meines, und drei Monate danach war sie tot. Sie fuhr aus ihrer Spur, um einem anderen Unfall auszuweichen, der sich eben ereignet hatte, und stieß dabei auf einen Fußgängerübergang, wich noch einmal aus, verlor die Kontrolle und prallte zehn Meter weiter gegen die Leitplanke.

Mein Sohn starb sechseinhalb Monate später, aber eine Woche nach dem Tod seiner Schwester schrieb er dem lieben Gott einen Brief. Er schrieb: ›Lieber Gott, ich weiß, daß Du nicht der Weihnachtsmann bist, aber würdest Du mir als Weihnachtsgeschenk bitte sagen, ob es meiner Schwester gutgeht? Ich weiß, daß ich einmal bei ihr sein werde, aber in meinem Wortschatz ist *einmal* noch weit weg. Ich liebe sie sehr, und ich möchte bei ihr sein. Bitte, sag mir, ob es ihr gutgeht.‹ – Einen Tag nach seinem siebzehnten Geburtstag kam er auf dieselbe Weise ums Leben. Er war drei Tage vor ihrem und einen Tag nach seinem Geburtstag mit ihr vereint. Sie war neunzehn, und er war am Tag vor seinem Tod siebzehn geworden.

Zur Begräbnisfeier kamen viele junge Leute. Ihr könnt euch gar nicht vorstellen, wie viel Liebe sie ihm bezeigten. Mein Sohn war auf seine Weise ein Künstler, ein Schriftsteller und Karikaturist, und jeder, der sich am Grabe zu Wort meldete, sagte, er habe von ihm gelernt, das Negative in etwas Positives zu verwandeln.

Meine jüngste Tochter, die damals zehn Jahre alt war, war mit ihrem Bruder in den Unfall verwickelt. Sie hatte die Weisheit einer Neunzigjährigen. Sie war bewußtlos, und als sie wieder zu sich kam, stubste sie ein Hund am Arm – sein Bein war aufgerissen. Sie sah zu ihrem Bruder hin und erkannte, daß sie nichts für ihn tun konnte, aber sie mußte Hilfe holen. Sie stand also auf und fing an zu gehen. Sie befanden sich auf einer ungepflasterten Landstraße, meilenweit von jeder Siedlung entfernt, und sie schrie und brüllte um Hilfe. Als sie sah, daß der Hund übel zugerichtet war, hatte sie die Geistesgegenwart, ihr Oberteil auszuziehen und damit das Bein des Hundes zu verbinden. Dann marschierte sie trotz ihres Schocks los. Es findet sich also immer jemand, wenn man Hilfe am dringendsten nötig hat.

Meine Überzeugung wird immer stärker und stärker, daß sie an einem so viel besseren Ort sind als wir. Wißt ihr, ich glaube, daß zwischen ihnen eine sehr enge spirituelle Bindung besteht, die sich in dieser Liebe ausdrückt und die Sehnsucht meines Sohnes erklärt, bei seiner Schwester zu sein. Ich glaube außerdem fest daran, daß wir auf diese Daseinsebene gekommen sind, um eine Mission zu erfüllen, und wenn wir diese vollbracht haben, können wir heimkehren. Dann leben wir in Frieden und Ruhe und haben keinen Schmerz mehr, kein Leid, keine Angst oder Negativität. Ich glaube, es war ein Segen Gottes für mich, daß ich hier auf Erden die Mutter meiner Tochter und meines Sohnes habe sein dürfen.«

Allein in einer Krise

Am schwersten haben es diejenigen, die in einer solchen Zeit der Krise keinen menschlichen Rückhalt haben. Seit wir angefangen haben, mit Strafgefangenen zu arbeiten, haben wir viele Mütter getroffen, die mit dem plötzlichen Tod eines Kindes alleine fertig werden müssen. Eine Zeitlang fühlten sie sich wie Witwen, aber den Witwen wird Mitgefühl entgegengebracht, wenn sie ihre Männer verlieren, während man Frauen von Strafgefangenen aus dem Wege geht und sie meidet. Als wären sie an den Verbrechen mitbeteiligt gewesen, wird ihnen oft Hilfe versagt.

Frau L. war eben von einem besonders deprimierenden Besuch in der Strafanstalt zurückgekommen, als eine Nachbarin ihr sagte, daß ihr Sohn über eine Stunde auf sie gewartet habe, dann jedoch zum Fischen weggegangen sei. Sie ging in ihrer kleinen, beengten Wohnung auf und ab, in die sie gezogen war, damit sie mit ihrem Geld auskommen konnte. Sie kannte niemanden in der Nachbarschaft und fühlte sich verletzlich und allein.

Sie überlegte, ob sie ihre Mutter anrufen sollte, aber sie würde nur dasselbe hören, was sie in der Vergangenheit so oft gehört hatte: »Verlaß deinen Mann. Er taugt nichts, und das wird immer so bleiben.« Wie konnte eine Mutter ein solches Urteil über einen Mann sprechen, der in seinem Leben so viel Schweres durchgemacht hatte?, dachte sie. Ihr Mann war kein schlechter Mensch. Er war nur schwach und geriet zu schnell in Raufereien. Er hatte das Messer gezogen, als ihn jemand beleidigte, und in dem darauf folgenden Kampf wurde der andere Mann schwer verletzt. Sie betete zu Gott, daß er nicht sterben würde.

Einige Stunden später läutete das Telefon. Sie hoffte, daß es vielleicht doch ihre Mutter war. Aber es war eine fremde Stimme, und ihr Herz pochte: »Wer sind Sie? Was wollen Sie?« Der Fremde fragte nach einem Jungen, der in einen Unfall verwickelt war. Er fragte sie, ob sie wisse, wo ihr Sohn sich befinde. Nein, sie wußte nichts Genaues, er war fischen gegangen. In ihrem Kopf drehte sich alles. Sie vermochte nicht mehr klar zu denken. »Was ist geschehen? Sagen Sie es mir! Ich muß es wissen.« Aber der Mann am anderen Ende der Leitung forderte sie einfach auf, in das Hospital zu kommen.

Der Bus brauchte ewig, bis er dort ankam. An jeder Haltestelle stiegen Leute aus und ein, als ob sie jede Menge Zeit hätten. Schließlich erreichte sie das Krankenhaus, und das Mädchen an der Rezeption fragte sie nach ihrem Wunsch. Sie wurde durch das ganze Krankenhaus in die Notaufnahme geschickt. Sie verirrte sich, fing an zu laufen, wurde angeschrien, weil sie beinahe einen Patienten auf einer Trage umgerannt hätte, lief aber weiter, ohne ein Wort zu sagen. Als sie im Wartezimmer vor der Notaufnahme ankam, war sie in Panik. Hier ließ man sie warten, ohne Information und ohne Zuspruch. Sie hatte keine Ahnung, ob es wirklich ihr Sohn war, den man hierher gebracht hatte.

Schließlich hielt sie es nicht länger aus, hier zu sitzen. Sie ging durch eine Tür, wo sie Schwestern sah, die lachten und Zigaretten rauchten. Sie beachteten nicht einmal ihre Anwesenheit. Dann hörte sie Geräusche in einem Nebenzimmer, und ohne anzuklopfen trat sie ein. Schwestern und Ärzte entfernten eben einige Schläuche von den Armen ihres Sohnes. Seine Augen waren halb geöffnet, an seiner Nase und in seinen Mundwinkeln klebte Blut. Das war alles, was sie sehen konnte. Jemand schrie sie an, daß sie verschwinden sollte. Eine Schwester packte sie am Arm und zerrte sie fort. Sie sträubte sich und kämpfte, um zu ihrem Sohn zu gelangen, ihn zu halten, ihn zu rütteln und ihm zu sagen, daß er wieder gesund werden würde. Aber sie ließen sie nicht zu ihm. Sie sagten ihr, daß er tot sei.

Man gab ihr Beruhigungsmittel. Ihre Mutter kam, um die Anordnungen für das Begräbnis zu treffen. Die Vision verfolgt sie immer noch, daß sie ihrem Sohn so nahe gewesen und von ihm weggezerrt worden war, bevor sie ihn berühren konnte. Sie hört immer noch die Stimme der Nachbarin: »Er hat lange auf sie gewartet, aber schließlich ist er fortgegangen.« Dann kommen ihr die Tränen, und sie wartet immer noch. Worauf? Darauf, daß ihre Mutter anruft, daß sie Verständnis zeigt und da ist, wenn sie sie braucht. Darauf, daß ihr Mann entlassen wird. Daß die Sonne wieder in ihrem Leben scheint. Aber sie ist wie die meisten Mütter: Sie kann nicht glauben, daß die Sonne jemals wieder scheinen, daß ihre Mutter sie eines Tages wirklich verstehen, daß die Gerechtigkeit siegen und ihr Mann nach Hause zurückkehren wird.

Um Hilfe rufen

Manche Eltern erhalten in ihrem tiefsten Leid um ihre geschändeten und ermordeten Kinder Hilfe durch das Wirken ganz besonderer Menschen wie Ram Dass und Stephen Levine, die sie zu einem höheren Verständnis von Leben und Tod führen, ohne ihr Leid und ihren Verlust wegzudiskutieren. Es folgt ein Ausschnitt aus dem Briefwechsel zwischen den Eltern eines ermordeten elfjährigen Kindes und Ram Dass, einem Psychologen und Psychotherapeuten, der sich in Indien bei einem Guru mit östlicher Weisheit vertraut gemacht hat.

»Unsere Tochter war eine Seele, die auf Erden aktiv ihre Arbeit leistete. Vor allem ihre letzten drei Jahre zeigten die Entfaltung eines leuchtenden Wesens – in ihrer Fürsorge, in ihrer Liebe und Zuwendung zu vielen Mitgliedern ihrer Familie, vielen Freunden und Verwandten, zu jung und alt. Sie schenkte allen immerzu irgendwelche kleinen ›Liebesgaben‹, damit sie lächelten, sich wohl fühlten, und um ihnen zu zeigen, daß sie ihr am Herzen lagen. Sie hatte gelernt, ihre Niederlagen und Frustrationen hinzunehmen und sich durch sie nicht einschüchtern oder behindern zu lassen. Die Blütenblätter öffneten sich und streckten sich der Sonne entgegen. Sie war keine Kopie ihrer Eltern. Sie war die beste und stärkste von uns allen. Der Tod unserer Tochter hinterläßt viele Menschen, die sie kannten, und eine erstaunliche Anzahl, die sie nicht kannten und die sich doch dieser Lehre öffneten.«

Es folgt die Antwort, die Ram Dass diesen Eltern gab. Sie wurde im Rundbrief der Hanuman Foundation in der Hoffnung veröffentlicht, daß sie viele Eltern erreichen würde:

»... Ihre Tochter vollendete ihre kurze Arbeit auf Erden und verließ die Bühne auf eine Weise, daß wir Hinterbliebenen mit einem Schmerzensschrei im Herzen zurückbleiben, da unser schwacher Glaube so gewaltsam erschüttert wird. Gibt es einen Menschen, der stark genug ist und bei solchen Lektionen, wie sie Ihnen zuteil werden, nicht das Bewußtsein verliert? Wahrscheinlich nur sehr wenige, und auch ihr Gleichmut und innerer Friede wären nur eine leise Stimme neben den gellenden Trompeten ihrer Wut, ihres Kummers, ihres Entsetzens und ihrer Verlassenheit.

Ich kann Ihren Schmerz mit Worten nicht lindern, und das darf ich auch nicht, denn Ihr Schmerz ist das Vermächtnis Ihrer Tochter. Freilich würde sie oder ich Ihnen nicht willentlich einen solchen Schmerz zufügen. Aber da ist er nun, und er muß sich seinen Läuterungsweg zur Vollendung hindurchbrennen. Sie werden aus dieser Prüfung vielleicht mehr tot als lebendig hervorgehen, und dann werden Sie verstehen, warum die größten Heiligen, für die jedes menschliche Wesen ihr Kind ist, den unerträglichen Schmerz auf sich nehmen und die lebenden Toten genannt werden. Denn etwas stirbt in uns, wenn wir das Unerträgliche ertragen – und nur in dieser dunklen Nacht der Seele werden Sie bereit sein zu sehen, wie Gott sieht, und zu lieben, wie Gott liebt.

Jetzt ist es Zeit, Ihrem Leid Ausdruck zu geben – nicht einer falschen Stärke. Jetzt ist die Zeit, stillzusitzen und mit Ihrer Tochter zu reden und ihr dafür zu danken, daß sie diese wenigen Jahre bei Ihnen war, und sie zu ermutigen, ihre Arbeit fortzusetzen, wissend, daß Sie aus dieser Erfahrung an Barmherzigkeit und Weisheit wachsen werden.

In meinem Herzen weiß ich, daß Sie und Ihre Tochter einander immer wieder begegnen und die vielen Weisen, in denen Sie einander nahe waren, erkennen werden. Ihr Verstand wird nie ›begreifen‹, was geschehen ist. Aber Ihr Herz wird seinen eigenen intuitiven Weg finden, wenn Sie es Gott öffnen können.

Ihre Tochter ist zu Ihnen gekommen, um ihr Werk auf Erden zu vollbringen (und das schließt auch die Art und Weise ihres Sterbens ein). Jetzt ist ihre Seele frei, und die Liebe, die Sie mit ihr verbindet, ist dem Wandel von Zeit und Raum nicht unterworfen. Schließt mich bitte in diese tiefe Liebe ein.«

Mit schmerzhaften Emotionen fertig werden

Ein plötzlicher Tod, aber auch einer, der nach langer Krankheit eintritt, läßt Eltern und Geschwister oft mit einem verzweifelten Schuldbewußtsein zurück. Eine Mutter schrieb aus ihrem tiefsten Gefühl heraus folgendes:

»Bitte, geben Sie mir die Information, die ich brauche, um mir selbst und anderen Eltern in unserer Gruppe der ›Barmherzigen Freunde‹ zu helfen, mit den Schuldgefühlen fertig zu werden, den Selbstvorwürfen, daß wir nicht Abschied nehmen konnten, als Jessie noch am Leben war, daß wir ihm nicht mit Worten sagen konnten, daß wir ihn liebhaben, bevor er hinüberging. Hat er gelitten? Wahrscheinlich wird niemand diese Frage restlos beantworten können. Lebt er nach dem Tod irgendwo weiter? Ist er einsam ohne uns, traurig? Wenn ich nur ein Zeichen, einen Hinweis hätte, daß es ihm jetzt besser geht als vorher, so wäre mir damit geholfen. Diese Fragen quälen uns Eltern alle, weil wir hier keine Antwort auf sie bekommen. Mein Sohn wartete an jenem Morgen darauf, daß ich ihn besuchte. Er sah mich nicht mehr, und ich war doch so nahe. Er sah statt dessen seinen eigenen Tod. Mit diesem Gedanken muß ich den Rest meines Lebens nun leben. Er brauchte mich, und ich war nicht da. Wie wird eine Mutter damit fertig? Ich *hätte* doch bei ihm sein können.«

Speziell für Eltern, die im Begriff sind, ein Kind zu verlieren, oder eines verloren haben, habe ich einen Brief geschrieben, der in der Zeitschrift für Eltern »National Newsletter« veröffentlicht wurde:

Liebe Freunde,

Margaret Gerner, die Redakteurin Ihres verdienstvollen Newsletter, hat mich gebeten, ein paar Worte an all diejenigen unter Ihnen zu richten, die ein Kind betrauern oder im Begriff sind, sich mit der Realität des bevorstehenden Todes eines Kindes auseinandersetzen zu müssen. Wie Sie vermutlich wissen, schrieb ich viele Bücher (*Interviews mit Sterbenden*, *Leben bis wir Abschied nehmen*, sowie ein neueres, das sich hauptsächlich mit sterbenden Kindern befaßt: *Verstehen was Sterbende sagen wollen*), und Sie wissen von meiner zwanzigjährigen Arbeit auf diesem Gebiet.

Es gibt viele Dinge, die ich Ihnen mitteilen könnte, aber am bedeutendsten ist vielleicht der Fortschritt, den wir innerhalb des letzten Jahrzehnts darin gemacht haben, daß wir nicht nur Familien während ihrer langen und mühevollen Reise durch die tödliche Krankheit eines Kindes beigestanden haben, sondern auch den Tausenden von Eltern, deren Kinder ermordet wurden, Selbstmord begingen oder plötzlich bei einem Unfall ums Leben kamen. Diesen Familien war die Zeit nicht vergönnt, die von sich aus heilt und ein Wegbereiter ist. Die Zeit heilt, weil sie uns Augenblicke des Nachdenkens und die Gelegenheit schenkt, die vielen Dinge auszusprechen, die früher ungesagt blieben. Sie gibt uns die Gelegenheit, Dinge wiedergutzumachen, die wir bereuen, und unsere liebende Energie auf diejenigen zu konzentrieren, die im Begriff stehen, uns zu verlassen.

Die Zeit ist ein Wegbereiter, weil sie uns erlaubt, uns in unserem eigenen Tempo aus unserem Schock und unserer Betäubung zu lösen, aus dem Zorn über unser Schicksal, über unsere Ehepartner, die Geschwister, ja sogar über das sterbende Kind oder Gott – eine natürliche, menschliche Reaktion. Wir brauchen Zeit, um mit Gott zu verhandeln und um letztlich auf die vielen Verluste zu reagieren, die wir die »kleinen Tode« nennen, die unserem endgültigen Abschied vorausgehen. Die kleinen Tode sind der Verlust der schönen Haare der Kinder, wenn sie Chemotherapie bekommen, die Notwendigkeit, sie ins Krankenhaus zu bringen, wenn man sie zu Hause nicht mehr pflegen kann, ihre Unfähigkeit zu gehen, zu tanzen, einen Fußball zu kicken und Ball zu spielen, auf ein Tanzfest zu gehen und mit ihren Freunden nach Hause zu kommen, kichernd und lachend und Pläne für die Zukunft schmiedend. Wenn alle diese Verluste gleich dann betrauert werden, wenn sie sich zutragen, dann wird die letzte Trauerarbeit minimal sein.

Und dann kommt natürlich die letzte vorbereitende Trauer, die stumm und jenseits der Worte ist, wenn wir endgültig der Realität gegenüberstehen, daß wir unser Kind nie im Hochzeitskleid, nie bei seiner Promotion sehen werden und daß wir uns nie auf Enkelkinder freuen können. Und so betrauern die Familien diese Dinge, die »niemals sein« werden. Auch unsere kleinen Patienten entwöhnen sich und wollen immer weniger Menschen sehen, damit sie loslassen können. Dies ist die Zeit, wo Frieden und heitere Ruhe eintreten können, wenn wir wissen, wann man die lebensverlängernden Maßnahmen einstellen soll, wann man ein Kind nach Hause nehmen und einfach liebhaben soll, bis es den letzten Übergang, den wir Tod nennen, vollzieht.

Vielen von Ihnen, die ihr Kleines durch einen plötzlichen

Tod verloren haben, war diese Zeit nicht vergönnt, und ich möchte Sie bitten, nicht nur die Tragik, sondern auch den Segen dieses plötzlichen Todes zu bedenken. Sie mußten sich nie mit dem Leiden und der Qual langwieriger und schmerzhafter medizinischer Prozeduren auseinandersetzen; Sie brauchten sich nie über die Auswirkung auf die Geschwister Sorgen zu machen, die unglücklicherweise oft eine Nebenrolle spielen, während das kranke Kind mit materiellen Dingen verwöhnt wird, mit Reisen nach Disneyland und allen möglichen übertriebenen »Wiedergutmachungsversuchen«, die den lebenden Kindern oft mehr zugute kommen würden als dem kranken Kind. Viele Geschwister möchten so gern, daß man auch ihnen Wünsche erfüllt, werden aber mit der herzlosen Antwort zurückgewiesen: »Möchtest du lieber Krebs haben?« Viele von diesen Brüdern und Schwestern tragen ein Gefühl der Bitterkeit, der Ungerechtigkeit und der schrecklichen Schuld davon wegen der Feindseligkeit, die sie aufgrund der ungerechten Behandlung durch ihre Eltern ihrem sterbenden Geschwister gegenüber empfanden.

Ich sage Ihnen das, damit diejenigen von Ihnen, die mit den anderen Kindern Probleme haben, ihnen ihre Liebe und Energie zuwenden, bevor es zu spät ist. Ich sage das auch in der Hoffnung, daß Sie sich in einer solchen Zeit der Krise niemals Psychopharmaka verabreichen lassen, die Sie um die Chance betrügen, *alle* Ihre Gefühle zu erleben, Ihren ganzen Schmerz herauszuschreien, alle Tränen zu vergießen, damit Sie wieder leben können, nicht nur um Ihrer selbst willen, sondern auch um Ihrer Familie und all derer willen, deren Leben Sie berühren können!

Wir haben gelernt, daß diejenigen, die eine plötzliche Todesnachricht erhielten, viel besser dran sind, wenn sie ihr Leid und ihren Schmerz in einer sicheren und möglichst schalldichten Umgebung so bald wie möglich nach dem plötzlichen Todesfall externalisieren können. Wir haben daher in den Krankenhäusern die Einrichtung von Klageräumen angeregt, wo die Menschen ihr Leid herausschreien können, nicht in Begleitung des überforderten Personals vom Dienst, sondern hoffentlich mit einem Menschen, der seine Erfahrung nicht aus Lehrbüchern, sondern aus der Schule des Lebens hat und dessen Mitgefühl das Vergießen von Tränen und das Ausdrücken von Leid und Schmerz erleichtert, damit der Betreffende wieder beginnen kann zu leben.

Unsere fünftägigen Workshops, die ich selbst und die Mitarbeiter von Shanti Nilaya in der ganzen Welt abhalten, helfen denjenigen, die zusätzliche Schuldgefühle und unerledigte Dinge haben, die besonders schmerzen, wenn ein Kind Selbstmord begeht. Selbstmord steht als Todesursache unserer Kinder im Alter zwischen sechs und sechzehn Jahren an dritter Stelle, und Tausende von Fragen werden diese Eltern verfolgen, die sich Gedanken machen, wie eine solche Tragödie hätte verhindert werden können. Solche Schuldgefühle schwächen nur Ihre Energie und hindern Sie daran, voll zu leben und mit der Zeit anderen zu helfen, solche Verluste zu überwinden.

Denken Sie daran, daß Gott keinem seiner Kinder mehr zumutet, als es tragen kann, und denken Sie an meinen Wahlspruch: »Könnte man die Canyons vor den Stürmen schützen, erblickte man niemals die Schönheit ihrer Schluchten.«

Das bedeutet keineswegs, daß Sie Ihren Schmerz und Kummer, die Trauer und Einsamkeit nach dem Verlust eines Kindes, nicht zulassen sollen, aber Sie sollen auch wissen, daß auf jeden Winter ein Frühling folgt und daß aus Ihrem Schmerz, wenn Sie ihn zulassen, eine große Barmherzigkeit, mehr Verständnis, Weisheit und Liebe für andere, die Schmerzen leiden, kommt. Setzen Sie diese Gaben ein, um das Leben anderer zu berühren, und lassen Sie sich sagen, daß meine *ganze* Arbeit mit sterbenden Kindern meiner Erinnerung an die Schrecken der Konzentrationslager im Nazideutschland entspringt, wo 96000 Kinder in die Gaskammern geschleppt wurden. Aus jeder Tragödie kann ein Segen kommen oder ein Fluch, Erbarmen oder Bitterkeit. *Sie* haben die Wahl!

Zum Abschluß dieses Briefes möchte ich Ihnen sagen, daß unsere Forschungen über den Tod und das Leben nach dem Tod über jeden Zweifel hinaus offenbart haben, daß diejenigen, die den Übergang vollziehen, lebendiger und mehr umgeben sind von *bedingungsloser* Liebe und Schönheit, als Sie sich je vorstellen können. Sie sind nicht wirklich tot. Sie sind uns in der Evolutionsreise, auf der wir uns alle befinden, nur vorausgegangen; sie sind bei ihren früheren Spielgefährten (wie sie sie nennen) oder Schutzengeln; sie sind bei Familienmitgliedern, die ihnen im Tod vorausgingen, und sie können Sie nicht vermissen, wie Sie sie vermissen, weil sie zu negativen Gefühlen unfähig sind. Das einzige, was ihnen bleibt, ist das Wissen um die Liebe und Fürsorge, die sie empfangen, und die Lektionen, die sie während ihres physischen Lebens gelernt haben.

Marilyn Sunderman, die weltberühmte Porträtmalerin von Honolulu, Hawaii, wollte mich porträtieren. Sie malt nach Inspiration, indem sie sich einer höheren Führung öffnet, und sie war verblüfft, als sie sah, daß aus dem begonnenen Porträt einer »fünfundfünfzigjährigen Tod-und-Sterbe-Dame« ein einzigartiges, wunderhübsches Bild eines kleinen Kindes entstand, das zu einem Schmetterling aufblickt. Dieses Bild versinnbildlicht die Erkenntnis, daß unser physischer Leib nur ein Kokon ist und daß der Tod in Wahrheit das Freiwerden des unzerstörbaren und unsterblichen, echten Teils von uns ist, symbolisch ausgedrückt: der Schmetterling.

Wie die Kinder des Konzentrationslagers von Majdanek mit den Fingernägeln kleine Schmetterlinge in die Wände ritzten, bevor sie in die Gaskammern gingen, so haben Ihre Kinder im Augenblick ihres Todes gewußt, daß sie frei und unbehindert in ein Land eingehen werden, wo es keinen Schmerz gibt, in ein Land des Friedens und der bedingungslosen Liebe, ein Land, wo keine Zeit existiert und wo sie Sie in Gedankenschnelle erreichen können. Das sollen Sie wissen und sich über den Frühling freuen, wenn die Blumen nach dem bitteren Winterfrost wieder hervorkommen. Freuen Sie sich an den jungen Blättern und an dem Leben, das überall um Sie herum aufsprießt.

Kapitel 4

Hirnverletzungen und Koma

Hirnverletzungen

Stephen hatte endlich den Abschluß der High-School geschafft, und seine Eltern atmeten erleichtert auf. Er war das älteste von fünf Kindern, und niemand schien je genügend Zeit für ihn gehabt zu haben, vielleicht deshalb, weil seine Geschwister so schnell nach seiner Geburt gekommen waren. Er wurde oft mit seinen jüngeren Geschwistern verglichen, die alle vernünftiger und verläßlicher zu sein schienen als Stephen. Die Eltern hatten gehofft, daß er ihnen »als der ältere Bruder« ein Vorbild sein würde, aber diese Hoffnung hatte sich nicht erfüllt.

Während die jüngeren Kinder der Familie in der Schule recht gut vorwärtskamen und ihre Hausaufgaben gewöhnlich vor dem Abendessen fertig hatten, mußte Stephen dauernd ermahnt werden. Seine Schwestern, die ihn gerne aufzogen, nannten ihn »Wirrkopf«. Sein Vater hielt ihm oft vor, daß er ein »Spatzenhirn« habe. »Was soll je aus dir werden, wenn du dein Hirn nicht anstrengst?« schrie ihn seine Mutter wütend an, wenn er ohne die Besorgung, die sie ihm aufgetragen hatte, nach Hause kam.

Eines Tages ging er aus dem Haus, und niemand dachte sich etwas dabei, als er nicht zum Abendessen erschien. »Unser vergeßlicher Junge läuft wahrscheinlich herum und versucht sich zu erinnern, was seine Mutter ihm aufgetragen hat«, bemerkte der Vater sorglos.

Eine Stunde später klingelte das Telefon. Der Vater ging an den Apparat, verstummte, und die Farbe schien aus seinem

Gesicht zu weichen. »Ja, wir kommen sofort. Können Sie mir nicht noch mehr sagen? Lebt er wenigstens noch?« hörte die Mutter ihn fragen.

Eine halbe Stunde später saßen sie im Auto und rasten zum Ortskrankenhaus. Sie wechselten nur wenige Worte. Sie waren wie betäubt von dem Schock. Sie wußten nur, daß Stephen einen Autounfall gehabt hatte, daß es über eine Stunde gedauert hatte, bis man ihn aus dem Wrack befreien konnte, und daß er eben in die Erste-Hilfe-Station des nahegelegenen Krankenhauses eingeliefert worden war.

Bilder der letzten paar Wochen mit Stephen gingen ihnen blitzartig durch den Kopf: wie stolz sie gewesen waren, als Stephen doch noch den Abschluß geschafft hatte. Die Fotos der Schlußfeier waren eben gekommen; Stephen hatte sie noch nicht einmal gesehen. Er sah so erwachsen und glücklich in dem Smoking aus, den er sich für den Ball geliehen hatte. Er war so entzückt, daß Pat seine Einladung angenommen hatte. Endlich hatte er seinen ersten Erfolg – und jetzt das! Es war ungerecht.

»Fahre langsamer, wenn du nicht auch sterben willst«, hörte Frau K. sich zu ihrem Mann sagen. »Sterben? O mein Gott! Nur nicht das, bitte, lieber Gott, laß ihn am Leben sein! Es ist mir gleich, wie teuer er dafür bezahlen muß, aber *bitte*, *bitte*, laß ihn leben!«

Sie erreichten das Krankenhaus, gingen durch ein Labyrinth von Gängen und Korridoren und kamen schließlich zur Notaufnahme, wo sie gebeten wurden zu warten. Sie waren wie benommen, als man sie in einen anderen Flügel schickte, in ein anderes Wartezimmer. Alles kam ihnen unwirklich vor, und jeder schien sich nur um seine eigenen Angelegenheiten zu kümmern. »Wissen Sie denn nicht, daß hier irgendwo mein Sohn um sein Leben ringt?« wollte die Mutter herausschreien, aber niemand kümmerte sich um sie.

Schließlich kam ein sehr jung aussehender Arzt heraus und stellte sich vor. Ja, der Junge in dem Wrack war ihr Sohn. Sie hatten »eine Ewigkeit« gebraucht, um ihn herauszubekommen. Ein vorbeifahrender Freund hatte ihn identifiziert und ihnen ihre Telefonnummer und Adresse gegeben. Stephen hatte anscheinend Stunden im Kellergeschoß seines Freundes verbracht, um für seinen Vater eine besondere Überraschung zum Vatertag zu basteln. Er war gerade damit fertig geworden und hatte seinen Freund gebeten, das Geschenk bis zum nächsten Sonntag aufzubewahren, und dann eilte er fort, »damit es keinen Ärger gibt, wenn ich zu spät zum Essen komme«. Das müssen seine letzten Worte gewesen sein.

Nein, sie konnten ihn jetzt unmöglich sehen. Er sah nicht gut aus. Ja, er war noch am Leben, aber er hatte sehr wenig Chancen, durchzukommen. Irgendwie registrierten die Eltern diese Worte. Minuten kamen ihnen wie Stunden vor, Stunden wie Tage, während sie warteten, nichts Sicheres wußten, beteten, hofften und wieder warteten.

Eine Mutter, die mit ihrem kleinen Sohn in demselben Warteraum saß, schrie Frau K. an: »Wo haben Sie Ihr Hirn? Wissen Sie denn nicht, daß wir auf die Laborbefunde warten müssen?« Die Worte waren wie Stacheln. Wie oft hatten sie sich über Stephens Hirn lustig gemacht, nur weil er so oft mit Dingen beschäftigt schien, die sie nicht verstanden? Hatten sie ihn je gefragt, welchen Gedanken er nachhing?

Schließlich wurden sie in ein Hinterzimmer geführt, wo sie die verstümmelten Überreste des Jungen zu Gesicht bekamen, der ihr Sohn gewesen war, der stolze Schulabsolvent. Sein Gesicht war gedunsen und ausdruckslos. Es hatte eine merkwürdige, undefinierbare Hautfarbe, und überall zeigten sich Spuren blauer Flecke. Ein Auge schien verdreht zu sein, und unter beiden Augen waren dunkelblaue Schatten zu sehen. »Das Auge ist das geringste Problem«, erklärte ein anderer Arzt. »Wenn wir die vitalen Körperfunktionen erhalten können, dann können wir operieren. Dr. S. wurde zur Konsultation gerufen, und wenn er kommen kann, dann übernimmt er den chirurgischen Eingriff.«

Es waren Schläuche und Apparate da und geschäftige Schwestern, die kamen und gingen. Eine alte Hilfsschwester, eine Schwarze, drückte Frau K. stumm die Hand und schenkte ihr einen Blick. Das riß sie aus ihrem Schock und ihrer Ungläubigkeit. Es gab einen Menschen, der wirklich Anteil nahm!

Sie verbrachten zehn Minuten in einem Sprechzimmer mit dem diensttuenden Arzt. Dann wurde ihnen gesagt, daß sie nach Hause gehen und »sich ausschlafen« sollten. Mein Gott, wer würde annehmen, daß Eltern nach einem solchen Anblick schlafen könnten! Herr K. rief seine älteste Tochter an, damit sie sie nach Hause brachte. Er war zu schwach und zu erschüttert, als daß er hätte chauffieren können.

Herr K. war in wenigen Stunden gealtert. Er konnte an nichts anderes denken, als daß sein ältester Sohn ohne den Trost und Beistand seiner Familie in den Operationssaal geschoben würde. Zu Hause ging er auf und ab, von der Küche ins Wohnzimmer, und wartete auf den Anruf. Er wartete darauf, daß man ihm sagen würde, seinem Sohn gehe es gut.

In den frühen Morgenstunden hielten die Eltern es nicht mehr aus, noch länger zu warten. Warum hatte niemand angerufen? Warum teilte ihnen niemand mit, wie es Stephen ging? War es nicht ihr Kind, das um sein junges Leben kämpfte? Sie waren fast krank, als sie das Krankenhaus erreichten. Diesmal waren die Gänge leer. Die Stille tat beinahe so weh wie der Lärm vom Abend davor. Nirgends schien es eine Farbe, eine freundliche Stimme zu geben. Sie kamen sich wie Roboter vor, als man sie wieder von einem Ort zum anderen schickte.

»Weiß denn niemand, wo Stephen ist?« hätten sie am liebsten geschrien, aber gleichzeitig wollten sie den Leuten nicht lästig sein, auf die sie während der nächsten paar Stunden, Tage oder Wochen angewiesen waren.

Schließlich gelangten sie in den dritten Stock, wo die frischoperierten Patienten der Neurochirurgie nach ihrer Operation untergebracht waren. Stephen hatte die Operation offenbar überlebt; trotzdem war seine Chance, als junger Mann mit intakten Funktionen zu überleben, geringer als ein Prozent.

Wieder warteten die Eltern in dem kleinen Vorzimmer, warteten, beteten und hofften. Die nächsten Tage verbrachten sie mit derselben endlosen Routine: Sie durften ihn täglich ein paar Minuten sehen, dann fuhren sie nach Hause, um sich einige Stunden auszuruhen, den Kindern das Essen zu machen und Telefonanrufe von den zahlreichen Freunden ihres Sohnes zu beantworten.

Es war, als ob sie ihren Ältesten jetzt erst kennenlernten. Ein Junge sagte ihnen, wie sehr Stephen ihm das Jahr vorher geholfen hatte, als seine Schwester ertrunken war. »Wenn Stephen nicht gewesen wäre, hätte ich mich wahrscheinlich umgebracht. Ich fühlte mich so schuldig, weil ich gelacht hatte, als sie um Hilfe rief, und dann verschwand sie plötzlich in den Wellen und war weg.« Mein Gott, Stephen hatte ihnen nie erzählt, wie viele Stunden er mit diesem Freund verbracht hatte, um dessen Gewissen zu erleichtern und ihm zu helfen, daß er wieder leben konnte! Wie oft hatten sie ihn beschimpft, weil er von der Schule nicht nach Hause gekommen war, um seine Aufgaben zu machen, während er vielleicht in aller Stille seinem Freund in Not geholfen hatte.

Jetzt standen Dutzende von jungen Leuten auf den Gängen dieses unpersönlichen Krankenhauses, obwohl sie wußten, daß nur die nächsten Angehörigen Stephen sehen durften. Er vermochte weder seine Gliedmaßen zu bewegen noch sonst ein Zeichen zu geben, daß er registrierte, was um ihn herum vorging. Gab es einen anderen Ausweg, als ihn in ein Pflegeheim zu bringen, das speziell für die Pflege von Patienten im Koma eingerichtet war?

Koma

David war ein gesunder, robuster neunzehnjähriger Junge, dessen Leben sich 1975 drastisch veränderte, als sein Motorrad mit einem Auto zusammenprallte. Er bekam sofort Erste Hilfe für seine Schädelbrüche, blieb jedoch bewußtlos, und kurz darauf zeigte sich im Krankenhaus eine Enthirnungsstarre, ein böses Zeichen, das trotz zweier chirurgischer Eingriffe zur Entfernung von Hämatomen (Blutergüssen) bestehen blieb.

Nach endlosen Monaten der Behandlung, der Hoffnung und Verzweiflung konnte die Familie den Sohn nach Hause nehmen. Sieben lange Jahre pflegte die Mutter diesen jungen Mann, der an allen vier Gliedmaßen gelähmt war, der nicht sprechen oder irgendwelche Anweisungen befolgen konnte. Er lag mit ausgeprägten Gelenkdeformationen im Bett und war unfähig, an irgendwelchen Funktionen des Lebens teilzunehmen. Er erinnerte die Mutter ständig daran, daß wir Mediziner manchmal zu weit gehen in unserem Bemühen, junge Menschen um jeden Preis am Leben zu erhalten, und dabei nicht an den Alptraum denken, der den Eltern bevorsteht, wenn sie den funktionsunfähigen Körper ihres Kindes Jahr für Jahr im Bett sehen, ein Wesen, das von der Familie oder von Krankenschwestern umgebettet und wie ein Baby gefüttert werden muß und nicht in der Lage ist, Arme oder Beine zu bewegen, ein Wort zu sprechen oder auf irgendeinen Kommunikationsversuch der Familie zu reagieren. Der Brief der Mutter spricht für sich:

»Liebe Elisabeth,

danke für Ihre Worte über meinen Sohn David, aber es wird immer schwieriger, seinen Arzt davon zu überzeugen, daß er keine Antibiotika gegen Infektionen bekommen soll – obgleich er in den letzten Monaten keine gehabt hat. Ein Grund, warum der Arzt Angst hat, sie ihm nicht zu geben, ist der Fall des Justizministers von Kalifornien, der kürzlich gegen zwei Ärzte gerichtlich vorging, die einem Patienten, der dann starb, keine Antibiotika, andere Medikamente *oder Nahrungsmittel* hatten geben lassen. Ich war niemals gegen Ernährung – und würde auch nie dagegen sein –, aber ich bin strikt gegen Antibiotika, nur will ich mit diesem Arzt nicht mehr streiten.

Ich fühle mich so mutlos, weil ich immer und immer wieder gegen eine Wand angelaufen bin. Seit Ihrem Brief habe ich David ganz durchuntersuchen lassen. Die Resultate der Gehirnuntersuchung waren furchtbar. Der Arzt fragte mich, was meinem Sohn zugestoßen sei, und nachdem ich es ihm gesagt hatte, erklärte er, daß er noch nie ›ein so abnormales Gehirn‹ gesehen hätte, und das war natürlich die Folge des Unfalls sowie der beiden Kraniotomien.

Seither kann ich meine aufgewühlten Gefühle einfach nicht beruhigen, und ich wache fast jeden Tag mit Tränen oder den Tränen nahe auf – *unmittelbar nach* dem Unfall hätte ich weinen sollen, nicht sieben Jahre später. Ich hatte keine Ahnung, wie schrecklich Davids Verletzungen waren, so unglaublich das klingen mag. Ich hatte keine Ahnung von dem Ausmaß seiner Verletzungen. Das heißt, ich hatte keinen Begriff davon, ich hatte nicht die Kenntnisse, die ich während der letzten sechs Monate gewonnen habe.

Es kommt mir jetzt unglaublich vor, daß er mit dem Grad seiner Verletzungen überleben konnte – daß wir all diese Jahre erdulden mußten. Es ist mir gräßlich, es so auszudrükken, denn ich habe viel Therapie gebraucht, um darüber hinwegzukommen, und mir scheint, ich bin schrecklich ausgerutscht.

Trotzdem freue ich mich darauf, Sie zu treffen, weil ich gefühlsmäßig irgendwie mehr loslassen muß. Manchmal glaube ich, ich hab's geschafft, aber in letzter Zeit weiß ich, daß es nicht so ist. Es wäre viel leichter für uns alle gewesen, wenn David nach seinem Unfall einfach hätte sterben dürfen; das heißt, wenn sein Körper hätte sterben dürfen, denn ich habe es so erlebt, daß er an diesem Abend fortging. Die Tests haben definitiv gezeigt, daß er keine höhere Funktion der Hirnrinde mehr hat, und ich denke, das bedeutet, daß er de facto aus seinem Körper ausgetreten ist.

Ich finde es unerhört, daß sein Arzt eine Dosis Antibiotika auch nur in Erwägung zieht, nur damit die Leute sagen, er hätte seine Sache gut gemacht – damit man ihn nicht kritisiert. Ich finde es niederschmetternd, wenn Menschen mir sagen, daß David fünfundsechzig Jahre oder älter werden kann.«

Die Geschichte von Karen Quinlan hat viel Aufmerksamkeit erregt: Vor einigen Jahren geriet diese junge Frau nach einer Überdosis in ein Koma und wurde durch lebensverlängernde Maßnahmen am Leben erhalten. Sie ist jetzt, fast ein Jahrzehnt später, immer noch am Leben, ein kleines, steifes Bündel, das in einem Pflegeheim liebevoll betreut und von ihren opferbereiten, wunderbaren Eltern immer noch besucht wird. Der Großteil ihres Gehirns funktioniert nicht mehr. Sie kann weder sprechen noch irgendwie reagieren, noch ihre Gliedmaßen bewegen, und dennoch hat ihre Existenz – in dieser ganzen, sich lange hinziehenden Tragödie – ein neues Verständnis in die Welt gebracht, die sonst immer noch zu gefühllos und gleichgültig wäre, um solche Probleme öffentlich zu diskutieren.

Viele Institutionen, medizinische, ethisch-moralische und religiöse Verbände haben das Thema der künstlichen Verlängerung des Lebens aufgegriffen, und ich bin sicher, daß auch weiterhin die Frage der lebensverlängernden Maßnahmen bei hirnstammgeschädigten Kindern, die keine Aussicht auf ein wirkliches Leben haben, heiß umstritten sein wird.

Sie existieren – leben kann man kaum sagen – in Pflegeheimen und sonstigen Einrichtungen oder zu Hause, und sie sind für ihre Familien und Betreuer eine riesige finanzielle, emotionale und physische Belastung. Sie erinnern uns Lebende an die Kostbarkeit des Daseins. Sie sagen uns, daß wir für die Augenblicke dankbar sein sollen, in denen wir uns aussprechen, miteinander reden und uns Zeit nehmen dürfen, zusammen zu lachen und uns zu freuen, solange wir es noch können. Aber wie lange sollen wir solche Menschen um jeden Preis am Leben erhalten? Wie lange sollen wir ihnen Antibiotika geben?

Alle Familien müssen diese herzzerreißenden und schweren Entscheidungen selbst treffen. Wenn die medizinische Wissenschaft alle ihre Möglichkeiten ausgeschöpft hat, sollten solche Kinder nach Hause genommen werden, solange eine angemessene Betreuung vorhanden ist, um sie zu pflegen und zu bewegen, um sie in ein warmes Bad zu setzen und ihnen so viele physische Freuden zu bereiten, wie es unter diesen Umständen möglich ist. Wir können immer die Geschwister anhalten, Tonbänder auf einem Kassettenrecorder oder den Plattenspieler laufen zu lassen. Alte Schulkameraden können vorbeikommen, und die Familie kann ihr teilnahmsloses Kind an so vielen ihrer Aktivitäten teilnehmen lassen wie nur möglich. Wir wissen, daß solche Kinder hören können, und häufige Stimulierung führt oft zu bemerkenswerten – jedoch leider sehr langsamen – Besserungen.

Die Familien müssen auch wissen, wie wichtig es ist, zwischen Bewußtsein und Wahrnehmungsvermögen zu unterscheiden, wobei letzteres nicht von einem funktionierenden Gehirn abhängt. Während diese Kinder hin und wieder für kurze Zeit aus ihrem Körper austreten, nehmen sie vollständig wahr, was in ihrer Umgebung geschieht. Wenn sie in ihre physische Hülle zurückkehren, erlaubt ihre Gehirnschädigung ihnen nicht, etwas von dem Geschehen zu begreifen oder zu identifizieren, und sie werden nur mit einem »leeren Blick«, wenn überhaupt, reagieren. Deshalb ist es so wichtig, so lange wie möglich das normale Leben um sie herum fortzusetzen.

Nach einer Weile hören die Freunde und Geschwister auf, sie zu besuchen. Sie wissen nicht, was sie zu einem Freund sagen sollen, der sie nicht einmal ansieht. Ehepartner kommen immer seltener vorbei, wenn sie getrennt oder geschieden sind (was bei 80 Prozent der Familien, die wir besuchten, der Fall war), und es kann gut sein, daß ihre eigenen ungelösten Schuldgefühle und ihr Kummer sie daran hindern, sich immer wieder damit auseinanderzusetzen. So bleibt oft die Mutter als die einzige verantwortliche Betreuerin zurück, eine Bürde, die zu schwer zu tragen ist.

Wenn der Zustand stabil bleibt und das Kind bei guter, fürsorglicher Pflege jahrelang keine Fortschritte mehr macht, sollte es den Eltern erlaubt sein, zusammen mit einem verständnisvollen, vorurteilslosen Arzt zu entscheiden, wann keine Antibiotika mehr verabreicht werden sollen.

Wenn mehr Menschen sich dessen bewußt werden, daß unsere physische Gestalt nicht die Person, sondern ein Kokon ist, wird es uns vielleicht weniger schwerfallen, loszulassen, und wir werden weniger Schuldgefühle haben, weil wir dieses Leben nicht um jeden Preis verlängerten.

Eine Frau schrieb mir von ihrer dreieinhalbjährigen Tochter, die eine degenerative neurologische Erkrankung hatte. Vor kurzem war sie in ein Koma gefallen und konnte nicht sprechen, obwohl die Mutter spürte, daß das Kind mit ihr kommunizierte. Dazu möchte ich sagen, daß Kinder im Koma sich meistens außerhalb ihres physischen Körpers befinden, daß sie während dieser Zeit alles hören, was andere mit ihnen sprechen, und daß sie die universelle Sprache der Liebe und Fürsorge verstehen. Sie begreifen ihre Lebenssituation ohne Angst, Schmerz oder Qual.

Kapitel 5

Wie man Kinder natürlich auf das Leben vorbereitet

Laßt uns gemeinsam überlegen, was für ein Leben wir unseren Kindern bereiten wollen.

Notizen von Akwesasne,
Indianer des Mohawk-Stammes, via Rooseveltown, N. Y.

Der Mensch wird mit fünf natürlichen Emotionen geboren, die alle die Tendenz haben, sich ins Unnatürliche zu verzerren. Dann verschleißen sie unsere Energie und lassen uns mit ganzen Eimern unvergossener Tränen, von unterdrücktem Zorn und Rachsucht, Neid, Rivalität und Selbstmitleid zurück und tragen auf diese Weise zu physischen und emotionalen Erkrankungen und weitgehend auch zu unseren Problemen der gegen andere oder gegen uns selbst gerichteten Gewalttätigkeit bei.

Ängste, die unser Leben behindern

Angst ist ein natürliches Gefühl, aber wir Menschen kommen nur mit zwei angeborenen Ängsten auf die Welt: erstens mit der Angst vor dem Sturz aus großer Höhe und zweitens mit der Angst vor plötzlichen, lauten Geräuschen. Diese Ängste sind Gaben, da sie eine lebenserhaltende Funktion haben. Aber wie viele andere Ängste haben wir noch, und wie viele werden wir an unsere Kinder weitergeben? Viele Menschen gründen die Entscheidungen ihres ganzen Lebens auf Ängste, wie zum Beispiel die Angst vor der Niederlage und/oder die Angst vor dem Erfolg; die Angst vor dem Verlassen- und Abge-

Natürliche Gefühle	*Unnatürliche Gefühle*
Angst vor dem Sturz aus großer Höhe vor lauten, unerwarteten Geräuschen	Angst vor Niederlage, Ablehnung, Liebesentzug, Erfolg, Leiden, Gewalt, Chef, Meinung der Nachbarn usw.
Trauer: wie wir mit Verlusten umgehen, ausgedrückt durch Tränen und Mitteilung an andere	Selbstmitleid, anhaltende schlechte Laune, Depressionen, Schuldgefühle, Scham, Selbstvorwürfe, Schuldzuweisung
Zorn (15 Sekunden): bewirkt Wandel, Selbstbehauptung, Selbstschutz	Anhaltender Zorn, Wut, Haß, Rachsucht, Bitterkeit, Ressentiment
Eifersucht: Anregung und Motivation zum Wachstum	Neid, Konkurrenzgeist, Streben nach Alleinbesitz, Selbstverurteilung
Liebe (bedingungslos): Pflege, Fürsorge, Betreuung; die Fähigkeit, nein zu sagen; das Setzen von Grenzen, um anderen zur Selbständigkeit zu verhelfen; Selbstwertgefühl, Selbstvertrauen, Liebe zum eigenen Selbst	Ich liebe dich, *wenn* … Führt dazu, anderen gefallen zu wollen, um deren Liebe und/oder Billigung zu »erkaufen« (wir nennen das Prostitution)

Außerdem besteht der Mensch aus vier Quadranten. Der *physische Quadrant* ist während des ersten Lebensjahres am wichtigsten. In dieser Zeit brauchen wir die größtmögliche körperliche Pflege.

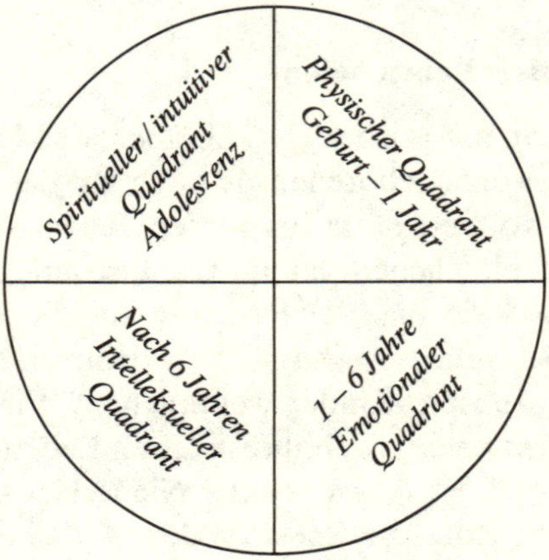

wiesenwerden; die Angst vor Schmerzen und Tod; die Angst vor dem Alter und vor Runzeln im Gesicht; die Angst, nicht geliebt zu werden; die Angst, zu dick oder zu dünn zu sein; die Angst vor dem Chef und dem Urteil der Nachbarn. Es gibt so viele erworbene Ängste, die unser Leben belasten und unsere Energien verschleißen!

Ob wir es wissen oder nicht, wir geben unsere erworbenen Ängste an unsere Kinder weiter und erkennen erst, wenn es zu spät ist, daß diese Ängste unbeschreiblichen Schaden und Schmerzen anrichten. So werden zum Beispiel Eltern, die zu ängstlich sind, ihr kleines Kind auf dem Dreirad oder ihr älteres Kind mit dem Fahrrad fahren zu lassen, ihre Kinder emotional verkrüppeln und eine weitere Generation schaffen, deren Leben auf Angst beruht.

Frau T. war eine jener »echten Damen«, die immer so aussehen, als kämen sie gerade aus dem Schönheitssalon. Jeden Tag kam sie in einer Aufmachung ins Büro, als hätte sie eine Einladung ins Weiße Haus. Niemand hätte gedacht, daß ihr Leben voller Ängste war. Eine ihrer größten Ängste betraf die Meinungen anderer, insbesondere ihrer Nachbarn. Sie hatte sich ihre erfolgreiche Karriere hart erarbeiten müssen und war bestrebt, sich nicht als »die Frau, die von unten kam«, zu erkennen zu geben. Sie sparte jeden Groschen für ihre Garderobe, und niemand hätte vermutet, daß sie jeden Pfennig umdrehen mußte, bevor sie etwas anderes erwarb, inklusive die Mitgliedschaft im Country Club des Ortes. Diese Frau war eine Witwe, und vom Erbe ihres Mannes war ihr wenig geblieben, nachdem die Krankenhausrechnungen und die Beerdigung bezahlt waren.

Eine von Frau T.s Töchtern war verheiratet und arbeitete als Kosmetikerin. Die andere war verlobt und lebte in einer anderen Stadt mit ihrem Verlobten zusammen – eine weitere Realität, die Frau T. vor ihren Freunden und Nachbarn zu verbergen suchte. Während der vergangenen Monate hatte Frau T. sich jeden Abend ständig mit ihrem einzigen Sohn, Bob, gezankt.

Bob war achtzehn Jahre alt und hatte nach Ansicht seiner Mutter den »falschen Umgang«. Dabei waren seine Freunde gar nicht übel, sie gingen zur Schule und verbrachten die

Abende zu Hause, oft im Haus von Frau T., unterhielten sich und hörten Rockmusik. Sie sparten ihr Geld, um eine Band zu gründen, und luden gelegentlich ein Mädchen ins Kino ein.

Aber während der letzten paar Monate hatte Frau T. ihrem Sohn jeden Abend, wenn sie nach Hause kam und ihn in der Küche auf dem Kühlschrank sitzen sah, »die Leviten gelesen«. Bob sah immer ungepflegt und nachlässig aus, und am meisten erboste sie, daß er tagelang dasselbe alte graue T-Shirt trug, »dieses T-Shirt, das er von einer seiner Freundinnen bekommen hat, mit einer undefinierbaren Farbe, ganz ausgebleicht und abgetragen«. Wenn sie von ihm und seinen Freunden redete, konnte man nicht überhören, wie angewidert sie war. Sie sprach über sie, als hätten sie sie persönlich gekränkt oder beleidigt, und sie gab offen zu, daß sie – wenn sie einmal angefangen hatte – nicht mehr aufhören konnte, mit Bob herumzuschreien, bis er das Zimmer oder das Haus verlassen hatte.

Eines Abends kam sie nach Hause, nachdem sie einen Vortrag über »Leben und Tod« gehört hatte, und sah Bob wieder in seiner bekannten Pose sitzen, mit demselben T-Shirt, das jeden Abend ihre Wutausbrüche auslöste. Sie gab mir den folgenden Bericht über den Augenblick, in dem ihr die Augen geöffnet wurden:

»An dem Abend kam ich heim, und da hockte er mit seinen Freunden. Ich war wieder drauf und dran, ihn anzubrüllen, aber da sah ich ihn an. Es war beinahe, als sähe ich ihn zum erstenmal. Plötzlich hörte ich, wie ich sagte: ›Bob, wenn du dieses T-Shirt tragen willst, so ist das okay. Wenn du nämlich einen Unfall hättest, wenn du heute abend deine Freunde nach Hause fährst, würde ich dich in dem T-Shirt begraben.‹«

Wenn eine Frau mit der Vorstellung aufwächst, daß sie nur liebenswert ist, wenn sie hübsch aussieht, und nur dann Hilfe und Ermutigung empfängt, wenn sie adrett und nach der Mode gekleidet ist, dann wird sie wie Frau T. dieses Werturteil ihren Kindern weitergeben und sich furchtbar bedroht fühlen, wenn die nicht in ihre Fußstapfen treten. Es ist interessant, daß Frau T.s Tochter, die ich nicht kenne, eine Kosmetikerin wurde und offenbar einige der Werte ihrer Mutter »erbte«.

Warum sollen unsere Kinder erst sterben müssen – oder warum sollen wir sie uns als tot vorstellen –, bevor wir die

Schönheit ihres Lebens erkennen? Warum lassen wir es zu, daß unsere Angst vor dem, was die Nachbarn sagen – »daß wir es uns nicht leisten können, unsere Kinder nett anzuziehen« –, eine Mutter von ihrem Sohn trennt?

Der emotionale Quadrant

Sehr kleine Kinder haben keine Angst vor dem Tod, obwohl auch sie die beiden angeborenen Ängste vor plötzlichen, lauten Geräuschen und vor dem Sturz aus der Höhe teilen. Später haben Kinder eine natürliche Trennungsangst, da die Furcht vor dem Verlassenwerden und die Anwesenheit einer liebevollen Bezugsperson für sie von grundlegender Bedeutung ist. Kinder sind sich ihrer Abhängigkeit bewußt, und diejenigen, die früh im Leben ein Trauma erlitten, haben Angst. Sie müssen das Trauma noch einmal durchleben und lernen, die Panik, den Schmerz, die Furcht und die Wut des Verlassenseins loszulassen.

Diese heftigen Gefühle tauchen oft auf, nicht nur dann, wenn ein Familienmitglied stirbt. Es gibt in unserer Gesellschaft tausend Arten, einen Menschen im Stich zu lassen, aber wenn der Verlust nicht mit dem Tod eines nahen Angehörigen verbunden ist, erkennen das nur wenige. Dann gibt es keinen menschlichen Rückhalt und keine Schulter, an die man sich anlehnen kann, und die Nachbarn statten uns keine teilnehmenden Besuche ab. Das Kind, das in irgendeiner Weise im Stich gelassen wurde, bleibt verletzlich. In seinem Gemüt wird sich künftig ein allgemeines Mißtrauen festsetzen, eine Angst vor engen Beziehungen, eine Entfremdung von der Person, die es für die Trennung verantwortlich macht, und eine tiefe Trauer über die Abwesenheit von Liebe.

René war ein solches Kind, und er brauchte dreißig Jahre, um wieder heil zu werden. Er war erst fünf Jahre alt, als sein Vater ihm befahl, ins Auto zu steigen, weil sie zusammen wegfahren wollten. René freute sich sehr. Sein Vater hatte viele Jahre lang getrunken. Seine Mutter wurde immer wieder in Nervenheilanstalten eingeliefert, und in seinem Leben hatte es wenig Lachen und Glück gegeben. Aber jetzt wollte ihn sein Vater mitnehmen. Er wagte nicht zu fragen, wohin sie fahren würden. In den Tiergarten? In den Park? Zu einem Fußballspiel? Er verstand nicht, warum sein Vater mitten in der Woche nach Hause gekommen war, aber er wußte, daß seine Mutter wieder sehr krank war, weil sie den ganzen Tag schlief und nicht einmal herunterkam, um ihm ein Sandwich zu machen.

Sein Vater fuhr mit René zu einem riesengroßen Gebäude und parkte das Auto. Er öffnete stumm den Wagenschlag und ließ René aussteigen. Der Vater war sehr schweigsam; er lächelte nicht ein einziges Mal. René überlegte, ob er vielleicht auf ihn böse sei. Er dachte daran, daß er sich selbst das Frühstück gemacht hatte. Er hatte sogar das Geschirr in die Spüle gestellt. Er machte nie Lärm, wenn seine Mutter und sein Vater Krach hatten. Er blieb in seinem Zimmer und ging ihnen aus dem Weg. Heute hatte er sie nicht streiten hören, und daher hoffte René, daß es ein guter Tag werden würde.

Sein Vater nahm ihn an der Hand und führte ihn in einen seltsamen Raum mit einem komischen Geruch. Eine katholische Schwester kam herein und sprach mit seinem Vater, aber niemand sprach mit ihm. Dann verließ sein Vater das Zimmer, und kurz darauf ging auch die Schwester hinaus, René blieb still sitzen und wartete, aber es kam niemand. Vielleicht hatte sein Vater auf die Toilette gehen müssen. Schließlich stand er auf, und durch das Fenster sah er, wie sein Vater aus dem Haus trat und zum Auto ging. Er lief, so schnell er konnte, und rief: »Vati, Vati, laß mich nicht allein!« Aber die Tür des Wagens fiel zu, und er sah, wie das vertraute Auto um die Ecke bog – und ihm aus den Augen entschwand.

René sah seine Mutter nie mehr wieder. Sie kehrte in die Nervenheilanstalt zurück, wo sie zwei Jahre später Selbstmord beging. Viele Jahre lang sah er auch seinen Vater nicht wieder. Sehr viel später besuchte ihn eines Tages eine fremde Frau. Sie sagte ihm, daß sein Vater sie geheiratet habe und daß sie vorhätten, ihn aus dem Heim der Schwestern herauszuholen und es »mit ihm zu versuchen«.

René gab sich die größte Mühe, seinem Vater zu gefallen. Er strich das neue Haus an und arbeitete jede freie Minute, um von ihm eine kleine Geste der Anerkennung zu bekommen. Aber sein Vater blieb so schweigsam, wie er immer gewesen war. Dieses Schweigen erinnerte René wieder an den alptraumhaften Tag, als er ohne eine Erklärung, geschweige denn ein Abschiedswort oder eine letzte Umarmung von seiner Mutter, von zu Hause fortgebracht worden war.

Sein Vater sagte nie, »Danke« oder »Du machst mir Freude«, ebenso wie er nie Gründe dafür angab, warum er ihn in das Heim gebracht und ihm vorher nichts gesagt hatte. So wuchs René mit dem Bestreben heran, sich angenehm zu machen, und wußte nicht, daß die Angst vor einer Zurückweisung und vor dem Verlassenwerden noch in ihm steckte, als er erwachsen war. Aber René hatte Angst vor Alkoholismus, vor Geisteskrankheiten, vor einer engen Beziehung zu irgendeinem Menschen. Sein ganzes Leben bestand aus Arbeit und noch mehr Arbeit, um seinem Vater zu gefallen. Er erlaubte sich nie, zornig zu werden, eine eigene Meinung zu äußern oder Mißvergnügen auszudrücken. Sein Gesicht strahlte nur dann, wenn er Eltern sah, die mit einem Kind im Park spielten oder es im Schulhof auf eine Schaukel setzten. Er verbrachte seine freie Zeit an solchen Orten, freute sich stellvertretend am Lachen dieser Kinder und wußte nicht, warum er in seinem eigenen Leben keine Liebe und kein Lachen erleben konnte.

Als reifer Erwachsener ergriff er die Gelegenheit, seinen Schmerz, sein Leid, seine Verzweiflung und sein Unverständnis dieses völlig unerwarteten Verlassenwerdens in seiner frühen Kindheit zu bearbeiten, und er ging als ein freier Mensch daraus hervor. Er brauchte nur eine Woche dazu, und er ließ sich von anderen berühren, die ihr gequältes Herz an einem Ort der Geborgenheit ausschütteten, wo es als ein Segen betrachtet wurde, die alten Tränen und den alten Zorn loszuwerden. Während dieser Woche fühlte René sich bedingungslos geliebt. Dieser Mann konnte seine Konflikte lösen und begann, seine Unfähigkeit, zu vertrauen und Beziehungen einzugehen, zu begreifen.

Wenn irgend jemand – am besten seine Eltern – mit diesem kleinen Jungen gesprochen und sich bemüht hätten, seine Spiele, seine Zeichnungen, seine plötzliche Zurückgezogenheit und Isolierung zu verstehen, hätten viel Schmerzen und ungelöste Konflikte, die er jahrzehntelang mit sich herumtrug, vermieden werden können.

Sehr viele Erwachsene in unserer Gesellschaft leiden darunter, daß sie die Verletzungen ihrer Kindheit nie verwunden haben. Daher müssen Kinder trauern dürfen, ohne daß sie Heulsuse oder Memme genannt werden oder lächerlicherweise gesagt bekommen: »Große Jungen weinen nicht.« Wenn Kinder beiderlei Geschlechts ihre natürlichen Gefühle in ihrer Kindheit nicht ausdrücken dürfen, werden sie später Probleme haben in Form von Selbstmitleid und vielen psychosomatischen Symptomen. Wenn man zuläßt, daß Trauer und Angst in der Kindheit ausgedrückt und mitgeteilt werden, kann man später viel Kummer vermeiden.

Gefühle aussprechen

Die Pflege zu Hause macht es möglich, daß die letzten Tage oder Wochen, bevor ein Angehöriger stirbt, nicht zu einem Alptraum, sondern zu einer gemeinsamen, schönen Erfahrung werden, die zum inneren Annehmen führt. Auch Kinder können sich an der Pflege beteiligen. Sie können dadurch helfen, daß sie eine geliebte Musik auf einem Kassettenrecorder spielen oder einfach zur Verfügung stehen, um den Kranken zu besuchen. Wenn sie ihre Trauer ausdrücken dürfen, bringen sie oft etwas Schönes hervor. Ein kleiner Junge, dessen Großvater im letzten Stadium seiner Krankheit zu Hause betreut wurde, schrieb in der Schule die folgende Geschichte, nachdem sein Großvater gestorben war:

»Ich wünschte, daß diese Geschichte nicht wahr wäre, aber sie ist wahr. Der Papa meiner Mutter ist gestorben, und er wird in einem heißen Feuer verbrannt, und seine Asche wird über einem kühlen See ausgestreut werden. Ich wünschte, ich wäre der Tod: Ich würde niemanden sterben lassen. Ich würde die Menschen überall ein wunderbares Leben leben lassen. Der Vater meiner Mutter fischte immer schöne Forellen in dem See, auf dem seine Asche ausgestreut werden soll. Ich wünschte, er hätte nie sterben müssen. Ich wünschte, ich wäre nicht traurig.«

Zur Illustration seiner Geschichte hatte er eine Zeichnung von einer Kiste in Flammen gemacht. – Wenn man Gefühle mitteilen kann, wird die Verletzung weitgehend aufgehoben.

Die natürliche Eifersucht von Kindern

Eifersucht, ein weiteres natürliches Gefühl, ist für Kinder eine Anregung, zu lernen, ältere Kinder nachzuahmen und es ihnen gleichzutun. Sie wird nur durch die Reaktionen eines Beobachters ins Negative verkehrt, der entweder tadelt und zurechtweist oder diese natürliche Reaktion des Kindes herabsetzt.

Als ich einmal einem Schüler der zweiten Volksschulklasse ein Kinderbuch mitbrachte, sprach seine fünfjährige Schwester mich an, kurz bevor ich das Haus verließ. Sie kletterte auf meinen Schoß und flüsterte: »Tante Elisabeth, nächstes Jahr, wenn du uns wieder besuchen kommst, lese ich dir das ganze Buch vor.« Sie war schon im vorhinein stolz darauf, daß sie früher oder später auch lesen können würde. Sie würde ihren älteren Bruder bitten, ihr einige Buchstaben zu zeigen, und bald würde sie lesen können. Dies ist die gewöhnliche Eifersucht, aber solch ein normales Verlangen nach Aufmerksamkeit kann bei Geschwistern todkranker oder chronisch kranker Kinder ein besonderes Problem hervorrufen.

Viele Brüder und Schwestern haben zunehmend negativ auf ihre todkranken Geschwister reagiert, wenn die Eltern das kranke Kind zu sehr verwöhnten. Wir haben unzählige Fälle, wo das kranke Kind wie ein Held behandelt wurde, wo Berühmtheiten gebeten wurden, ihm zu schreiben oder es zu besuchen, wo es Geschenke und Sonderrechte weit über das hinaus bekam, was die Geschwister jemals für sich erwarten konnten. Bei solchen elterlichen Schuldgefühlen und übergroßer Nachsicht nimmt es nicht wunder, daß viele Brüder und Schwestern reagieren, indem sie zuerst quengeln und schließlich psychosomatische Störungen entwickeln, um Aufmerksamkeit zu erregen und an den Privilegien teilzuhaben.

Viele Brüder und Schwestern haben ihr krankes Geschwisterchen tot gewünscht, nur um zum »normalen« Leben vor Ausbruch der Krankheit zurückkehren zu können. Wenn das kranke Geschwister dann stirbt, begleiten sie Schuld- und Angstgefühle bei Tag und verfolgen sie in der Nacht, so daß sie nicht schlafen können. Wenn die Eltern damit beschäftigt sind, Verwandte zu empfangen und unterzubringen und die Anordnungen für das Begräbnis zu treffen, achtet vielleicht niemand auf das Verhalten des lebenden Kindes. Niemand macht sich Gedanken, warum das Kind nicht zum Begräbnis gehen will, und die Erwachsenen ahnen nichts vom Aufruhr im Inneren solcher Kinder.

In meinen Gruppen mit Geschwistern todkranker Kinder sprechen wir immer über Eifersucht und Ungerechtigkeit. Manche dieser Kleinen haben das Zeug dazu, gute Psychiater zu werden! Einmal kam ein kleines Mädchen in mein Sprechzimmer und bat mich verzweifelt um einen dringenden Rat. Ich forderte sie auf, sich zu setzen und mir zu erzählen, warum sie so erregt war und warum sie es so eilig hatte. Sie berichtete mir ganz nüchtern, daß sie am nächsten Tag Geburtstag hatte, den ersten seit dem Tod ihrer Schwester. Dann erklärte sie, wie sie ihre ältere Schwester immer beneidet habe, weil ihre Mutter ihr alles und jedes erlaubt hatte. Wenn sie, Laurie, sich darüber beklagte, sagte ihre Mama immer: »Wenn du die Älteste wärest, dürftest du das auch.« Schließlich ging es so weit, daß sie in Gedanken den Tod ihrer Schwester herbeiwünschte, damit sie die Älteste und Erste sein könnte.

Nachdem ihre Schwester gestorben war, dachte Laurie nicht mehr an ihre schuldbewußten Tagträume, erst jetzt. Sie war sich bewußt, daß sie jetzt die Älteste und Erste war, da sie morgen Geburtstag hatte. Aber sie konnte sich nicht wirklich darauf freuen, wenn sie auf ihre Frage keine Antwort bekam. Aber was war ihre Frage? Sie wollte bloß wissen, ob kleine Kinder wachsen, wenn sie im Himmel sind. Meine sehr spontane Antwort lautete: »Warum denn nicht, warum sollten sie nicht weiter wachsen? Wir wachsen ja alle während unseres Lebens, und ich glaube, daß wir in alle Ewigkeit nicht aufhören, zu wachsen und zu lernen.« Dies war genug, um Lauries Gemüt zu erleichtern. Sie ging glücklich hinaus und konnte sich jetzt auf ihren bevorstehenden Geburtstag freuen. Ja, Kinder sind so einfach, so geradeheraus, so aufrichtig. Wenn wir Erwachsenen nur lernen könnten, wieder so zu werden!

Manche Leser erinnern sich vielleicht an die Geschichte, die ich in meinem Buch »Verstehen was Sterbende sagen wollen« (Seite 30) von einem kleinen Jungen erzählt habe. Dieser Junge, der eine Nierentransplantation brauchte, wurde in der

Kinderklinik beobachtet, wie er kleine Mädchen mit einer imaginären Pistole erschoß. Die Krankenschwester nahm ihm das sehr übel, weil sie die Symbolsprache des Verhaltens dieses Kindes nicht verstand. Er hatte vergeblich auf die Niere eines Verstorbenen gewartet, aber alles ging schief. Sein Vater hatte ihn ein einziges Mal aus dem Krankenhaus geholt, um an dem Tag einen Ausflug mit ihm zu machen, und an diesem Tag verpaßte der Junge eine Niere, die vielleicht für ihn die richtige gewesen wäre. Nun saß er Tag für Tag, Woche für Woche, Monat für Monat da und wartete, daß jemand sterben würde, um seine Niere zu bekommen.

Ist es so überraschend, daß dieser Junge seine Frustration dadurch ausdrückte, daß er die Dinge zu beschleunigen versuchte, indem er andere Kinder in imaginärer Weise »erschoß«? Dies ist ein gutes Beispiel der symbolischen Sprache, die Kinder benützen – der Junge »agierte« sein Bedürfnis »aus«, eine Niere zu bekommen. Bei meinem Besuch führte ich den Jungen eine Weile an den See hinunter, und wir warfen zusammen Steine ins Wasser. Seine Gefühle kamen plötzlich hoch, als er einen Stein nach dem anderen warf, jedesmal mit größerem Zorn als vorher. Auf dem Rückweg ins Krankenhaus teilte er mir etwas mit, was er vorher nie erwähnt hatte, nämlich daß seine Mama aufgehört hatte, ihn zu besuchen, seit sein Körper die letzte Niere abgestoßen hatte und seit sie ein kleines Mädchen zur Welt gebracht hatte.

Es ist traurig, daß Erwachsene oft nicht in der Lage sind, ihren Kindern zuzuhören, ihre Bedürfnisse zu begreifen und ihre Symbolsprache zu verstehen. Dieser Junge war natürlicherweise auf das kleine Mädchen eifersüchtig, das ihn verdrängt hatte, wie er meinte, und er war zornig, daß seine Mama zu beschäftigt war mit dem Baby, um sich ihm zu widmen. Er war zornig, daß niemand starb, der ihm eine Niere hätte geben können, damit er leben konnte. Er war außerdem zornig, daß der einzige gute Tag, den er mit seinem Vater verbracht hatte, der Tag war, an dem er eine Niere hätte bekommen können.

Kurzum, dieser kleine Junge war wegen so vieler begreiflicher Dinge zornig, aber Kinderkliniken sind im allgemeinen kein guter Ort, um solchen Gefühlen freien Lauf zu lassen. Er erzählte mir später, daß die Schwestern immer nett zu ihm sind, wenn er sich ruhig verhält, aber wenn er wütend ist, möchten sie ihn in das andere Krankenhaus abschieben. Das »andere Krankenhaus« war die Universitätsklinik, »wo Kinder hingeschickt werden, wenn sie operiert werden sollen oder wenn sie sterben«.

»Ich hoffe, daß ich dann sterbe, wenn sie es nicht erwarten, damit ich hier bei meinen Freunden bleiben kann«, fügte er nachdenklich hinzu. Und es gibt immer noch Erwachsene, die meinen, daß Kinder vom Tod nichts verstünden!

Viele Aspekte der Liebe

Dies führt uns zu einem anderen natürlichen Gefühl: *Liebe*. Was ist Liebe? Wie viele Menschen, wie viele Dichter haben vergeblich versucht, sie mit Worten zu beschreiben? Liebe ist das größte Rätsel, das größte Problem und der größte Segen aller Zeiten. Sie besteht aus zwei verschiedenen Facetten, die beide wichtig, ja sogar wesentlich für ein erfülltes und sinnvolles Leben sind.

Im ersten Lebensjahr brauchen wir, wie bereits gesagt, für unsere gesunde Entwicklung so viel physische Berührung, so viel Fürsorge und Liebkosungen wie nur möglich. Dies ist ein Teil der Liebe. Wir brauchen zärtliche Berührung, bis wir sterben. Wir müssen alten Menschen mehr Zärtlichkeit entgegenbringen. Wir müssen Programme entwickeln, in denen Pflegeheimpatienten zusammen mit den kleinen Kindern arbeitender Eltern untergebracht werden, damit beide berührt, geliebt und umarmt werden können und die Gelegenheit haben, ihre Zeit und ihren Raum, ihr Lachen und ihre Tränen miteinander zu teilen. Alte Menschen würden weniger leicht der Senilität anheimfallen, wenn sie ein bedürftiges Kind wiegen, ein heimwehkrankes Kind verwöhnen, ihm Märchen erzählen oder mit ihm träumen könnten.

Kinderhände würden die Runzeln eines alten Gesichts betasten und sie interessant und liebenswert finden. Die Kinder würden bedingungslose Liebe erfahren, diesen Grundstein fürs Leben! Die Einrichtung einer solchen gegenseitigen Hilfe würde die Kluft zwischen den Generationen überbrücken helfen und eine Menge Präventivmedizin und -psychiatrie leisten und zugleich die Bürde besorgter, arbeitender Eltern erleichtern. Kinder, die berührt und geliebt, gewiegt und umarmt werden, haben eine gute Grundlage, so daß sie später im Leben diese physische Wohltat an andere weitergeben können.

Kinder, die in Brutkästen stecken, an Beatmungsgeräte, eiserne Lungen, Apparate und Schläuche angeschlossen sind, können nicht berührt werden, und das macht den Eltern viel Kummer. Sie müssen dann Wege finden, die Haut ihrer Kinder zu berühren, wo immer und so oft wie nur möglich. Manchmal besteht der einzig mögliche Körperkontakt darin, daß man ihre Füße streichelt oder ihnen sanft über das Köpfchen streicht, und dieser Kontakt sollte immer gefördert werden, wenn er in lebensverlängernde oder lebensrettende Maßnahmen nicht eingreift.

Der zweite Aspekt der Liebe hat mit der Fähigkeit zu tun, einem Kind nein zu sagen, um es zur Selbständigkeit und individuellen Entwicklung zu erziehen. Eine Mutter, die ihrer Tochter die Schuhe zubindet, wenn diese schon zwölf Jahre alt ist, bringt nicht Liebe zum Ausdruck, sondern ihren Zweifel an der Fähigkeit des Kindes, solche Aufgaben selbst zu bewältigen. Sie wird dieses Kind daran hindern, ein Selbstwertgefühl, Selbstachtung, Stolz und Selbstvertrauen zu entwickeln.

Eltern, die einem Kind nichts abschlagen können und jeder seiner Launen nachgeben, werden seinen Charakter nicht stärken, sondern schwächen. Solche Kinder fühlen sich nicht geliebt und werden sich nicht zu selbstsicheren Erwachsenen entwickeln, die ihre Grenzen kennen und respektieren können. Sie sind für uns verwöhnte Gören, die es schwer haben werden, Freunde zu finden, die sich so auf sie einstellen wie ihre unsicheren Eltern.

Es ist besonders wichtig für Eltern todkranker Kinder, das zu verstehen, damit sie nicht in ein Verhalten geraten, das sich ungemein zerstörend auf das Familienleben auswirkt. Wenn Eltern plötzlich erfahren, daß Peter wirklich sehr krank ist, daß er vielleicht nicht am Leben bleiben und nie heranwachsen wird, daß seine Träume vielleicht nie in Erfüllung gehen, stürzen sie sich manchmal in eine Haltung des »Ausgleichenwollens«. Ihre Empfindungen sind aus Trauer und Mitleid, Schuldgefühlen, Kummer und endlosen Fragen nach dem »Warum«

einer solchen Tragödie gemischt. Je mehr sie das kranke Kind verwöhnen, desto anspruchsvoller wird dieses oft, und es stauen sich Ressentiments an, nicht nur in den Eltern, sondern auch in den Geschwistern und den anderen Mitgliedern des Haushalts.

In dieser Situation sind Eltern nicht in der Lage, ihren Zorn über die Undankbarkeit und den offensichtlichen Mangel an Anerkennung seitens ihres Kindes auszudrücken, und so entladen sie ihn oft auf die anderen Kinder, denen sie dann auch einen kleinen, bescheidenen Wunsch oftmals zornig abschlagen. Dieser Teufelskreis von Bevorzugung und Ressentiments beginnt in einer schlechten Zeit, wenn die Familie bereits unter Druck steht und ihre Energie oft fast völlig verausgabt hat.

Wirklich liebende Eltern, die keine Schuldgefühle haben, werden das kranke Kind nur insofern »verwöhnen«, als sie mehr Zeit mit ihm verbringen, ihm Märchen erzählen und Erinnerungen austauschen. Wenn das Kind sich in seiner Beweglichkeit oder seinen Aktivitäten einschränken muß, wird eine gesunde Familie darin eine Herausforderung an ihren Erfindungsgeist sehen und gemeinsame Spiele oder Aktivitäten organisieren, an denen alle teilnehmen können – der kleine Patient *und* die Geschwister.

Eine meiner bewegendsten Erfahrungen war ein Hausbesuch bei einem kleinen Jungen kurz vor seinem Tod. Er war bereits erblindet als Folge eines Gehirntumors, und seine kleine Schwester, die noch im Vorschulalter war, kam leise auf mich zu und sagte mir, er müsse mich hören können, wenn ich sein Zimmer beträte, damit er nicht erschrecke. Sie gab mir dann verschiedene musikalische Spielzeuge und Instrumente, die sie mit ihm teilte. Beide Eltern hatten dieses kleine Mädchen an allen Prozeduren der Betreuung teilnehmen lassen, und es herrschte eine Atmosphäre echter Liebe ohne ein Gefühl von Spannung oder Angst. Was für ein Segen für die Kleinen, wenn sie solche frühen Erinnerungen mitbekommen! Sie werden mit dem Gefühl der Geborgenheit und dem Gefühl, geliebt zu sein, aufwachsen.

Die Unterdrückung von Zorn ist schädlich

Zorn ist ein weiteres natürliches Gefühl, das wenige Erwachsene begreifen. In seiner natürlichen Form ist er der erste Ausdruck der Selbstbehauptung, ein simples »Nein, Mami!«, der Ausdruck der eigenen Meinung. Wenn er in seiner natürlichen Form akzeptiert wird, wird das Kind lernen, auf seine eigenen Entscheidungen stolz zu sein, und es wird aus seinen Fehlern lernen. So wird einem Kind ermöglicht, sich zu einem Individuum zu entwickeln, das Entscheidungen treffen kann und ein Selbstwertgefühl besitzt.

Viele Kinder provozieren, wenn sie sich behaupten wollen, in ihren Eltern deren eigene unerledigte Dinge. Sie werden dafür verdroschen, geschlagen, verprügelt, bedroht oder zumindest in ihr Zimmer geschickt. Viele Kinder werden in eine finstere Kammer oder in den Keller gesperrt oder auf andere Weise brutal zurechtgewiesen, weil sie nein sagten. Die Mißhandlung von Kindern ist so weit verbreitet, daß kaum jemand eine Ahnung davon hat, wie viele innere und äußere Traumata Kinder verbergen, bevor sie noch in die Schule kommen.

Kinder, die ohne die Möglichkeit aufwachsen, ihren natürlichen Zorn ausdrücken zu dürfen, unterdrücken ihr Ressentiment und ihre Wut, hegen den Wunsch nach Vergeltung, nach Rache und enden schließlich damit, daß sie wirklich hassen. Sie können nach außen sehr sanft und folgsam wirken, aber wie ein vorübergehend schlummernder Vulkan wird dieser Zorn früher oder später hervorbrechen. Das sind die Kinder, die eine nette »Fassade« haben und »aus heiterem Himmel« bösartig werden können. Als junge Erwachsene töten sie dann harmlose, unschuldige Menschen »ohne Grund« und bringen damit ihre Wut und ihren Rachedurst zum Ausdruck, nachdem sie diesen jahrelang, manchmal jahrzehntelang verdrängt hatten.

Die Reaktion der Eltern auf solche unvorhergesehenen Verbrechen ist totale Ungläubigkeit: »Er war immer ein so braver Junge. Ich kann nicht glauben, daß er das getan hat.« Warum ist es so wichtig, daß wir dies verstehen? Es ist meine Hoffnung, daß mehr junge Eltern anfangen werden zu begreifen, wie wichtig es ist, ihre Kinder so zu erziehen, daß sie ihre natürlichen Gefühle ausdrücken dürfen und bedingungslos geliebt werden. Wenn uns das mit einer ganzen Generation von Kindern gelänge, würden Pornographie, die meisten Gefängnisse und viele psychiatrische Anstalten verschwinden! Wir müßten weniger Familien trösten, deren Kinder ermordet wurden, weniger von zu Hause ausgerissene Kinder in kalten Leichenhallen identifizieren, und wir bräuchten weniger Zeit und Energie, um die stetig wachsende Zahl der Selbstmorde von Kindern zu begreifen.

Einige Beispiele mögen genügen, um die Probleme zu beleuchten, die wir aufgrund unserer Unwissenheit und mangelnden Einsicht geschaffen haben:

Leon war ein beliebter Kinderarzt und galt bei allen Angehörigen des Personals einer großen Klinik als der reizendste Mensch. Er besuchte einen unserer Workshops, um mit sterbenden Kindern besser umgehen zu lernen und seiner allmählichen »totalen Verausgabung«, wie er es nannte, entgegenzuwirken. In unseren einführenden Bemerkungen versuchten wir, der Gruppe zu erklären, daß eine »totale Verausgabung« so unmöglich ist wie die oft gehörte Entschuldigung: »Der Teufel hat mich geritten.« Totale Verausgabung ist einfach das mangelnde Verständnis für unsere eigenen unerledigten Dinge, und wenn wir sie nicht anerkennen, ihnen nicht ins Auge sehen, ihren Formen und Ursprüngen nicht nachgehen und sie loswerden, wird jeder Mensch mit ähnlichen Problemen bei uns Ängste auslösen. Dann werden wir vielleicht zu heftig reagieren, und da dies in einer therapeutischen oder beratenden Sitzung, auf einer Krankenhausstation oder mit Patienten nicht geht, unterdrücken wir unsere Gefühle und vergrößern den inneren Vulkan, bis er sich eines Tages am falschen Ort, zur falschen Zeit und mit den falschen Leuten entlädt.

Am zweiten Tag unseres Workshops über »Leben, Tod und Übergang« (wie er in *Befreiung aus der Angst* detailliert beschrieben ist) reagierte Leon auf das Schreien eines Teilnehmers, indem er plötzlich auf die Matte am Boden schlug und in einem regredierten Zustand ausagierte, wie er einen unsichtbaren Säugling schlug und würgte, der ihn offensichtlich an den Rand des Mordes gebracht hatte. Nachdem er diese mörderische Wut wieder durchlebt und tatsächlich ausagiert hatte, indem er auf die Matte drosch und ein Kissen würgte, brach er in

Schluchzen aus und teilte uns eine Geschichte mit, die seit zehn Jahren sein Gemüt belastete.

Weinen und das Ausdrücken von Zorn war in seiner Familie immer absolut verpönt gewesen. Er wuchs auf mit der klaren Vorstellung, daß »anständige Leute nicht weinen, schreien oder Zorn ausdrücken«. Er war angepaßt, und jeder, der ihn kannte, nannte ihn einen »reizenden Kerl« und meinte damit, daß er »keiner Fliege etwas zuleide tun« könne. Als er sein klinisches Jahr absolvierte, brachte seine Frau ihr erstes Kind zur Welt. Er war überarbeitet und übermüdet, er war erschöpft von seinem übervollen Terminplan in der Klinik und schlecht darauf vorbereitet, die neue Verantwortung eines Vaters zu übernehmen.

Da er immer das Image eines »netten Kerls« gehabt hatte, erwartete seine Frau von ihm, daß er ihr in der Nacht, wenn das Baby aufwachte, zur Seite stand. In seinem regredierten Zustand auf der Matte durchlebte er nochmals einen Augenblick totaler Wut als Resultat des dauernden Geschreis seines Kindes. Er hob sein kleines Söhnchen in die Höhe mit dem Gedanken, es totzuprügeln und zu erwürgen, und schließlich machte er eine Geste, als wollte er das Kind durch das Fenster auf den Gehsteig werfen. Im wirklichen Leben hatte er alle diese Bewegungen und Emotionen durchgemacht, aber ein kalter Schweißausbruch und die Erkenntnis seiner mörderischen Wut brachten ihn zur Besinnung, bevor er seinem Sohn etwas antun konnte.

Er hatte das Entsetzen dieser Nacht keinem Menschen anvertraut. Er hatte auch nicht erwartet, daß die ganze Szene sich anderthalb Jahre später bei der Betreuung seiner kleinen Tochter wiederholen würde. Leon wandte sich der Kinderheilkunde zu und gab sich die äußerste Mühe, der fürsorglichste, liebevollste Kinderarzt in der Klinik zu werden. Er verdrängte die Erinnerung an diese beiden Nächte und war sich der Gründe für seine Berufswahl nicht bewußt, bis er seinem »inneren Hitler« gegenüberstand.

Ein sehr erleichterter Leon vertraute uns seine Schuldgefühle an, gestand sein destruktives Verlangen ein, schluchzte seine Trauer und seine Reue heraus und verließ den Workshop in viel besserer emotioneller und physischer Verfassung als Folge dieser Katharsis und seiner Einsicht.

Jeder unterdrückte Zorn im Leben führt schließlich dazu,

daß man ihn auf destruktive Weise ausagiert – vom Treten eines unschuldigen Hundes bis zum Auslassen unserer Frustration an einer dafür nicht verantwortlichen Hilfsschwester oder bis zum wirklichen Töten eines Menschen, der unbewußt einen alten Schmerz in uns auslöst.

Unterdrückter Zorn führt bei kleinen Kindern oft zu grausamen und sadistischen Tierquälereien oder richtet sich gegen andere Kinder, die körperlich schwächer oder behindert sind und sich nicht wehren können. Und ich brauche nicht darauf hinzuweisen, daß verdrängter Zorn der Grund unserer überfüllten Gefängnisse ist, unserer Kriege in der ganzen Welt und der ständig wachsenden Quote der Gewaltverbrechen.

Vergebung

Erst dann, wenn man Kindern erlaubt und sie ermutigt, ihren natürlichen Zorn auszudrücken, sind sie bereit zur Vergebung. Rolando, ein zwölfjähriger Junge, der an der Werdnig-Hoffmanschen Krankheit litt, die das neuromuskuläre System angreift, teilte uns folgendes wunderbare Erlebnis mit, das sich einige Tage nach seiner kirchlichen Taufe abspielte. Die Taufe war für den zu diesem Zeitpunkt schon relativ großen Jungen ein sehr intensives und bewegendes spirituelles Erlebnis. Trotzdem geschahen bestimmte Dinge, die großen Zorn bei ihm auslösten und Gefühle der Abwehr in ihm hervorriefen. Während er schluchzte und vor Zorn bebte, ermutigte ihn seine Mutter Ruth, in den Garten hinter dem Haus zu gehen und »sich abzureagieren«. Er ließ sich aus dem Rollstuhl heben und auf den Boden setzen und verlangte einen großen Küchenlöffel. Dann grub er ein Loch und füllte es mit Wasser. Eine Stunde später rief er seine Mutter und bat sie, ihm seine Spielzeugsoldaten zu holen. Sie brachte sie hinaus und erwartete nichts anderes, als daß er sie aufeinanderprallen lassen und ins Wasser schmeißen würde. Statt dessen wurde sie Zeugin eines sakralen, bewußt vollzogenen Rituals, in dem Rolando Wasser aus dem Loch schöpfte und jedem Spielzeugsoldaten damit die Stirn benetzte.

Kapitel 6

Verlust als Chance für Wachstum und Verständnis

Wie ein Edelstein ohne Reibung nicht geschliffen wird,
kann ein Mensch
ohne Prüfungen nicht vollkommen werden.

Chinesisches Sprichwort

Kinder, die in einer Familie aufwachsen, in der ein Elternteil todkrank ist, können auf verschiedene Weise reagieren. Heranwachsende sind im allgemeinen mehr betroffen als ganz kleine Kinder, und viel hängt von der Einstellung beider Eltern ab und von ihrer Bereitschaft, offen und unverblümt mit ihren Kindern über alle möglichen Stürme des Lebens zu sprechen. Kinder, die am Sterben eines Großvaters oder eines Verwandten teilnehmen durften, sind im späteren Leben im allgemeinen besser vorbereitet, wenn ein Geschwister oder ein Elternteil tödlich erkrankt.

Wenn Heranwachsende auf die Todeskrankheit ihrer Mutter oder ihres Vaters mit Schimpfen, Promiskuität oder Ungezogenheit reagieren, brauchen sie das außergewöhnliche Verständnis einer Person, die kein Urteil über sie fällt und ihre Handlungen als eine Abwehr der Angst vor dem bevorstehenden Verlust erkennt.

Eine Frau, die von ihren Eltern gefühllos behandelt worden war, als ihr kleiner Bruder starb, trug diesen Schmerz seit dieser Zeit mit sich herum. Sie erzählte uns ihre Geschichte:

»Ich schrieb Ihnen vor einigen Jahren und berichtete von meinen Erfahrungen, als ich mich bemühte, nach einem Selbstmordversuch im Leben wieder Fuß zu fassen. Und ich schrieb zwei oder drei weitere Briefe und erzählte darin von meiner Krankheit.

Ich schreibe Ihnen jetzt deshalb, weil ich gestern Ihr Buch *Verstehen was Sterbende sagen wollen* entdeckt und gekauft habe. Ich habe erst begonnen, darin zu lesen, aber ich will Ihnen schreiben und Ihnen meine erste Erfahrung mit dem Tod erzählen.

Ich war zehn Jahre alt, als mein kleiner, dreizehn Monate alter Bruder Danny starb. Er hatte eine Virusinfektion und hatte zu viel Flüssigkeit verloren. Meine Eltern brachten ihn ins Krankenhaus, und er starb eine Stunde nach seiner Aufnahme.

Ich war in der Schule, und als ich zum Mittagessen nach Hause kam, fragte ich meine Mutter, wie es Danny ging. Sie sagte, es gehe ihm gut. Für mich hieß das, daß er gesund werden würde. Ich fragte sie, wann er nach Hause komme, und da sagte sie mir, daß Danny gestorben sei. Ich drehte mich um und ging ins Wohnzimmer und blieb dort stehen. Ich erinnere mich, daß ich dachte, es könnte nicht wahr sein, Danny könnte nicht tot sein. Dann sagte ich mir, nur nicht weinen – ich war schon groß, und große Mädchen weinen nicht. Meine Mutter sagte, daß ich fast zehn Minuten unbeweglich dort stand, bevor ich in die Küche zurückkam und weinte. Ich erinnere mich nicht, daß ich außer diesem einen Mal irgendwann geweint habe.

Danny wurde nach Hause gebracht. Ich stand ganz zeitig in der Frühe vor allen anderen auf und ging an seinen Sarg und beobachtete ihn. Manchmal dachte ich, ich könnte sehen, wie er atmete.

Am Tag des Begräbnisses schickte meine Mutter mich zu Nachbarn hinüber. Als ich nach Hause kam, war Danny fort. Niemand hatte mir gesagt, daß er fort sein würde, wenn ich zurückkäme. Ich dachte, daß er noch da sei. Es sah so aus, als würden die anderen alle eine Party feiern, und ich verstand nicht, warum alle so fröhlich waren, wo doch mein kleiner Bruder tot war. Vier Monate später zogen wir in ein neues Haus. Mir kam es nur wie zwei Wochen danach vor. Diese Zeit von fast vier Monaten nach seinem Tod habe ich vollständig aus dem Gedächtnis verloren.

Ich bin sehr froh über Ihr Buch. Ich meine, daß jeder dieses

Buch kennen sollte. Kinder sollten auf den Tod oder eine Erfahrung mit dem Tod vorbereitet werden, lange bevor sie ihn selbst als ihren eigenen Tod oder den eines anderen Menschen erfahren müssen. Dannys Tod war für mich ein Trauma. Es war der Anfang meiner Gemütserkrankung.

Für mich war es so, daß meine Mutter mir Hoffnung auf Dannys Gesundwerden gemacht hatte, nur um sie dann zu zerschlagen. Ich habe nie verstanden, warum sie mir gesagt hatte, daß es Danny gutgehe. Einmal fragte ich sie, und sie antwortete, daß es Danny in ihren Augen *wirklich* gutging. Er war nicht mehr krank und mußte nicht mehr leiden. Aber im Alter von zehn Jahren war ich nicht der Auffassung, daß es einem gutgeht, wenn man tot ist.

Ich erinnere mich nicht, daß mir irgend jemand etwas erklärte. Niemand sagte mir, daß sie Danny fortbringen würden, sonst hätte ich mich von ihm verabschiedet, bevor ich zu den Nachbarn ging. Ich wollte mit zum Begräbnis, aber es hieß, daß ich noch zu klein dafür sei. Als Danny beerdigt wurde, machten sie ein großes Geheimnis daraus, wo sein Grab war. Ich erfuhr erst fünfzehn Jahre später genau, an welcher Stelle er begraben war.«

Teilnahme der Geschwister

Es ist wichtig, daß Kinder, vor allem Geschwister, die Erlaubnis bekommen und ermutigt werden, das Ende mitzuerleben, wenn der Kranke zu Hause stirbt, und auch beim Begräbnis dabeizusein, es sei denn, sie wollen nicht. Eine Mutter schrieb mir über ihre drei kleinen Töchter, von denen zwei von derselben Krankheit betroffen waren, die ihrem einundzwanzig Monate alten Bruder vor kurzem das Leben gekostet hatte. Eines der Mädchen, die Siebenjährige, hatte bereits an die fünfzigmal ins Krankenhaus gebracht werden müssen. Die andere war mit ihren fünf Jahren wegen dieser Krankheit, die zu rapidem Flüssigkeitsverlust führte, ebenfalls schon viele Male ins Krankenhaus eingeliefert worden. Die ältere, neunjährige Schwester zeigte bisher noch keine Symptome dieses Leidens. Nachdem das kleine Brüderchen gestorben war, schilderte die Mutter, wie sie ihren Töchtern half, seinen Tod zu akzeptieren:

»Auf den Rat der Kinderärzte nahmen wir die Kinder mit, damit sie das Baby in der Leichenhalle sehen konnten. Dabei fragte M., warum er sich nicht aufsetzte und mit ihr redete, und sie wollte ihm einen Kuß geben. Am nächsten Tag nahmen wir sie in die Kirche zur Totenmesse mit, aber sie kamen nicht mit auf den Friedhof. D. (die Neunjährige) regte das Begräbnis sehr auf. L. (die Siebenjährige) drückte weder mit Worten noch in ihrem Verhalten ein Gefühl über den Tod des Babys aus. L. und M. wissen beide, daß sie dieselbe Krankheit haben, und wir dachten, daß L. von seinem Tod am meisten berührt werden würde. Wir meinten jedoch, daß M. (die Fünfjährige) es noch nicht verstehen würde, und waren daher sehr überrascht über ihre Reaktion, als sie drei Tage nach dem Begräbnis in die Klinik eingeliefert wurde. Sie wollte nicht hinein, weil sie fürchtete, daß sie sterben würde. Sie wollte nicht, daß ich wegging (was noch nie vorgekommen war), weil ich, wie sie sagte, ›von ihm weggegangen bin, und dann starb er‹.

Zehn Tage danach wurde sie mit der Ambulanz in eine andere Klinik überführt. Später wurde sie wieder zurückverlegt. Während dieser Zeit drückte sie Angst vor dem Sterben aus, sie wollte nicht ›in die Erde‹ wie das Baby, obwohl sie es liebhatte. Als sie am Sonntagabend nach Hause kam, schlief sie unruhig und war fast die ganze Nacht wach. Am Montag war sie sehr still und wollte am Abend nicht ins Bett gehen. Nachdem wir lange mit ihr geredet hatten, sagte sie schließlich, daß sie erst sehen wolle, ob es ihren Schwestern gutgehe, weil sie bei dem Baby nicht nachgesehen hatte, und dann war es gestorben. Sie schlief bei uns und wachte mindestens zweimal stündlich auf. Wir glauben, daß außer dem Tod des Kleinen noch vieles mitspielt – ihr sechswöchiger Krankenhausaufenthalt unmittelbar nach dem Begräbnis, die Absetzung aller Medikamente, die sie drei Jahre lang bekommen hatte, der Beginn des Kindergartens in dieser Woche, da sie vorher immer in die Krippe gegangen war.

Entsprechend Ihrem Rat sprach ich mit ihr darüber, daß man manchmal jemanden wegwünscht. Nach einer Weile sagte sie, daß sie es gelegentlich getan hätte, und ich betonte, dies habe nichts mit dem Tod des Brüderchens zu tun. Heute scheint es ihr etwas besser zu gehen. Sie geht mehr aus sich heraus und hat weniger Angst. Sie schlief fast die ganze Nacht, und ich glaube, daß sie in ein oder zwei Tagen wieder in ihr Zimmer zurückkehren kann.

Wie ich vorhin sagte, wissen die beiden Mädchen, daß sie dasselbe haben wie das Baby, und L. zeigte überhaupt keine Gefühle – ist das normal? Unser Haushalt war gewiß nicht normal, da das eine oder andere der Kinder während der letzten vierdreiviertel Jahre ständig ins Krankenhaus mußte.«

In meiner Antwort sagte ich dieser tapferen Mutter zunächst, wie sehr ich sie bewunderte, daß sie während einer solch schweren, langen Zeit die Familie zusammenhielt. Ihre Kinder, so schrieb ich, »verhalten sich sehr normal, wenn man ihre Lebensumstände bedenkt. Kleine Kinder spüren die Sorgen ihrer Eltern, aber sie merken auch, wenn sie ruhig über diese Ereignisse sprechen können.« Sie erwies ihren Kleinen einen großen Dienst, nicht nur, als sie die Mädchen nach dem Tod des Brüderchens allein in die Leichenhalle mitnahm, damit sie es sehen konnten, sondern auch, als sie bei ihrer Tochter im Krankenhaus blieb und ihr versicherte, daß sie sie nicht allein lassen würde – eine natürliche Angst, vor allem während einer Krankheit. Sie konnte außerdem über die Vorstellung eines möglichen Lebens nach dem Tod mit ihren Kindern sprechen und ihnen das Sinnbild des Kokons und des Schmetterlings nahebringen, so daß sie den Tod nicht damit assoziieren müssen, daß man in der Erde liegt, sondern daß man oben im Himmel ist, wo es sehr schön ist.

Wenn kleine Kinder krank sind oder in die Klinik eingewiesen werden, gilt ihre größte Sorge der Trennung von ihren Eltern. Wir meinen, daß Eltern das Recht haben sollten, ihre kranken Kinder ohne zeitliche Beschränkung zu besuchen.

Wenn Kinder drei oder vier Jahre alt werden, kommt zur Trennungsangst noch die Angst vor einer Verstümmelung. Um diese Zeit beginnen sie, den Tod in ihrer Umgebung wahrzunehmen. Sie sehen vielleicht, wie ein Auto eine Katze oder einen Hund überfährt, und assoziieren den Tod mit einer verstümmelten, schrecklichen Leiche. Oder sie beobachten, wie eine Katze einen Vogel umbringt. Um diese Zeit werden Kinder sich auch stark ihres eigenen Körpers bewußt und sind ausgesprochen stolz auf ihn. Kleine Jungen entdecken, daß sie etwas haben, was die kleinen Mädchen nicht haben. Sie möchten groß und stark sein wie Superman oder wie ihr Papi. Wenn ihnen Blut abgezapft wird, brüllen sie, als sollten sie verstümmelt werden. Sehr oft bestechen Eltern ihre Kinder und versprechen ihnen alle möglichen Spielsachen, wenn sie nicht weinen, und setzen damit einen Präzedenzfall, der für Kinder, die Leukämie und ähnliche Krankheiten mit Remissionen und Rückfällen haben, besonders schädlich ist. Kinder bekommen schnell heraus, daß sie ein um so größeres Spielzeug kriegen, je lauter sie schreien.

Wir sind der Ansicht, daß man Kindern offen und ehrlich begegnen soll, daß man ihnen kein Spielzeug für Wohlverhalten versprechen soll und daß man ihnen sagen sollte, wenn eine Behandlung weh tut. Man sollte ihnen nicht nur sagen, was gemacht wird, sondern es ihnen auch zeigen. Wir verwenden oft eine Puppe oder einen Teddybär und lassen die Kinder die Prozedur am Teddybär oder an der Puppe ausführen, damit sie genau wissen, was ihnen bevorsteht. Das heißt nicht, daß sie nicht weinen, wenn sie Injektionen bekommen oder wenn Knochenmarkpunktionen gemacht werden müssen, aber sie wissen, daß man mit ihnen ehrlich gewesen ist, und dann ertragen sie alles viel leichter, als wenn man sie am Anfang einer ernsten Krankheit belogen hätte.

Nach dieser Angst vor Trennung und Verstümmelung kommt eine Zeit, in der Kinder über den Tod sprechen, als handelte es sich um ein vorübergehendes Ereignis. Das ist eine sehr wichtige Vorstellung, für die Erwachsene mehr Verständnis haben sollten. Ich glaube, daß die Vorstellung vom Tod als einem vorübergehenden Ereignis in demselben Alter eintritt, wenn Kinder sich machtlos fühlen gegenüber einer Mami, die immer nein sagt. Sie fühlen sich zornig, wütend und ohnmächtig, und die einzige Waffe, die ein vier- oder fünfjähriges Kind besitzt, ist der Wunsch, daß die Mami tot umfallen möge. Für ein vier- bis fünfjähriges Kind bedeutet das im Grunde: »Ich mache dich jetzt tot, weil du eine böse Mami bist, aber zwei oder drei Stunden später, wenn ich ein Butterbrot möchte, dann mache ich, daß du wieder aufstehst und es mir herrichtest.« Das bedeutet der kindliche Glaube, der Tod sei ein vorübergehendes Ereignis. Meine eigene vierjährige Tochter reagierte in ähnlicher Weise, als wir einmal im Herbst einen Hund begruben. Sie sah mich plötzlich an und sagte: »Das ist gar nicht so traurig. Im Frühling, wenn die Tulpen kommen, dann kommt er auch wieder heraus und spielt mit mir.« Ich meine, daß es wichtig ist, Kindern diesen Glauben zu lassen, obwohl er vom wissenschaftlichen Standpunkt falsch ist. Das ist so, als würde man einem Kind sagen, daß es kein Christkind gibt, wenn es den Glauben an das Christkind noch braucht.

Eine Mutter aus Kalifornien erzählte uns von der Reaktion ihrer vierjährigen Tochter auf den Tod ihres Bruders. Die Mutter berichtete, wie interessant sie es fand, daß ihre Tochter nach dem Tod ihres Bruders wie besessen von Zauberei war. Vielleicht suchte sie nach einem Weg, damit »alles besser« würde. Neun Monate nach dem Tod ihres Sohnes konnte diese Frau in einem Gedicht ausdrücken, wie ihre Tochter reagierte.

Mein Bruder ist fort

Papi sagt, er ist nicht mehr hier.
Er ist tot, hat die Mama gesagt.
Aber gestern war er noch bei mir –
wie war das, als ich gefragt?

Papi sieht so traurig aus,
Mama Tränen vergießt.
Das alles macht mir große Angst,
weil mein Bruder gestorben ist.

Sein Teddy sitzt auf seinem Bett,
sein Pyjama liegt in der Kommode.
Ich bitte dich, mach die Türe zu,
ich fürchte mich zu Tode.

Papi sagt, daß er im Himmel ist,
wo kann dieser Ort nur sein?
Mami sagt, doch ich glaub's nicht recht,
da kommen wir alle hinein.

Ich wollte, ich wär ein Zauberer,
ich täte etwas dann:
ich holt' ihn aus seiner Kiste raus,
daß er laufen und spielen kann.

Doch echte Zauberer gibt es nicht,
hat meine Mama gesagt,
so muß ich alleine schlafen,
und Lancey bleibt im Grab.

Wenn Kinder etwas älter werden, beginnen sie, den Tod als ein Ereignis von Dauer zu sehen. Oft personalisieren sie den Tod – in Amerika als *bogeyman,* in der Schweiz und anderen deutschsprachigen Ländern als »Sensenmann«, ein Totengerippe mit einer Sense in der Hand. Das ist kulturell bedingt. Mit acht oder neun Jahren erkennen Kinder jedenfalls wie die Erwachsenen die Permanenz des Todes.

Einer der zahllosen Briefe, die wir von Eltern bekamen, in diesem Fall von R. S., einer krebskranken Frau, macht deutlich, wie wichtig die Aussprache und Liebe innerhalb der Familie sowohl für den Patienten als auch für die Familie selbst ist. Die Offenheit, Tapferkeit und das Verständnis dieser Frau trug die Familie durch ihren eigenen Kampf gegen den Krebs, der dadurch kompliziert wurde, daß sie vier Kinder aufziehen mußte und eines dieser Kinder einen Selbstmordversuch machte. Wie in den meisten Fällen, wenn wir gemeinsam die Stürme des Lebens bestehen, gehen wir mit einem guten Gefühl und mit Stolz daraus hervor, wie es bei dieser Familie der Fall war. Der Brief dieser Frau lautet:

»Ich entschuldige mich im voraus für meine Tippfehler – meine Nerven sind stark geschädigt, und ich habe manchmal Mühe, meine Finger zu kontrollieren.

Vor zwei Jahren besuchte ich einen fünftägigen Workshop in Massachusetts. Es war eine wunderbare Erfahrung. Ich habe Brustkrebs im Endstadium und bekam die Diagnose, als ich dreiunddreißig Jahre alt war. Meine vier kleinen Kinder waren mir eine ungeheure Stütze. Ich erwies ihnen die Ehre der Wahrheit, und sie dankten es mir. Ich habe das Glück, daß meine Krankheit vorläufig zum Stillstand gekommen ist, und zwar schon seit drei Jahren. Meine kleinen Kinder sind jetzt Teenager, und ich bin sehr stolz, daß ich lange genug gelebt habe, um sie heranwachsen zu sehen. Ich habe zu unserer finanziellen Unterstützung Vorträge gehalten und Artikel geschrieben. Zwei Jahre nach meiner Diagnose wurde meine Ehe geschieden.

Vor zwei Jahren bekam mein Vater Lungenkrebs, der sich auf sein Gehirn übertrug. Nach einem Klinikaufenthalt von zwei Wochen, in denen er immer wieder in ein Koma fiel, brachte er den Wunsch zum Ausdruck, nach Hause zurückzukehren. Gegen den Rat der Ärzte brachten wir ihn nach Hause. Er lebte lange genug, daß seine zehn Enkelkinder es übers Herz brachten, zu ihm zu gehen und ihm zu sagen, wie sehr sie ihn liebten und wie sie ihn vermissen würden.

Er war besonders bewegt von meinem kleinen Sohn, der keinen anderen Mann kannte, zu dem er aufblicken konnte, und der seine Gefühle in sich verschloß. Mein Vater hatte ihm etwa zwei Jahre vor Ausbruch seiner Krankheit einen Baseball geschenkt. C., mein Sohn, hatte diesen Ball aufbewahrt und von seinem Taschengeld einen anderen gekauft. Damals verstand ich nicht, warum er das tat, aber als er meinen Vater besuchte, brachte er den Ball mit. Er bat meinen Vater, ihn zu signieren. Papa war sehr schwach, und manchmal wußte er nicht einmal, wer er war, aber wunderbarerweise wachte er aus dieser Bewußtseinstrübung auf und kritzelte: ›In Liebe, Dein Bompa!‹ Das war für sie beide ein inniger Augenblick. Papa starb zwei Wochen darauf in den Armen meiner Mutter und in Gegenwart derjenigen von uns, die rechtzeitig dazukommen konnten.

In dem Workshop, den ich besuchte, erzählte ich Dir von meinem älteren Bruder, der der Vormund meiner Kinder sein wird, wenn ich sterbe. Er war nie imstande gewesen, über meine Krankheit zu sprechen, auch nicht über den Tod unseres jüngeren Bruders (der im Alter von dreiundzwanzig Jahren an einem Gehirntumor starb). Ich vertraute auf Gott, wie Du mir geraten hast, und seit wir die letzten Tage meines Vaters zusammen erlebten, sind wir uns sehr nahegekommen. Ich danke

Gott für die Fähigkeit zu leben, wirklich zu leben, von einem Tag zum anderen. Er hat mich nie im Stich gelassen, wenn ich ›am Boden‹ war.

Seit der Woche mit Dir habe ich von anderen gehört, die mit ›Geistführern‹ sprechen. Mir wurde sogar von einer Frau gesagt, die sich zufällig mit einigen von uns unterhielt und nichts von meinen Wünschen oder meiner Krankheit wußte, daß sie zwei Führer neben mir sah. Sie fragte mich, ob ich meine Führer sehen könne, und ich mußte ehrlicherweise verneinen. Ich wünsche es mir so oft. Ich fühle mich so allein, und mit vier heranwachsenden Kindern fühle ich mich oft hilflos. Sie rief mich zeitig am nächsten Morgen an, ganz atemlos. Sie sagte mir, daß sie eine ›Visitation‹ gehabt und den Auftrag bekommen habe, mir ihren Traum zu erzählen. Sie hatte eine sehr starke Geistführerin, wie sie sagte, namens Mary, gesehen und ein kleines Mädchen in einem rosa Kleid. Ihr wurde mitgeteilt, daß ich in nächster Zukunft Hilfe brauchen würde und daß ich diese Führerinnen anrufen sollte. Ich war sehr enttäuscht, denn ich habe immer noch keine Präsenz gespürt, geschweige etwas gesehen.

In weniger als einer Woche trat jedoch ein großes Problem an mich heran. Meine älteste Tochter fiel in eine schwere Depression und nahm eine Überdosis von Drogen. Sie war vierundzwanzig Stunden im Koma. Ich bangte um ihr Leben, um ihre geistigen Fähigkeiten, aber am meisten um ihre Seele. Als sie erwachte, verlangte sie nach ihrem Psychiater. Sie war Anfang des Jahres mehrere Monate lang in einer Nervenklinik gewesen. Sie sagte, daß sie mit ihrem Leben jetzt einverstanden sei und eine andere Einstellung gewonnen habe. Sie hat meinen zukünftigen Tod mit so viel Liebe angenommen, wie sie nur geben kann.

Sie wurde sehr aktiv in einem Projekt der Stadt gegen Drogenmißbrauch (obwohl sie wenig Drogen genommen hatte, wußte sie, daß sie durch Mißbrauch latent gefährdet war). Sie nahm ihren Mut zusammen und ging auf unsere ›kleinstädtische‹ Schule zurück, was sehr schwer für sie war. Sie konnte den Stoff des letzten Jahres und dieses Jahres nachholen und bekam trotzdem die Durchschnittsnote 2 – ein Ding der Unmöglichkeit, wie der Schulpsychologe ihr gesagt hatte. Sie schließt in zwei Monaten mit ihrer Klasse die Schule ab und hat die Aufnahme in eine hiesige Universität mit dem Studienfach Psychologie bestanden.

Sie stellt ihre Zeit zur Verfügung, um anderen Teenagern zu helfen, die jemanden brauchen, der sich mit ihnen hinsetzt und mit ihnen redet. Sie ist eine prächtige junge Frau, ich bin sehr stolz auf sie.«

Neu anfangen

»Liebe Elisabeth, ich sitze in meiner kleinen, aus einem einzigen Raum bestehenden Hütte am Ufer des Moose River in Concord, Vermont. Meine zehn Monate alte Tochter Laura Mae brabbelt in ihrem Gitterbett und zappelt, während sie übermüdet ihre Augenlider hochstemmt, um noch eine Minute aktives Leben zu ergattern, bevor sie endlich (hoffentlich) für heute abend der Schlaf überkommt.

Vergangenes Jahr um diese Zeit freute ich mich auf Deinen Vortrag in Boston, nachdem ich im Dezember an einem Workshop über Leben, Tod und Übergang teilgenommen hatte. Ich war hochschwanger und sah der Geburt mit großer Angst entgegen, weil ich das Jahr vorher meine acht Monate alte Tochter Erin bei einem Autounfall verloren hatte und nicht wußte, ob ich dieses neue Kind würde lieben können. Ich sprach kurz mit Dir nach dem Vortrag in Boston, um einige Dinge über Geburt und Tod für mich zu klären, einschließlich meinem Wunsch nach einer Hausgeburt. Ich will Dir von der Geburt und meinem ›Fortschritt‹ seit unserem letzten Gespräch berichten.

Ich war unentschlossen, was die Hausgeburt betrifft, bis sie ganz von selbst passierte, denn es war eine riesige Belastung für mich, eine so lebenswichtige Entscheidung zu treffen. Ich wußte, daß ich über meine Schuldgefühle nicht würde hinwegkommen, wenn zu Hause irgend etwas schiefging. Aber nachdem ich mit Erin den Unfall hatte und nach ihrem Tod in der Klinik eingesperrt war, wollte ich, daß das Leben dieses Kindes an einem positiven Ort beginnen sollte. Dieses kleine Holzhaus ist ein besonderer Ort für mich, und als um elf Uhr abends die Wehen begannen, rief ich die Hebammen statt des Doktors (ich sah nicht ein, warum ich ihn mitten in der Nacht wecken sollte, wenn ich gar nicht sicher war, ob ich ins Krankenhaus wollte). Ich dachte, daß die Hebammen kommen und während der Wehen bei mir bleiben könnten, und dann würde ich die Entscheidung bis zu einer vernünftigen Morgenstunde aufschieben. Laura Mae kam aber um 4 Uhr 30 zur Welt (die Hebammen erschienen um 3 Uhr 45!), und es war sehr gescheit von ihr, daß sie gleich schrie, als erst ihr Kopf geboren war, um mich wissen zu lassen, daß sie nicht tot war! Sie ist eine ganz andere Person oder Seele als Erin.

Als Erin geboren wurde und ich in ihre Augen sah, fühlte ich mich blitzartig mit einer Weisheit verbunden, auf ganz telepathischem Weg. Deswegen starb sie so ›jung‹, weil sie eine ›alte‹ Seele war. Laura scheint viel körperlicher bei mir zu sein: Sie ist anschmiegsam und gibt mir das Gefühl, gebraucht zu werden. Sie braucht all meine Liebe, die ich bisher innerlich festgehalten hatte, damit die Dinge ein wenig verheilten, bevor ich sie ganz herausließ.

Laura hat den Schmerz um Erins Tod sehr gelindert, so daß ich mich auf persönliches Wachstum im spirituellen Bereich konzentrieren konnte. Zehn Tage nach Erins Tod hatte ich eine ›Vision‹, in der ich vier oder fünf Stunden lang von einem unglaublichen, überwältigenden Frieden und von Liebe erfüllt war, und in dieser Zeit erlebte ich bedingungslose Liebe als die Lösung aller weltlichen Probleme. Am Ende dieser Vision erschien mir Erins Gesicht als flackernde Lichtpunkte. Sie lächelte, und dann verging die Vision in der schrecklichen Realität des Schmerzes.

Seit Laura den schmerzlichen Verlust mit ihrer Gegenwart ausfüllt, erkenne ich immer mehr, welches Potential dieses Geschenk birgt, und versuche, den Ort der bedingungslosen Liebe, welche Gott ist, immer öfter zu erreichen. Im Rahmen der hiesigen Klinik für holistische Gesundheit habe ich mich mit Heilen beschäftigt, und die heilkräftigsten Aspekte sind Yoga und Meditation, kombiniert mit Psychotherapie (mit jemandem, der zwei von Deinen Workshops über Leben, Tod und Übergang besucht hat!). Obwohl ich gegenwärtig noch nicht diszipliniert genug bin, um zu Hause, in engen Wohnverhältnissen und mit einem Säugling, regelmäßig Yoga zu üben, erreiche ich diesen Ort in mir doch oft genug, um zu wissen, daß ich jetzt auf guten Wegen bin, und ich gebe mir Mühe, geduldig zu sein und zu akzeptieren, daß die Reise langsam geht.

Das Schwierigste ist, mich nicht selbst zu verurteilen, wenn ich nicht ›meditiere‹ – so wie wenn man nicht ›zur Kirche geht‹, wie es jedermann tut –, aber das ist ja auch nicht der einzig mögliche Weg. Manchmal konnte ich sogar den Schmerz meiner Trauer stillen, wenn ich in den meditativen Raum der Liebe eindringe und Ruhe empfinde und weiß, daß ich nicht weinen muß! Ich weine dann doch, um den Druck loszuwerden. Es wäre aber herrlich, wenn ich *immer* in diesem friedvollen Raum sein könnte. Wahrscheinlich werde ich darauf bis zu meinem Tod warten müssen!

Um Erins Leben und der hilfreichen Erfahrungen zu gedenken, die mir seit ihrem Tod zuteil wurden, will ich meinen Mut zusammennehmen und den ›Erin-Brief‹ (vielleicht erinnerst Du Dich? Ich las ihn im Dezember-Workshop in New York vor) als Leserbrief an die lokale Zeitung schicken. Wenn auch nur eine Person davon berührt würde, wäre das in dieser ländlichen Gegend, wo man sich nur selten nahekommt, schon etwas.

Ich weiß auch schon, was *ich* neben dem Namen und den Lebensdaten gerne auf ihren Grabstein schreiben möchte, der erst noch angefertigt werden muß: *Es gibt nichts als die Liebe.*

Ich habe meinen Mann V. nicht erwähnt, der durch all dies auf ganz anderen Wegen geht. Hoffentlich werden wir bald einen Punkt erreichen, wo wir uns all dies mitteilen können.

Hab Dank dafür, daß Du mir das Vertrauen zu meiner Liebe für Erin und zu den Erfahrungen gegeben hast, die mit ihrem Leben und ihrem Tod verbunden sind.«

Die Heilkraft der Liebe

Im Sommer 1982 schrieb Erins Mutter noch einmal, und ich möchte einige ihrer Gedanken und Gefühle hier wiedergeben, weil sie anderen helfen werden, die wahre Bedeutung des Satzes »Es gibt nichts als die Liebe« zu verstehen.

»Ich denke jetzt so oft an Erin, da unsere Ehe offenbar zu Ende geht, gegen meinen Willen, der vielleicht mein schlimmster Feind ist. Sie war das Geschenk unserer Liebe, und ›Es gibt nichts als die Liebe‹. Das Zeichen hinter dem Altar in der Schulkirche meiner Kindheit, ›Gott ist die Liebe‹, ist wie ein Zen-Koan – ich verstehe es auf einmal! Erin wäre am Ende des Monats drei Jahre alt geworden, und ich denke so oft an sie.

Ich habe den Brief vom April 1980 (im folgenden zitiert) wieder durchgelesen. Ich hätte ihn so gerne selbst geschrieben, aber er stammt von meiner Tante Pat. Als sie diesen Brief nach dem Tod unseres Kindes tippte, brach die Sonne durch die Wolken und strömte durch das Fenster zu ihr hinein und gab ihr die Gewißheit, daß Erin auferstanden war.«

Und nun kommt der Brief, den Erins Mutter erwähnt hat und der von ihrer Tante geschrieben worden ist:

»Es war einmal ein kleines Engelchen, das im Lichte Gottes wohnte. Es war weise geworden durch die vielen Leben, die es auf der Erde verbracht hatte, und durch die Nähe zu Gott und seinen Engeln im Himmel.

Es war, wie man so sagt, eine ›alte Seele‹, deren Aufstieg zur Einswerdung mit Gott sich der Vollendung näherte, aber es wollte noch eine Reise auf die Erde machen. Seine fürsorglichen Gefühle galten zwei schönen Seelen, die wieder auf die Welt gekommen waren, um noch mehr Barmherzigkeit, Vergebung und Verständnis zu lernen. Das kleine Engelchen war schon früher mit ihnen auf der Erde gewesen und spürte, daß es auf sie einwirken konnte, wenn es noch einmal für einen kurzen Aufenthalt bei ihnen wäre.

Es blickte vom Himmel herab und sagte zu einem anderen Engel: ›Ich werde für eine ganz kurze Zeit zu ihnen gehen, damit mein Daseinszweck sich erfüllt.‹

Der Engel, sein Freund, antwortete: ›Bist du sicher, daß du den Schmerz des Durchgangs noch einmal erleben willst, um den beiden zu helfen? Ich weiß, daß du sie liebst und viele Male bei ihnen gewesen bist, aber du bist der Vereinigung mit Gott so nahe, daß du nicht wirklich gehen mußt.‹

›Doch, ich muß‹, sagte das Engelchen und ging.

Welche Freude es seinen Eltern brachte! Sie erlebten gemeinsam die Geburt und staunten über die Schönheit ihres Töchterchens.

Ihre Großeltern und Urgroßeltern sahen, daß ihre Augen die Weisheit des Universums widerspiegelten, und sie sannen darüber nach, wie eine solche Reife und Seinsgewißheit in einem so winzigen Körper stecken konnten.

›Was für ein Engel!‹ sagte der Urgroßvater. ›Was für ein Herzchen!‹ rief die Urgroßmutter. ›Wie goldig‹ Großmutter und Großvater. ›Wie herrlich, daß du bei uns bist!‹ erklärten ihre Tanten und der Onkel, wenn sie mit dem kleinen Engelchen auf dem Fußboden spielten.

Und dann kam die Zeit, da sie Abschied nehmen und von der Erde fortgehen mußte. Der Plan eines plötzlichen Abschieds, den sie im Himmel gefaßt hatte, war so unverrückbar wie die Jahreszeiten und wie Ebbe und Flut. Sie hatte einen Tag gewählt, den viele Menschen auf Erden als Karfreitag begehen, weil Jesus Christus vor Hunderten von Erdenjahren an diesem Tag gestorben war. Sie hatte von Jesus viel über das Reifen der Seele erfahren und wie schwer es manchen Menschen fällt, innerlich zu wachsen. Jesus hatte sie gelehrt, daß eine Person, die in Gott eingeht, einen Frieden jenseits aller Vernunft erlebt. Das kleine Engelchen wünschte, daß ihre Lieben dies erfahren mögen, und ihre kurze Reise galt diesem Zweck.

Sie wußte aus vergangenen Zeitaltern, daß Anklagen und Streit das innere Wachstum verhindern und Beziehungen verderben und daß der Haß nur Negatives hervorbringt. Sie wußte, daß manche Situationen die Gelegenheit geben, Barmherzigkeit zu üben, wenn die Menschen sich mit liebendem Herzen einander zuwenden. Sie wußte, daß nichts wirklicher ist als die Liebe. Danach sehnte sie sich, bevor sie in einen tiefen Schlaf fiel und sich wieder bereit machte für ihre Auferstehung in das Licht Gottes.

Mit innigen Grüßen, P.«

Die Mutter bemerkte zu diesem Brief: »Manchmal bin ich traurig, daß nicht ich diesen Brief schrieb, sondern daß es meine Tante war. Aber ich habe das Gefühl, daß Erin ihn schrieb, denn er berührt mich genauso wie die Vision, die ich ungefähr zehn Tage nach Erins Tod hatte. Ich ›weiß‹, daß Erin eins ist mit der Liebe, die ›Gott‹ ist.«

Wenn ich die Mitteilungen dieser Mutter und ihrer Tante wieder lese, scheint es mir klar zu sein, daß Erins kurzer Besuch auf unserer physischen Ebene vieles bewirkt hat. Nach ihrem Tod begann die tiefere spirituelle Suche und Entwicklung der Familie, und es wundert mich nicht, daß Erins Leben, so kurz es auch war, der Katalysator für das Wachstum derjenigen war, deren Leben sie berührte.

Liebe erträgt alles

Ein Brief von der Familie eines Pfarrers in Michigan zeigt, daß es möglich ist, Freude und Wachstum zu erleben trotz der Tatsache, daß zwei von den drei Kindern der Familie frühe Anzeichen einer fortschreitenden tödlichen Krankheit zeigten.

»Im Jahr 1980 bekamen wir ein kleines Töchterchen, das wir Joy nannten. Sie ist wirklich süß. Unglücklicherweise erkannten wir im Januar, daß sie dieselbe neurologische Erkrankung hatte wie ihre Schwester. Am 15. Februar starb Bethany im Alter von sechseinhalb Jahren – sie wog nur noch achtzehn Pfund. Die Krankheit schreitet bei Joy viel schneller fort, und wir sind sehr froh, daß wir sie hier in Midland in der Spezialpflegestation des Krankenhauses unterbringen konnten. Sie wird von allen geliebt.

Sogar nach Bethanys Autopsie war nichts über die Krankheit zu erfahren – sie ist etwas Neues. Haben Sie Dank, daß Sie mich ermutigten, es noch einmal zu versuchen. Ich habe solchen Frieden nie gekannt. Ich brauche die Ursache von all dem Unglück nicht mehr zu erfahren. Die Liebe erträgt alles. Wir haben viel aus unseren Erfahrungen gelernt. Wir müssen ohne diese Kinder weiterleben. Wenigstens haben wir die Erinnerung an ihr wunderbares Lächeln, an ihr vollkommenes Beispiel bedingungsloser Liebe und unsere sehr reale Erfahrung, daß wir sie unsererseits bedingungslos liebhatten.

Marty, unser Sohn, ist acht, und es geht ihm gut. Er ist etwas ganz Besonderes und so sensibel und geduldig mit behinderten Kindern. Wir sind alle ganz anders als früher. Wir sind uns auch als Familie sehr viel nähergekommen. Ich bete jeden Tag um Kraft, all dies durchzustehen. Joy ist in den letzten sechs Wochen sehr verfallen und wird jeden Tag spastischer. Sie ist ein schönes rothaariges, blauäugiges, engelhaftes Kind. Jeder verliebt sich in sie auf den ersten Blick.

Joy hat große Schwierigkeiten mit dem Atmen und verbrachte den Januar und Februar im Sauerstoffzelt. Jetzt geht es ihr besser. Sie hat großes Glück, daß sie eine so liebevolle Betreuung hat. Die Schwestern und das ganze Personal lieben sie. Es ist ein großer Segen für uns.«

Den inneren Frieden finden

Aus den Lehren des »Schwarzen Elchs« ist uns folgendes über das Finden des inneren Friedens überliefert:

»Der erste Friede, welcher der wichtigste ist, ist derjenige, der in die Seele der Menschen kommt, wenn sie ihre Beziehung, ihr Einssein mit dem Universum und allen seinen Kräften erkennen und wenn sie innewerden, daß im Mittelpunkt des Universums Wakan Tanka (Gott) wohnt und daß dieser Mittelpunkt überall ist; er ist in jedem von uns.

Dies ist der wahre Frieden, und die anderen Arten sind nur seine Spiegelungen. Der zweite ist derjenige, der zwischen zwei Individuen geschlossen wird, und der dritte jener, den zwei Nationen miteinander schließen. Aber vor allem gilt es zu verstehen, daß es erst dann Frieden zwischen den Völkern geben kann, wenn der wahre Frieden erkannt wird, der in der Seele des Menschen wohnt.«

Den einzigen Weg, den ich kenne, um diesen oben erwähnten Frieden zu finden, ist derjenige der aufrichtigen, ständigen Beobachtung unseres eigenen Verhaltens. Jedesmal, wenn wir merken, daß wir ein Urteil über andere fällen oder ein Ressentiment hegen, müssen wir uns fragen: »Worauf reagiere ich eigentlich?« Wenn unser Zorn und unsere Verstimmungen Stunden oder Tage anhalten, müssen wir uns selbst gegenüber ehrlich sein und zugeben, daß jede Verstimmung – ob bewußt oder unbewußt – nur einem Zweck dient, nämlich der Bestrafung. Wen wollen wir bestrafen und wen bestrafen wir? Das kann jeder Mensch und jedes Ding sein, aber damit schieben wir die Verantwortung für unseren Schmerz anderen oder manchmal auch wieder uns selbst zu. Wir bestrafen unsere Kinder mit Liebesentzug. Wir tun dasselbe mit unseren Partnern, Nachbarn oder Schwiegereltern. Die darin enthaltene Botschaft ist immer dieselbe: Ich will nichts mit dir zu tun haben.

Unser Zorn kann sich gegen unser Schicksal, gegen Gott, gegen die Welt richten. Wir werden immer genügend negative Situationen vorfinden, die uns erlauben, in einem See von Schmerzen und Selbstmitleid zu leben. Wir können der wirtschaftlichen Situation des Landes, der zunehmenden Gewalt, der Arbeitslosenquote, den Kriegen die Schuld geben; aber in Wirklichkeit nähren alle diese Dinge nur unsere Unzufriedenheit und geben uns die »Erlaubnis«, unglücklich zu sein.

Wenn wir von Zeit zu Zeit all das betrachten, womit unser Leben gesegnet ist, die Wärme, Fürsorge und Liebe, mit der so viele Menschen auf ein Unglück reagieren; die Tatsache, daß wir gehen und sprechen, essen und atmen können, dann werden wir unsere Mißstimmungen vielleicht anders beurteilen und uns bewußt werden, daß alle negativen Gedanken noch mehr Negativität mit sich bringen, aber daß alle erwiesene Liebe tausendfach vergolten wird.

Der Spruch »Wie ein Mensch denkt, so ist er« beschreibt vielleicht am besten, daß wir Schöpfer unserer eigenen Welt sind. Eine meiner liebsten Patientinnen war ein glänzendes Beispiel dafür, wie man sein Augenmerk auf das richten kann, was man *hat,* und nicht auf das, was einem fehlt.

Diese Frau war in den Fünfzigern, als die Diagnose gestellt wurde, daß sie »ALS« hatte, eine neurologische Erkrankung mit progressiver Paralyse, die von den Füßen in den Körper aufsteigt, bis sie das Atemzentrum, das Sprachzentrum erreicht und schließlich zum Tode führt*. Die Familie dieser Frau hatte schon früher beschlossen, ihren Wunsch zu respektieren, zu Hause in der vertrauten Atmosphäre zu bleiben, wenn es menschenmöglich wäre, anstatt in einer Institution versorgt zu wer-

*. ALS: amyotrophische Lateralsklerose, eine fortschreitende Degeneration bestimmter Bahnen des Rückenmarks, die zu spastisch-atrophischer Muskellähmung führt. Eintritt des Todes nach 2–4 Jahren. (Anm. d. Übers.)

den. Um bei der Pflege der Patientin helfen zu können, nahm eine ihrer drei Töchter, die demnächst ihr erstes Baby erwartete, sie nach einiger Zeit zu sich in ihr Haus, das sie mit ihrem jungen Ehemann bewohnte.

Diese Übersiedlung in einen entfernten Stadtteil brachte viele Umstellungen für den Ehemann der Patientin mit sich, der immer ein liebevoller Vater gewesen war und hart gearbeitet hatte, um seine Familie zu versorgen. Jetzt kam er sich überflüssig und unerwünscht vor, weil er seine Frau nur am Wochenende, wenn er nicht arbeiten mußte, besuchen konnte. Sein Heim war leer, obwohl eine andere Tochter ihn häufig besuchte und schließlich zu ihm zog.

Die gelähmte Mutter nahm ihre Krankheit mit starkem Glauben und Frieden auf sich. Sie war bis zum Hals gelähmt, als ihre Tochter anrief und mich um einen Besuch bat. Als ich in das Zimmer der Patientin trat, erwartete ich, eine deprimierte Frau meines Alters anzutreffen, die noch vor wenigen Monaten ihren Garten besorgt, gekocht und eingekauft hatte. Jetzt war sie völlig auf ihre Kinder angewiesen, und ihr Sprechvermögen war schon so angegriffen, daß ich nicht verstehen konnte, was sie mir so dringend mitteilen wollte. Ihre Tochter assistierte ihr geduldig als Dolmetscherin, und das folgende Zwiegespräch hat sich für alle Zeit meinem Gedächtnis und meinem Herzen eingeprägt.

Ich fragte die Frau: »Wie war es, als Sie eines Abends schlafen gingen und wußten, daß Sie am nächsten Morgen vermutlich nicht mehr Ihre Arme, Hände und Finger würden bewegen können? Daß Sie nie wieder die Seite eines Buches umblättern oder klingeln könnten, wenn Sie etwas brauchten? Wie war das für Sie?«

Ohne zu zögern, antwortete sie: »Ja, eines Morgens nach dem Aufwachen lagen meine Arme wie tot auf dem Bettlaken. Ich konnte nicht einmal einen Finger rühren. Ich konnte auch nicht rufen, wie Sie wissen. Auch meine Stimme war weg. Ich wartete also. Schließlich kam meine Tochter, warf mir einen Blick zu und ging hinaus. Einen Augenblick lang dachte ich: O mein Gott, was wird geschehen, wenn es meinen Kindern zu viel wird? Aber sie erschien wieder an der Tür, kam still herein und legte, ohne ein Wort zu sagen, ihr drei Monate altes Töchterchen in meine gelähmten Arme und ließ uns einen Augenblick allein. Ich dachte: Was wäre, wenn sie mich im Krankenhaus behalten hätten? Ich hätte dieses Enkelkind nie gesehen, hätte sie nie halten können und hätte nie ihre Stimme gehört. Ich konnte meinen Körper gar nicht bewegen, aber ich war in der Lage, meinen Kopf ein klein wenig zu drehen, und ich sah, wie sie da in meinen Armen lag, ein Bündel Gesundheit und Glück. Plötzlich hob sie ihre Ärmchen und Händchen und entdeckte ihre kleinen Finger. Mit großem Entzücken und mit Ehrfurcht bewegte sie alle ihre Fingerchen, und ich sagte mir: Was für ein Segen! All dies besaß ich fünfundfünfzig Jahre lang. Jetzt kann ich es meiner Enkelin überlassen!«

Wie wäre unsere Welt beschaffen, wenn wir alle uns ein wenig Mühe geben würden, die Dinge zu segnen, die wir haben, anstatt unser Schicksal zu verfluchen wegen der Dinge, die wir nicht besitzen?

Kapitel 7

Vermißte und ermordete Kinder und Suizid in der Kindheit

Vermißte Kinder in Amerika

Wie bereits erwähnt, verschwinden jedes Jahr in den Vereinigten Staaten eine Million Kinder. Es ist eine fast unvorstellbare Tragödie für die Eltern, wenn ihr Kind vermißt wird, wenn sie nicht wissen, wo es sich aufhält, und sich fragen müssen, ob es als eines der 50000 Kinder enden wird, die jedes Jahr spurlos verschwinden.

Tausende von diesen Kindern, vor allem unsere jungen Ausreißer, werden mißbraucht und geschändet, für ihr ganzes Leben körperlich und seelisch verletzt. Es gibt keine Statistik, die genau belegt, wie viele ermordet werden, wie viele in der freiwilligen oder unfreiwilligen Prostitution landen, nicht nur in diesem Land, sondern die an irgendwelche Orte nach Übersee verfrachtet werden, wo korrupte Männer und Frauen sie ausbeuten, um ihre Geldgier oder Genußsucht zu befriedigen.

Eine ständig wachsende Zahl dieser Kinder wird von einem geschiedenen Elternteil entführt, andere sind Ausreißer von zu Hause. Tausende jedoch sind Opfer des Mißbrauchs, Opfer von Morden, Selbstmord oder Unfällen. Viel zu viele der übrigen werden Jünger von fanatischen Sektierern, die sie zu einer angeblich besseren Religion und Lebensweise bekehren wollen. Ungefähr tausend werden jedes Jahr von fremden Menschen beerdigt, denen es nicht möglich war, diese toten Jugendlichen zu identifizieren.

Wie lange wollen wir noch warten, bis wir anfangen, eine Kartei vermißter Kinder anzulegen, bis wir ein internationales Netz der brüderlichen Zusammenarbeit ins Leben rufen, um unsere Kinder vor Dingen zu retten, die schlimmer sind als der Tod?

Man kann sie durch das Land trampen sehen. Sie haben kein Geld, keine bestimmten Ziele, außer daß sie weglaufen wollen. Von wem und wovor laufen sie weg?

Die Zahl der Selbstmorde nimmt auch bei unseren Kindern ständig zu, nicht nur bei Jugendlichen oder Drogensüchtigen, und nicht nur bei Kindern, deren Lebensgeschichte geprägt ist von Mißhandlung, Schlägen und Ablehnung. Nach einigen Statistiken gibt es Gegenden, in denen dreißig Prozent aller Jugendlichen Selbstmord versucht oder begangen haben. Selbstmord ist die häufigste Todesursache bei Jugendlichen und die dritthäufigste bei Kindern zwischen sechs und sechzehn Jahren. Dafür gibt es viele Gründe. So waren zum Beispiel fünfundzwanzig Prozent unserer Workshopteilnehmer Opfer von Inzest oder Notzuchtverbrechen, bevor sie die Schule beendet hatten.

Das sind traurige Zahlen, und sie nehmen zu in einem Land, das über mehr Reichtum und Segnungen, über mehr Güter und Ressourcen verfügt als jedes andere Land auf der Welt.

Was machen wir mit unseren Kindern, daß sie lieber sterben oder das Risiko des unsicheren Straßenlebens auf sich nehmen, als zu Hause zu bleiben? Was veranlaßt einen Schuljungen, sich das Leben zu nehmen? Welche Erinnerungen und Einstellungen veranlassen ein siebenjähriges Kind, aus dem Fenster in den Tod zu springen?

Was können wir tun, um die Qualen dieser Kinder und ihrer trauernden Familien, die von Schuldgefühlen und Kummer überwältigt werden, zu verhindern?

Wir haben mit Familien ermordeter Kinder gearbeitet und mit anderen, deren Kinder ihrem kurzen Leben selbst ein Ende setzten, und sind zu dem Schluß gekommen, daß die Tragödie weitgehend verhütet werden könnte, wenn die Menschen den natürlichen Ausdruck von Gefühlen zuließen, statt diese zu unterdrücken; wenn sie aufhörten, vorgefertigte Erwartungen an Kinder zu stellen und ihnen zu sagen: »Ich liebe dich, *wenn* ...« Es ist meine persönliche Ansicht, daß dieses Wörtchen *wenn* in unserer Zeit mehr Kinder auf dem Gewissen hat als der Krieg in Vietnam. Und eine so große Zahl von Vietnam-Veteranen sind derart erschüttert aus diesem infamen Krieg zurückgekehrt, daß mehr von ihnen seit ihrer Rückkehr durch eigene Hand umgekommen sind als auf dem Schlachtfeld.

Alena Synkova, ein kleines Mädchen, das zwei Tage vor Weihnachten 1944 in das Konzentrationslager von Theresienstadt deportiert wurde und als eine von wenigen überlebte, schrieb das folgende Gedicht:

ICH MÖCHTE ALLEIN GEHEN

Ich möchte allein gehen
zu anderen, freundlicheren Menschen,
irgendwohin in die unbekannte Ferne,
wo keiner den anderen umbringt.

Wenn unsere Zahl größer wäre,
tausend Menschen stark,
würden wir dieses Ziel
vielleicht bald erreichen.

Fünfzehntausend Kinder wurden in das Konzentrationslager Theresienstadt in der Nähe von Prag deportiert. Die meisten Kinder starben erst ein Jahr vor Kriegsende. Nur hundert Kinder kehrten lebend nach Hause zurück. Was haben diese Kinder erlebt? Sie wußten mehr als Erwachsene über die Grausamkeit des Menschen und über ihr Schicksal. Sie wußten, daß diejenigen, die vor ihrer Gefangennahme von den Stürmen des Lebens geprüft worden waren, eine bessere Chance hatten, die Folterungen, die Alpträume, Hunger und Krankheit zu überstehen. Sie wußten auch, daß diejenigen, die durch Wohlstand oder andere Umstände verwöhnt und beschützt waren, nicht dieselbe Chance hatten. Eines der Kinder, jung an Jahren, doch alt an Weisheit, schilderte diese Gedanken und hinterließ sie uns, den Überlebenden:

Wer in Prag hilflos war
und wer früher reich war,
der ist arm in Theresienstadt,
der wird getreten und geschlagen.

Wer vorher abgehärtet war,
der kann hier überleben,
doch wer Diener gewöhnt war,
der wird in sein Grab sinken.

Eltern ermordeter Kinder

Die Eltern ermordeter Kinder, ihre Geschwister, Großeltern und Verwandten haben es viel schwerer, den Tod eines Kindes zu überwinden, als diejenigen, die Zeit für die Umstellung hatten, Zeit zur Vorbereitung, Zeit zu trauern. Nicht nur wird ihnen diese, wenn auch noch so kurze, Vorbereitungszeit vorenthalten, sie werden auch um den Abschied gebracht.

Das erste Trauma beginnt damit, daß das Kind zur erwarteten Zeit nicht nach Hause kommt. Nach dem anfänglichen Zorn und dem Gedanken an eine angemessene Bestrafung weichen diese Gefühle der Eltern sehr schnell der Sorge und Angst. Sie befragen Nachbarn und verständigen die Schule. Dann beginnt eine Suche in der unmittelbaren Gegend, wo das Kind sich oft aufhielt. Dabei stellen sich Gefühle der Schuld und Verwirrung bei den Eltern ein, die sich bewußt werden, wie wenig sie von den Gewohnheiten und den Aufenthaltsorten ihres Kindes wissen.

In dieser Zeit können Freunde eine ungeheure Hilfe sein. Freunde, die in der Vergangenheit als »unpassender Umgang« für das vermißte Kind abgelehnt wurden, waren oft die besten Informanten und scheuten sich nicht davor, die ganze Nacht aufzubleiben und den vermißten Freund zu suchen. Die Haltung der Eltern diesen jungen Leuten gegenüber wandelt sich dann sehr schnell von der früheren aburteilenden, geringschätzigen Meinung zu liebevoller und dankbarer Anerkennung.

Das Fragen der Polizei und der erste Verdacht, daß es sich um ein Verbrechen handeln könnte, kann unerwartete Reaktionen auslösen – ein Gefühl der Wut und Ohnmacht, Verzweiflung und Ungeduld. Entsetzen und Gewissensbisse sind gemischt mit dem Gefühl, durchzudrehen, und dies wird nur noch schlimmer, wenn wohlmeinende Leute versuchen, Trost zu spenden oder Ratschläge zu erteilen, Verhaltensmaßregeln zu geben oder Beruhigungsmittel zu offerieren.

Eine der Mütter, mit denen ich gearbeitet habe, saß regungslos in ihrem Wohnzimmer, zu betäubt, um sich bewegen zu können oder auch nur das Telefon abzuheben. Als sie schließlich ans Telefon ging, machte ihre Chefin ihr Vorwürfe, daß sie sich nicht von der Arbeit abgemeldet hatte, obwohl sie wußte, daß das Kind ihrer Angestellten verschwunden war. Die Gefühllosigkeit mancher Menschen ist oft erschütternd und trägt zum inneren Aufruhr und zur Verzweiflung in einer Zeit bei, wo Familien so viel Mitgefühl wie nur möglich brauchen.

Ein wohlmeinender Pfarrer kam in das Haus von Herrn und Frau P. und eröffnete das Gespräch mit der Bemerkung: »Ich höre, daß Sonja uns verlassen hat. Der Herr wird sich ihrer annehmen.« Mit herablassender Gebärde faßte er die Eltern an den Schultern und forderte sie auf, mit ihm zu beten. Er war schockiert, als der Vater ihn auf den Arm schlug und die Mutter schreiend aus dem Zimmer rannte.

In Fällen wie diesem fehlt jegliche menschliche Teilnahme. Wenn ein Kind eine tödliche Krankheit hat, gibt es Ärzte, Schwestern, Sozialarbeiter und Krankenhausseelsorger, die mit der Familie Kontakt haben und die Betroffenen in der Tragödie kennen. Gewöhnlich ist der eine oder andere mit der Familie und dem Patienten näher vertraut geworden. Freunde und Nachbarn können mit einem reden, tauschen Erinnerungen aus und helfen sich gegenseitig bei der Trauer über den Tod eines Kindes. In diesen allgemeinmenschlichen Bindungen trägt jeder das Seine bei und nimmt an der Freude und Verzweiflung, der Hoffnung und Frustration teil. All dies fehlt, wenn ein Kind einfach verschwindet.

Dann schwanken die Familien zwischen Hoffnung und Verzweiflung, Zorn und Schuldgefühlen. Sie haben niemanden, dem sie diese Gefühlskonflikte anvertrauen könnten. Zuspruch von Trost und Hoffnung wird oft abgelehnt, oder er ist fehl am Platz. »Laß mich in Ruhe«, kann auf verschiedene

Weise zum Ausdruck gebracht werden, aber es heißt immer so viel wie: »Du hilfst mir nicht.«

Eine Frau, Rita, legte ein »seltsames« Verhalten an den Tag, das ihre Mutter, die ihr ständig Verhaltensmaßregeln gab, grausam verurteilte. Rita durchsuchte methodisch alles, was ihrer Tochter gehörte. Sie zog jede Schublade im Zimmer ihrer Tochter heraus, als könnte sie darin irgendwelche Notizen oder Hinweise über das Verschwinden ihrer Tochter finden. Sie zog bestimmte Kleider hervor und betrachtete die Ehrenurkunden, die ihr Kind im Schlittschuhlaufen bekommen hatte, als müßte sie sich das Leben ihrer Tochter in jedem Aspekt vergegenwärtigen, bevor sie der Möglichkeit ihres Todes ins Auge sehen konnte. Aber dies war Ritas Art, sich mit der Realität auseinanderzusetzen und loszulassen.

Die übrigen Familienangehörigen, die sie beobachteten, waren wütend auf sie. Sie verstanden nicht, daß jeder Mensch seine eigene Art und Weise hat, mit Streß umzugehen. Zum Schluß war diese Mutter, so gut es ging, darauf vorbereitet, mit dem Schock fertig zu werden, daß ihre Tochter in einem nahegelegenen Wald erstochen worden war. Es war, als hätte sie es innerlich schon gewußt und wäre darauf gefaßt. Sie hatte bereits das Lieblingskleid ihrer Tochter für den Sarg herausgelegt und deren uneröffnetes Tagebuch weggelegt, das sie »in ferner Zukunft, wenn ich dazu bereit bin«, lesen wollte.

In der Familie der kleinen Bella gab es andere Probleme, die es fast unmöglich machten, sich die Realität eines gemeinen Gewaltverbrechens vorzustellen. Sie wohnten in dem »Projekt«, einem großen Wohnkomplex für arme Familien am Rande des Existenzminimums. So lange sie denken konnten, wurde immer stark getrunken, und sie sahen verschiedene Väter und Hausfreunde kommen und gehen.

Bellas Mutter hatte an dem Abend eine Verabredung, und Bella war ihr im Weg. Sie konnte nirgends hingehen. Draußen wurde es finster und kalt, und niemand in dieser Gegend wagte sich um diese Zeit allein außer Haus. Die Familie hatte ihr karges Mahl beendet, und in Bellas Mutter stieg eine Wut auf, daß sie keine Freizeit hatte, in der sie mit ihrem neuen Freund allein sein konnte. Die kleine Wohnung war voll Kinder, und manchmal gingen sie ihr »wirklich auf den Wecker«.

Sie wollte nichts weiter vom Leben als ein bißchen Glück, einen Mann, der für sie sorgen und sie lieben würde. Man hatte ihr mitgeteilt, daß sie nur eine kurze Lebenserwartung hätte, und sie machte sich Sorgen um das Wohlergehen ihrer sechs kleinen Kinder, die ohne Zweifel in Heime oder in ein Waisenhaus gesteckt werden würden. Allein der Gedanke daran ließ sie erschauern und weckte Erinnerungen an ihre eigene liebeleere Kindheit in einer solchen Institution. Jetzt hatte sie endlich einen Menschen gefunden, der sie anscheinend liebte, der sich um sie kümmerte und der nichts dagegen hatte, wenn die Kinder zu einem gelegentlichen Ausflug zum Baden oder nach Coney Island mitkamen. Einen Augenblick schien es, als ob das Leben es endlich gut mit ihr meinte.

Sie wollte ein eigenes Zimmer. Sie brauchte Wärme und Intimität, aber das war offenbar unmöglich. Gerade, als ihr Freund sich ihr nähern wollte, erschien Bella und stellte Ansprüche an die Aufmerksamkeit der Mutter mit irgendeinem kindlichen Wunsch.

»Mach, daß du verschwindest! Hau ab!« brüllte sie das erschrockene kleine Mädchen an. Bella lief aus der Wohnung, während ihre Mutter sich auf das Sofa warf und hemmungslos weinte.

Später an diesem Abend wurde Bella auf dem Asphalt des zu dem Gebäude gehörigen Parkplatzes tot aufgefunden. Dann wurden einige Burschen festgenommen, die sie auf das Dach hinaufgezerrt, sie wiederholt vergewaltigt und sie dann vom Dach auf das Pflaster geworfen hatten. Die Mutter »registrierte« nichts von all dem. Während ihr Freund und ihre älteren Kinder vernommen wurden, saß sie wie betäubt da. Sie konnte nichts tun als nur immer wieder flüstern: »Mein Baby, mein Baby.« Keine Worte drangen in ihr erschüttertes Gemüt. In dieser Krise teilte sie den anderen Kindern mit, was sie in ihrem Leben alles durchgemacht hatte: daß sie unerwünscht, ungeliebt, abgelehnt war. Ihre Schuldgefühle erwachten später, als sie aus dem Zustand des Schocks und der Benommenheit »erwachte«, lange nach dem Begräbnis.

Sie war überzeugt, daß sie durchdrehen würde, daß sie eine Rabenmutter sei, daß es ihr recht geschehe, das bißchen zu verlieren, was sie vom Leben hatte. Aber ihr Freund ließ sie nicht im Stich, und Nachbarn, die früher nicht viel mit ihr geredet hatten, kümmerten sich liebevoll um die Kinder und gaben ihnen zu essen. Sie wurden ihr nicht weggenommen, weil sie von einigen »Freunden von Shanti Nilaya« an der Ostküste Hilfe bekam. Erst später war sie in der Lage, an die großen Mengen verdrängter Frustration und Trauer um der Liebe willen, die sie in ihrem Leben nie erfahren hatte und daher nicht an ihre Kinder weitergeben konnte, heranzukommen und sie aufzuarbeiten.

Einige grausige Zeitungsartikel und Bilder mit detaillierten Schilderungen des schrecklichen Sexualverbrechens an ihrer Tochter brachten Bellas Mutter beinahe an den Rand des Wahnsinns, aber im entscheidenden Moment erschien eine andere Mutter eines vergewaltigten und ermordeten Mädchens und half ihr, indem sie ihr erzählte, wie sie selbst mit dieser Tragödie fertig geworden war.

Außerkörperliche Erfahrungen

Viele Menschen haben uns bei unseren Vorträgen und Workshops rund um die ganze Welt eine Tatsache mitgeteilt, die ein gewisser Trost für Bellas Mutter war: daß Menschen in einer lebensbedrohenden und schmerzhaften Situation, wie die von Bella vor ihrem Tod, die Fähigkeit besitzen, ihren Körper vorübergehend zu verlassen. Das ist auch die häufige Erfahrung von Leuten, die in den Bergen abstürzen, wie es Viktor Frankl Anfang der dreißiger Jahre schilderte, der diesen Terminus »außerleibliche Erfahrung« noch nicht kannte. Leute, die fast ertrunken wären, beschreiben ebenfalls ein Gefühl des Friedens und der Gelassenheit, während Bilder ihres Lebens vor ihnen abliefen, ohne Furcht, Panik oder Angst. So lauten die häufigsten Berichte von außerleiblichen Erfahrungen unter lebensbedrohlichen Umständen.

Unserem eigenen, während der letzten zwanzig Jahre gesammelten Material entnehmen wir, daß es für ein Kind, je jünger es ist, um so leichter ist, »einfach aus dem Kokon zu schlüpfen«, wie das Opfer eines Gewaltverbrechens es später beschrieb. Sie schilderte, wie sie überfallen wurde und mehrere Messerstiche bekam: Sie beobachtete das Geschehen, wie sie sagte, »ohne böse Gefühle, fast mit einem Gefühl von Mitleid und Trauer für den Täter«. Später wurde sie bewußtlos aufgefunden. Sie war dem Tod nahe und hatte über fünfzig Stichwunden am ganzen Körper. Sie blieb am Leben und arbeitet jetzt als Psychologin in Strafanstalten, um verhüten zu helfen, daß andere einen solchen Ausbruch der Wut gegen die Menschheit erleben.

Die Zeit nach einem gewaltsamen Tod

Wenn man die vermißte Person endlich gefunden hat, ist das sowohl eine Erleichterung als eine Qual. Es ist eine Erleichterung in dem Sinne, daß das Warten, die Angst, die qualvollen Gedanken darüber, was geschehen sein könnte, vorbei sind; es ist eine Qual, weil jede Hoffnung, das geliebte Kind lebend und gesund wiederzufinden, geschwunden ist. Im Fall einer Verstümmelung ist es manchmal unmöglich, die Leiche in Augenschein zu nehmen, oder es wird von Leuten verhindert, die es für besser halten, die anderen nicht »aufzuregen«. Wie wenig wissen sie doch über die menschliche Natur und die Stärke des Menschen!

Wenn die Kriminalbeamten ihre Aufgabe erfüllt haben und der Leichnam für die Leichenhalle freigegeben wird, sollte ein liebevoller Mensch die Leiche so herrichten, daß Angehörige die Überreste ansehen können, um diese Realität zur Kenntnis zu nehmen: »Ja, das ist mein Sohn, meine Tochter.« Man sollte den verstümmelten Körper so verbinden, daß er wenigstens teilweise identifizierbar bleibt, damit die nächsten Verwandten Gelegenheit haben, persönlich Abschied zu nehmen.

Diejenigen, die einem plötzlichen Todesfall gegenüberstehen und den Leichnam nicht sehen durften, müssen durch einen viel längeren Prozeß des Trauerns hindurchgehen. Oft verharren sie über Jahre oder Jahrzehnte auf der Stufe des Leugnens. Es ist keine vollständige, sondern eine partielle Leugnung, die auf vielfältige Weise Ausdruck findet.

Familien, deren Kinder ermordet, doch deren Leichen nicht gefunden wurden, glauben fast immer, daß der vielleicht geisteskranke Täter sich geirrt haben könnte, daß ihr Kind noch irgendwo lebt, daß es nur ausgerissen oder sonstwie verschwunden, aber nicht tot ist. Dies geschieht auch dann, wenn der Mörder das Kind in Einzelheiten beschreibt.

Die Geschwister ermordeter Kinder haben es auch schwer, und oft werden sie »vergessen«, während ihre Eltern in einem Zustand des Schocks und der Betäubung sind, der sich wochenlang hinziehen kann. In einer Reaktion der Verwirrung hauen solche Kinder manchmal mit der Faust durch eine Fensterscheibe, sie leiden unter Alpträumen oder kommen mit ihren Schulaufgaben nicht zu Rande. Sie können sich nicht konzentrieren und springen von einer Aktivität zur nächsten. Sie werden manchmal launenhaft und benehmen sich schlecht gegenüber ihren Freunden, und wenn diese Freunde darauf entsprechend reagieren, fühlen sie sich von ihren Kameraden mißverstanden und im Stich gelassen, gerade dann, wenn sie mehr Mitgefühl statt weniger brauchen.

Eine befreundete Person, die die Familie kennt, aber nicht direkt von dem Mord betroffen ist (und daher weniger emotional und/oder zu Urteilen geneigt ist), sollte sich die Zeit nehmen, um mit Lehrern, dem Schuldirektor und/oder Schulpsychologen zu sprechen, um die Familiensituation und die Reaktion der Kinder zu erklären. Die Kinder brauchen einen Freund, einen Menschen, der ihnen in dieser Zeit zuhört und mit ihnen redet. Sie brauchen besonders viel Geduld, Nachhilfe und Unterstützung, statt daß man dumme Erwartungen an sie stellt, wie mit der Bemerkung, die man nur allzuoft hören kann: »Du solltest jetzt darüber hinweg sein.«

Wie können sie diese Bilder loswerden? Wie können sie vergessen, daß ihre Schwester wiederholt vergewaltigt, erstochen oder erwürgt wurde? Wie können sie sich auf die Geschichte des Zweiten Weltkriegs konzentrieren, ohne an Gewalt und Zerstörung zu denken und sich das Gesicht ihres ermordeten Bruders oder ihrer Schwester vorzustellen? Außerdem setzt sich die Angst fest: Wenn es ihnen passiert ist, könnte es auch mir passieren.

Ein Turn- oder Gymnastiklehrer kann für Kinder, deren Geschwister getötet wurden, eine besondere Hilfe sein. Der Lehrer kann ihnen in der Turnhalle etwas mehr Zeit widmen und sie auffordern, in den Sandsack zu boxen, Karate zu üben, zu schreien und ihre Wut und Ohnmacht an einem unbelebten

Gegenstand, einem Tennisschläger oder Fußball, abzureagieren.

Außerdem müssen Kinder auf Stimmungsschwankungen ihrer Eltern, die nichts mit *ihrem* Verhalten zu tun haben, vorbereitet werden. Ebenso wie ihre Tage in dieser Krisenzeit zwischen ganz erträglich bis unerträglich schwanken, so wechseln auch die Gefühle ihrer Eltern von einem Tag zum andern, von Lähmung zu unerwarteten Ausbrüchen von Zorn oder Tränen, von einer stummen, passiven Gleichgültigkeit gegenüber der Welt bis zu wütenden, haßerfüllten Worten wie: »Schafft mir die Kinder vom Hals; ich will nicht daran erinnert werden!«

Alkohol und Drogen sind unmittelbar nach einem solchen Trauma die größten Gefahren für Eltern und junge erwachsene Familienmitglieder. Die Väter müssen oft sofort danach wieder zu ihrer Arbeit zurückkehren aus Angst, ihren Job zu verlieren, aber auch deshalb, weil sie so tun wollen, als ginge das Leben weiter wie vorher. Sie stürzen sich in die Arbeit und kommen immer später nach Hause. Oder sie sind nicht imstande, sich auf eine Aufgabe zu konzentrieren, und werden dann von einem Abteilungsleiter oder Chef gerufen und unter Druck gesetzt, »sich zusammenzureißen«. Sie gehen vielleicht auf ein oder zwei Drinks in eine Kneipe und unterdrücken damit ihre wirkliche Reaktion auf die Gefühllosigkeit des Chefs. Sie sind wandelnder »Sprengstoff«, und bei der geringsten Provokation durch einen Mitarbeiter explodieren sie.

Jeder im Umkreis eines solchen verstörten Menschen fängt an, diesen »wie ein rohes Ei zu behandeln«, und dann fühlt der Trauernde sich noch dazu plötzlich isoliert und allein gelassen. Die Ehefrau empfindet vielleicht ähnlich oder versteht es überhaupt nicht und weist für eine lange Zeit jede physische Annäherung ab, was zu dem Gefühl des Verlassenseins nur noch beiträgt.

Ein Mann, dessen Kind von einem wütenden Teenager absichtlich mit dem Auto überfahren worden war (weil er das Kind dabei erwischt hatte, wie es etwas auf die Kühlerhaube kritzelte), war danach unfähig, Auto zu fahren. Später gestand er, daß er fürchtete, jemanden zu töten, wenn irgendein Auto zu nahe an ihn herankam.

Diese Menschen brauchen keine lange psychiatrische Behandlung. Sie reagieren in einer verständlichen, jedoch ungesunden Weise auf ihren angestauten unterdrückten Zorn, auf ihre Wut über Ungerechtigkeiten und andere alte »unerledigte Dinge«. Wenn sie sofortige Hilfe von Menschen bekommen, die selbst durch die Schule des Lebens gegangen sind, die verstehen, ohne zu urteilen, die bedingungslos lieben, ohne Erwartungen zu haben, dann finden sie einen Ort der Geborgenheit, wo sie ihre angestauten Gefühle ausdrücken können, wo sie, wie in unseren Workshops, ein Telefonbuch auf einer Matte zerfetzen dürfen, wo sie ihre ohnmächtige Wut herausschreien dürfen. Dann werden sie sich erleichtert und frei fühlen von der ungeheuer belastenden Verdrängung all dieser »unannehmbaren und letztlich destruktiven Gefühle«.

Die Mütter ermordeter Kinder sind oft kaum imstande, einkaufen zu gehen, ihre Kinder im Kinderwagen auf den Spielplatz zu fahren oder überhaupt in »die Welt« hinauszugehen, weil sie ihnen grausam und kalt erscheint. Sie verstehen nicht, warum die Leute nicht über ihre Susy reden wollen, warum sie triviales Zeug aufs Tapet bringen und sich über die nächste Wahl Sorgen machen. Sie begreifen nicht, warum die Nachbarn nicht mehr vorbeikommen und der alte Joe nicht mehr auf ein Schwätzchen stehenbleibt, wenn er die Eier abliefert. Sie klagen die Welt an, daß sie weitergeht wie gewöhnlich. Und sie merken plötzlich oder auch allmählich, daß sie selbst sich auch nicht anders verhalten haben, bevor die Tragödie über sie hereinbrach.

Sie haben vielleicht Augenblicke, in denen sie an grimmige Rache und Vergeltung denken, um es dem Verbrecher heimzuzahlen, der das Leben ihres Kindes auf dem Gewissen hat. Gleichzeitig haben sie Angst davor, daß der Mörder gefunden wird. Sie haben Angst davor, ihm möglicherweise im Gerichtssaal gegenübertreten und ihre Rachegefühle, ihre eigenen mörderischen Impulse und ihr Bedürfnis, sich selbst zu bestrafen, zurückhalten zu müssen.

Sie sind der Justiz böse, weil sie so nachsichtig, so schwerfällig, so unfair, so voreingenommen, so wenig einfühlsam gegenüber der Familie des Opfers ist. Sie denken an die Stories vom »wilden Westen«, wo Männer aus dem Dorf das Gesetz in ihre eigene Hand nahmen und Verbrecher lynchten, und geben sich Phantasien hin, wie sie den Mörder umbringen könnten. Sie begreifen nicht, daß diese Reaktion derjenigen des Angeklagten ähnlich ist, der aus einem unbewußten oder bewußten Gefühl, im Leben ungerecht behandelt worden zu sein, zum Mörder wurde. Sie wissen nicht, daß in diesem Zustand alle Menschen es in sich haben, ein Hitler zu werden, ebenso wie sie die Fähigkeit besitzen, eine Mutter Teresa zu werden.

Ungeklärte Todesursache

Ein Aspekt, über den im Zusammenhang mit trauernden Eltern selten gesprochen wird, ist die ungeklärte Todesursache. Unsere Gesellschaft ist immer noch weit davon entfernt, gerecht zu sein. Unsere Justiz ist immer noch parteiisch und scheint oft mehr Probleme zu schaffen, als sie lösen kann. Leute mit Geld, Namen und Prestige haben immer noch eine viel größere Chance, ein Verbrechen zu begehen und straffrei davonzukommen, als Leute, die arm oder Gastarbeiter sind, die weder das Geld noch die Kenntnisse besitzen, um sich zu schützen.

Viele sogenannte »Unfälle« sind in Wirklichkeit nicht Unfälle, sondern Selbstmorde. Andere »Unfälle« sind nicht wirklich Unfälle, sondern Morde. Doch da »Unfall« als Erklärung akzeptabler ist als Selbstmord oder Mord, ist das oft ein bequemer Ausweg. Die Dinge werden vertuscht, und die Schuldigen sind überzeugt, daß mit der Zeit Gras über den Fall wächst und daß man ihn vergessen wird.

Aber trauernde Eltern können nicht vergessen. Sie spüren vielleicht von Anfang an, daß der Tod kein Unfall gewesen sein kann. Sie wissen etwas oder haben einen Verdacht, von dem niemand hören will. Die Behörden und Untersuchungsbeamten schicken sie fort und gebrauchen einen psychiatrischen Jargon, um ihre »Paranoia« zu erklären. Sie klopfen ihnen auf die Schulter und sagen: »Ich kann Ihre Trauer und Ihren Zorn ja verstehen ...«, und ergehen sich in anderen herablassenden Redensarten.

Keiner will Eltern anhören, die sich von der Justiz hintergangen fühlen. Ihre Wut und das Gefühl, »allein auf weiter Flur« zu sein, fordern eine viel drastischere Aktion, als die Behörden zu unternehmen bereit sind. Und je dringlicher und lautstärker solche Eltern eine weitere Untersuchung des Falles und Gerechtigkeit verlangen, desto lästiger werden sie denen, die zur Tagesordnung übergehen möchten. Bald bezeichnet man solche Eltern als labil und emotional gestört und geht ihnen so weit wie möglich aus dem Weg. Wenn ihnen die Mittel fehlen, um einen Privatdetektiv oder einen teilnahmsvollen, ehrlichen Rechtsanwalt zu bezahlen, werden die Eltern weiterhin grübeln und nach Wegen suchen, um den Tod ihres Kindes zu begreifen.

Mit der Kürzung der Mittel für Rechtshilfe und andere öffentliche Dienstleistungen wird dieses Problem zunehmen. Es ist ein wichtiges Thema, weil es Unzufriedenheit, verdrängten Zorn und Haß erzeugt. Eine solche unterdrückte Frustration und der Zorn führen dann ihrerseits wieder zu mehr Gewalttätigkeit, wenn Menschen das Gefühl haben, »die Gerechtigkeit in ihre Hand« nehmen zu müssen. Der weitverbreitete Gebrauch von Schußwaffen in Amerika ist vielleicht ein Zeichen dafür, wie wenig Vertrauen man zu den Behörden und der Justiz hat, in der die kleinen Gauner im Gefängnis landen und die großen Verbrecher frei herumlaufen und ihre Werke der Zerstörung fortsetzen dürfen.

Selbstmord bei Kindern

Es gibt wohl kein größeres Leid für eine Mutter und einen Vater, als wenn ein Kind sich das Leben nimmt. Selbstmord von Kindern ist eines der größten Probleme unserer Gesellschaft, und er kommt immer häufiger vor.

Obwohl es viele Sorgentelefone gibt, wo Verzweifelte Tag und Nacht anrufen können, und zahlreiche Zentren für Selbstmordverhütung im ganzen Land, scheinen wir in diesem Kampf zu unterliegen. Selbstmord von Kindern im Alter von sechs bis sechzehn Jahren ist die dritthäufigste Todesursache, und in vielen Gegenden, wo wir gearbeitet haben, haben bis zu dreißig Prozent aller Jugendlichen einen Selbstmordversuch gemacht oder Selbstmord begangen. Was ist der Grund dafür, und was können wir tun?

Vor kurzem fragte mich eine trauernde Mutter in völliger

Verwirrung, wie es möglich sei, daß ein Elfjähriger sich umbringen könne. Sie konnte es einfach nicht fassen, aber sie hatte den Mut, nach den Ursachen zu fragen, um weitere Tragödien dieser Art in ihrer Familie zu verhindern. Ich erkundigte mich nach den Ereignissen vor dem Tod ihres Sohnes, und sie antwortete schlicht: »Es war nichts passiert. Er kam mit einem verdrossenen Gesicht von der Schule nach Hause. Niemand achtete besonders darauf außer meinem Mann, der ihn kurz vor dem Essen zur Rede stellte. Er kann ein verdrossenes Gesicht am Eßtisch nicht leiden. Auf die Frage seines Vaters: ›Was ist los mit dir?‹ gestand unser Sohn, daß er zwei schlechte Noten heimgebracht hatte. Mein Mann wurde böse und sagte: ›Das ist dir also egal. Wenn dir das egal ist, dann bist du uns auch egal.‹ Er befahl den anderen Familienmitgliedern, meinen Sohn während des Essens nicht anzuschauen. Mein Sohn rührte das Essen nicht an und ging nach der Mahlzeit in sein Zimmer. Als ich den anderen fünf Kindern gute Nacht sagte, wollte ich ihm eine Lehre erteilen und ging nicht in sein Zimmer. Wissen Sie, er war immer ein braver Junge. Er war ein ganz normales Kind und tat immer, was wir von ihm verlangten.«

Am nächsten Morgen in der Frühe hörten sie einen Schuß und fanden ihn tot auf. Er war tot, weil er zwei schlechte Noten aus der Schule heimgebracht hatte!

Ich meine, das ist die Tragik unserer leistungsorientierten Gesellschaft, daß wir unseren Kindern tausendmal sagen: »Ich habe dich lieb, wenn du gute Noten heimbringst. Ich habe dich lieb, wenn du den Schulabschluß schaffst. Mein Gott, wie lieb hätte ich dich, wenn ich eines Tages sagen könnte: ›Mein Sohn, der Arzt‹. Und so prostituieren sich unsere Kinder, um uns zu gefallen, um unsere Liebe zu erkaufen – die nicht käuflich ist! Wenn wir lernen könnten, daß unsere Kinder schön und liebenswert sind, auch wenn sie nicht immer Leistungen erbringen, daß Fehlverhalten auch ohne Liebesentzug abgelehnt und korrigiert werden kann, gäbe es viel weniger Kinder, die von zu Hause weglaufen und denen es in unserer Gesellschaft an Selbstwertgefühl, Selbstachtung und Lebenswillen fehlt.

Es gibt Tausende von Schulkindern, die aus der Schule in eine kalte Wohnung, ein leeres Haus kommen, zu einer kalten

Mahlzeit, wenn sie überhaupt etwas zu essen kriegen, ohne einen Menschen, mit dem sie reden könnten. Ein junges Mädchen hinterließ eine Collage mit dem Wort »Hilfe« und vielen Anzeichen und Symptomen ihrer Depression. Keiner beachtete diese Hinweise bis nach ihrem Tod, als es zu spät war. Ein kleiner Indianerjunge schenkte einem Klassenkameraden ein Gedicht. Dieses Gedicht sagte deutlich aus, daß er es nicht mehr ertragen konnte, in einer so strengen und engstirnigen Schule eingesperrt zu sein. Es machte zwei Wochen, nachdem man ihn tot aufgefunden hatte, die Runde.

Viele kleine Kinder haben keine Zuflucht und keinen Menschen, dem sie ihre Not mitteilen können. Viele kleine Mädchen dulden jahrelang Inzest und Körpermißhandlung, ohne sich einem Erwachsenen anvertrauen zu können, weil ihnen gedroht wird, daß man sie umbringen werde, wenn sie etwas ausplaudern.

Von unseren ersten hundert Inzestfällen, in denen kleine Mädchen die Opfer waren, war mehr als die Hälfte bedroht worden, daß sie umgebracht würden, wenn sie auch nur eine Andeutung machten, daß »ihnen etwas passiert« sei. Es braucht nicht erst gesagt zu werden, daß sie starr vor Entsetzen waren, wenn sie der Obhut eines schändenden Vaters, Großvaters oder Onkels übergeben wurden, und manche von ihnen zogen es vor, durch eigene Hand zu sterben, als diese Qualen noch länger zu ertragen.

Die meisten Menschen werden – wenn sie ehrlich sind – zugeben, daß sie irgendwann einmal daran dachten, »allem ein Ende zu machen«, um so dem Elend ihres Daseins zu entgehen. Dag Hammarskjöld drückte diese Gefühle sehr schön in seinem Buch *Zeichen am Weg* aus, wo es heißt: »So kannst du suchen, die Einsamkeit zu überwinden – eingeladen schließlich zur Flucht aus dem Leben. – Dies nicht! Der Tod mag deine abschließende Gabe an das Leben sein, nicht ein Betrug.« Wenn das verzweifelte Kind einen Menschen hat, der sich seiner annimmt, eine Person, die den häufig nicht-verbalen Hilferuf vernimmt, kann ein Unglück oft verhütet werden.

Ein kleiner Junge, der hier in Südkalifornien verlassen auf dem Gehsteig saß, konnte sich endlich entschließen, mit mir zu reden, als ich mich einfach neben ihn setzte und wartete, bis er bereit war. Nachdem wir ein paar Augenblicke über allgemeine Dinge gesprochen hatten, fragte ich ihn geradeheraus, wovor er denn weglaufe. Er hob schüchtern sein Hemd hoch und zeigte mir seine Brust, die mit alten und frischen Wunden von einem heißen Dampfbügeleisen bedeckt war. Dann erzählte er mir in beinahe nüchternem Ton, daß seine Mutter ihn wieder bestrafen würde, wenn er heimkäme, und daß er beschlossen habe, wegzulaufen. Er wußte nicht recht, in welche Richtung er gehen sollte, und ich bot ihm an, ihn mit mir nach Hause zu nehmen. Als ein Auto am Randstein hielt, sauste er plötzlich davon und war verschwunden. Alle meine Versuche, ihn ausfindig zu machen, waren vergeblich. Wissen wir, wie viele Kinder in unserer unmittelbaren Nachbarschaft auf ähnliche Weise leiden?

Wie viele von uns haben sich mit unserer verurteilenden Einstellung dem Selbstmord gegenüber auseinandergesetzt? Haben Sie jemals das Krankenhauspersonal beobachtet, wenn ein jugendlicher Suizid zum dritten oder vierten Mal in die Notaufnahme gebracht wird? Der junge Patient erinnert sich oft noch nach Jahren an den Zorn und den kaum verhüllten Ekel der Krankenschwestern, die seinen Magen wegen einer Überdosis von Schlaftabletten zum drittenmal hatten auspumpen müssen. Warum machen uns Suizidpatienten so böse? Weil wir überarbeitet sind und unsere Überstunden lieber einem Menschen widmen, der leben will? Nehmen wir uns je die Zeit, nach den seelischen Schmerzen, der Einsamkeit und Qual zu fragen, die einem Selbstmordversuch vorausgehen? Bringen wir wirklich in Erfahrung, ob diese Menschen jemanden haben, der ihnen wirklich helfen kann, wenn sie entlassen werden? Geben wir uns Mühe, die wahren Umstände, die Familie, die Freunde kennenzulernen – falls sie welche haben?

An einem Nachmittag wurde einmal ein kleiner Junge zu mir nach Hause gebracht, damit ich einige Bilder ansehen konnte, die er gemalt hatte. Er war blaß und einsilbig und gab sich offensichtlich Mühe, brav zu sein. Er setzte sich erst, als ich ihn dazu aufgefordert hatte, rührte die Kekse erst an, als ich ihn dazu ermutigte, und nahm das Blatt Papier erst, als ich es ihm unter die Nase hielt. Während wir zusammen zeichneten, fing er an zu reden, zuerst sehr zögernd, dann freier, bis ich mir die ganze Geschichte zusammengereimt hatte.

Dieser Junge war sechs Jahre alt und hatte bereits mehr als ein Dutzendmal versucht, sich das Leben zu nehmen. Er wurde einmal erwischt, als er auf Bahngeleise zulief, während sich ein Zug näherte. Er versuchte sich in der Badewanne zu ertränken, und vor kurzem hatte er versucht, aus einem fünfstöckigen Haus zu springen, und wurde von einem Hauswart gerettet, der ihn gesehen hatte. Seine Mutter hatte ihn verlassen, und er war von einem Kinderheim ins andere geschickt worden. Er war geschlagen worden, bis er nicht mehr sitzen konnte. Er war für ganze Tage in Besenkammern gesperrt und dann wieder dafür bestraft worden, daß er in seinem dunklen Gefängnis in die Hose gemacht hatte.

Die letzte Familie, zu der er kam, war nett zu ihm, aber als bei der Pflegemutter Krebs diagnostiziert wurde, nahm man ihn wieder fort. Ein reizendes Ehepaar wollte ihn adoptieren, doch sie entsprachen nicht den strengen Anforderungen der Adoptionsbehörde. Die Eheleute gehörten verschiedenen religiösen Konfessionen an, und man befand, daß dies nachteilig sei für die Erziehung eines Kindes.

Wann werden wir endlich begreifen, daß es einzig und allein auf die Liebe ankommt? Wann werden wir begreifen, daß alle Menschen, genauso wie Pflanzen, Fürsorge, Licht, Liebe, Mitgefühl und Verständnis brauchen, um zu wachsen und zu gedeihen und um selbst für die nächste Generation zu liebevollen, fürsorglichen Eltern werden zu können?

Das folgende Gedicht wurde einer Lehrerin von einem Schüler der zwölften Klasse übergeben. Es ist zwar nicht bekannt, ob er das Gedicht selbst verfaßt hat, aber bekannt ist, daß er wenige Wochen danach Selbstmord beging:

Er wollte immer etwas erklären,
aber niemand wollte es hören.
Manchmal malte er, aber es stellte nichts Bestimmtes dar.
Er wollte es in Stein meißeln oder in den Himmel schreiben.
Er lag oft im Gras und blickte zum Himmel auf,
und es gab nur ihn
und den Himmel und die Dinge in seinem Inneren,

die gesagt werden wollten.
Und danach malte er das Bild.
Er versteckte es unter seinem Kopfkissen, niemand durfte es sehen.
Und er betrachtete es jeden Abend und dachte darüber nach.
Und wenn es dunkel war,
sah er es mit geschlossenen Augen immer noch.
Und es war alles, was er war. Und er liebte es.
Als er in die Schule kam, nahm er es mit.
Nicht, um es jemandem zu zeigen, sondern um es einfach bei sich zu haben wie einen Freund.
Es war komisch mit der Schule.
Er saß an einem viereckigen, braunen Pult,
das wie alle anderen viereckigen, braunen Pulte war.
Und er dachte, es hätte rot sein sollen.
Und das Klassenzimmer war ein viereckiger, brauner Raum wie alle anderen.
Und es war eng und zu. Und steif.
Er konnte es nicht leiden, Bleistift und Kreide zu halten
mit steifem Arm und die Füße flach auf dem Boden, steif.
Und die Lehrerin beobachtete ihn immerzu.
Die Lehrerin kam und redete ihn an.
Sie sagte, er solle eine Krawatte tragen
wie alle anderen Jungen.
Er antwortete, daß er Krawatten nicht mochte.
Und sie sagte, das spiele keine Rolle.
Und danach malten sie.
Und er malte alles in Gelb, denn so empfand er den Morgen, und es war schön.
Die Lehrerin kam zu ihm und lächelte.
»Was ist das?« fragte sie. »Warum malst du nicht so wie Ken? Gefällt dir das nicht?«
Danach kaufte seine Mutter ihm eine Krawatte.
Und er malte unentwegt Flugzeuge und Schlachtschiffe
wie alle anderen.
Und er warf das alte Bild fort.
Und als er allein dalag und in den Himmel sah,
war dieser groß und blau und einfach alles,
aber ihn selbst gab es nicht mehr.

Er war in seinem Inneren viereckig und braun,
und seine Hände waren steif.
Und er war wie alle anderen.
Und die Dinge in seinem Inneren, die gesagt werden wollten,
wollten nun nicht mehr gesagt werden.
Der Drang hatte aufgehört.
Er war zerbrochen. Steif.
Wie alles andere.

Kapitel 8

Alternative Heilweisen

Visualisation

Viele Eltern von Kindern mit langwierigen Krankheiten, wie etwa Krebs, suchen verzweifelt nach Hilfe außerhalb der typischen wissenschaftlich-medizinischen Methode. Den meisten Eltern wird von den Ärzten dann eine Abfuhr erteilt, und sie reagieren so aufgebracht, als wären diese Väter und Mütter plötzlich »ihre Feinde« geworden.

Mit der Verbreitung neuer holistischer Denk- und Heilweisen werden in Zukunft immer mehr Familien in der Lage sein, einander helfen zu können, damit sie für ihre Kleinen und auch für sich selbst Zuwendung und Hilfe finden.

Dr. Carl Simonton verwendet ein wunderbares Rollenspiel, um die Technik der Visualisation einzuführen, eine Methode, die sehr häufig bei Krebspatienten zusätzlich zur Chemotherapie und anderen »anerkannten« Behandlungsweisen Verwendung findet. Da viele Erwachsenen meinen, daß Kinder den Sinn der Visualisation nicht verstehen, bat ich eine Mutter, die diese Zusatzhilfe für ihre kleine Tochter verwendete, ihre eigenen Erfahrungen mit diesen fortschrittlichen Methoden zusammenzufassen, und hier ist ihr Brief:

»Im folgenden möchte ich einen kurzen Bericht von meiner Arbeit mit meiner Tochter Lyndsay geben, die damals zweieinhalb Jahre alt war. Wir verwendeten viele Methoden der holistischen Medizin und natürlichen Heilweisen, die uns ungemein halfen. Lyndsay machte meistens sehr gut mit und schien zu ›wissen‹, daß diese Dinge ihr halfen, damit es ihr in ihrer

›gesunden‹ Zeit noch besser ging. Wir verbrachten ein schönes letztes Jahr zusammen.

Im August 1979 wurde mir mitgeteilt, daß Lyndsays Krebs wieder aufgetaucht war, und zwar in bösartiger Form in ihrem Knochenmark sowie als großer Tumor in ihrem Unterleib. Wir nahmen die Chemotherapie wieder auf, aber ich meinte, daß wir noch mehr tun müßten, wenn sie überleben sollte. Das Jahr vorher hatte ich eine Tagung über holistische Gesundheit an der Universität von Kalifornien in San Diego besucht. Einen der Workshops, an denen ich teilnahm, leitete Steve Halpern, und ich lernte viel über die Verwendung von Farbe und Musik in der Therapie. Während des ganzen letzten Jahres schlief Lyndsay abends hin und wieder unter einem türkisen Licht zu Halperns ›Spectrum Music‹ ein, die wir dann ›Lindsays Musik‹ nannten. Ich wählte diese Musik, weil sie still und ohne bestimmte Richtung war, und da ich in diesem Workshop eine ›Spectrum Suite‹-Meditation mitgemacht hatte, dachte ich, daß sie gut wäre, um das Gleichgewicht und daher die Gesundheit im Körper wiederherzustellen. Das Licht sollte der Heilung dienen und hatte eine beruhigende Wirkung.

Am Anfang machte ich mit Lyndsay aktive Entspannung. Wir lehnten uns ganz bequem an ein paar Kissen, nachdem wir vorher miteinander gelacht und gebalgt hatten. Wir entspannten zuerst die Füße, dann die Beine und so fort den Körper hinauf, bis der ganze Körper entspannt war. Meistens machte sie dabei die Augen zu. Manchmal fragte ich sie, was sie mit geschlossenen Augen sah, und sie hatte eine wunderbare Phantasie. Um ihr zu zeigen, was ›entspannt‹ bedeutet, zeigte ich ihr zuerst, wie man einen Muskel anspannt und plötzlich locker läßt. Ich verwendete dabei auch ihre Puppe. Das fand sie sehr lustig, aber manchmal war sie auch ernst und strengte sich sehr an.

Wenn wir entspannt waren, gab ich ihr Anleitungen und sagte: ›Atme jetzt den Zauber aus der Luft und schick ihn durch den ganzen Körper – der Zauber hilft dir, daß das Wehweh besser wird und daß Lyndsay sich viel besser fühlt.‹ Ich fragte sie, ob sie den Zauber an irgendeine besondere Stelle schicken wollte, und gewöhnlich antwortete sie: ›mein Bauch‹. In der Nacht schlief sie meist unter einem türkisen Licht, aber gelegentlich drehte ich während dieser Entspannung ein rosa Licht an. Wir redeten darüber, was Liebe ist, und brachten das rosa Licht damit in Verbindung. Wir ›atmeten‹ das Licht ein und schickten es in den ganzen Körper, und das machte Lyndsay warm und glücklich. Sie stellte sich immer vor, wie das Wehweh wegging und wie es Lyndsay ›immer besser‹ ging. Ich erinnere mich, daß ich sie fragte, wie der ›Zauber‹ sich anfühlte, und sie beschrieb ihn gewöhnlich als ›warm‹ und manchmal als ›kitzlig‹.

Ich hatte im vorhergehenden Jahr einen Zeitungsartikel über einen von Simonton ausgebildeten Psychologen in Phoenix gelesen, der mit Krebspatienten arbeitete und erwähnt hatte, daß er auch Kinder behandelte. Ich rief ihn an und machte einen Termin aus, damit er Lyndsay kennenlernen konnte. Das jüngste Kind, mit dem er je gearbeitet hatte, war vierzehn Jahre alt, aber er und seine Assistentin erklärten sich bereit, mir zu helfen, so gut sie konnten – und berechneten nichts für die Konsultationen. Wir machten ein Paar weiche, gelbe Pantoffeln wie Fäustlinge zurecht und stickten ein blaues Gesicht auf den einen, um Lyndsays ›Helfer‹ darzustellen, und ein rotes Gesicht auf den anderen, der die ›Medizin‹ darstellte. Der Psychologe interessierte sich wohl für den Prozeß, aber seine junge Assistentin war noch viel hilfreicher. Sie gaben Lyndsay außerdem das Kinderbuch *Hinter jeder dunklen Wolke ist ein Regenbogen*. Sie war erst etwas über zweieinhalb Jahre alt, aber sie konnte mit dem Buch durchaus schon etwas anfangen, und jedesmal, wenn wir es durchlasen, machte sie vom Anfang bis zum Schluß Bemerkungen dazu. Das war für ihre Visualisationen eine große Hilfe.

Anfangs verwendeten wir eine grüne Tafel mit weißer Kreide und zeichneten ein Bild, das Lyndsay darstellte. Wir machten unsere Entspannungsübung (oder einen Teil davon, solange sie eben stillhielt – sie wollte immer gleich zur Tafel) und gingen dann zur Tafel. Sie wußte, daß sie innere ›Helfer‹ hatte, die ein sehr wichtiger Teil ihres Körpers waren und die wir ›weiße Blutkörperchen‹ nannten, und daß sie große Macht hatten, das Wehweh wegzubringen. Die Helfer malten wir als runde, lachende Gesichter mit einer langen, spitzen Nase und einem großen Mund. Mit der Nase stachen sie in das Wehweh hinein, und der große Mund verschlang ein Stück, bis das Wehweh ›ganz fort‹ war.

Ich (oder Lyndsay) malte einen verschmierten Kreidefleck auf die Tafel, etwa dort, wo der Haupttumor saß (über der rechten Niere). Dann zog sie ihre Fäustlinge an und gab sich alle Mühe, das Wehweh wegzuwischen, bis jede Spur verschwunden war. Manchmal (vor der Chemotherapie) markierten wir die Stelle, wo die Medizin eindrang, und verfolgten ihre Bahn bis zu dem Ort, wo das Wehweh war, und zeigten, wie sie mithalf, um den Tumor aufzulösen. Sie verwendete dann beide Hände gleichzeitig, weil sie wußte, daß die Medizin und die ›Helfer‹ miteinander wirkten, damit das Wehweh wegging, und Lyndsay halfen, daß ihr ›viel besser‹ wurde.

Am Ende unserer Sitzungen verließen wir ›die fleißigen Helfer‹ und wischten sie fort, und dann zogen wir dem Kind auf dem Bild ein hübsches Kleidchen an und malten ihm mit bunter Kreide Haare. Das Lächeln um den Mund machten wir noch größer, und schließlich stellte das Bild eine glückliche und ganz gesunde Lyndsay dar mit schönen neuen Löckchen. Einmal, als ein Photograph da war, ging Lyndsay spontan hin und gab dem ›Baby‹ auf dem Bild (sich selbst) ein dickes Bussi. Das tat sie wiederholt bei verschiedenen Gelegenheiten. Als sie einmal ganz fest an der Tafel wischte, tat sie noch etwas anderes: sie warf sie plötzlich auf den Boden und trampelte drauf herum – damit ›das Wehweh ganz weggeht‹.

Es war schwer für uns, dies dreimal täglich routinemäßig zu machen, da Lyndsay bei einer Babysitterin war, während ich halbtags arbeitete, aber wir versuchten es. Zwischendurch kletterte sie oft auf meinen Schoß und legte meine Hände dorthin, wo sie Schmerzen hatte. Das schien ihr gut zu tun, und dann rutschte sie wieder hinunter und spielte weiter.

Noch öfter aber kam sie auf den Schoß von ›Tante Carol‹, einer Freundin, die gelegentlich zum Babysitten da war und ihr ›Heilungen‹ gab. Lyndsay schien zu wissen, daß Carol die Richtige dafür war, und einmal gab sie uns zu verstehen, daß sie genau wußte, was sie tat und warum sie es tat.

Am Ende dieses letzten gemeinsamen Sommers, auf unserem Rückweg von einer Fahrt nach Colorado, machten wir in Flagstaff Station, um ihre ›Adoptivtante Carol‹ zu besuchen.

Lyndsay lief sofort zu Carol, sprang ihr auf den Schoß und legte ihre Hand energisch auf die Stelle, wo sie Heilung haben wollte. Carol sagte Lyndsay, daß sie keine Heilung brauchte, daß ihr Krebs ganz weg sei. Lyndsay blickte zu ihr auf und sagte: ›Nein, Carol, das Wehweh ist noch nicht ganz weg. Es ist wieder da, und Lyndsay möchte wieder gesund werden.‹ Es stellte sich unglücklicherweise heraus, daß sie recht hatte, aber sie ging danach zu Carol, so oft sie konnte, und bat um eine Heilung.

Es waren noch andere Heiler da, die auch mit ihr arbeiteten, und Lyndsay schien ihnen immer mitteilen zu wollen, daß sie wußte, daß sie ihr zu helfen versuchten, und bestätigte oft, daß ihr die Erfahrung wohltat. Aufgrund dieser Erfahrung mit Lyndsay hoffe ich, daß die im Gesundheitswesen Tätigen die Bedeutung des Austausches von Heilenergien eines Tages nicht mehr herunterspielen werden, denn sogar Säuglinge und ganz kleine Kinder sind für diese Art des Heilens besonders offen und empfänglich. Ich und andere waren oft Zeugen, wenn Lyndsay, die sich vorher schlecht gefühlt und Schmerzen gehabt hatte, nach einer Heilsitzung vom Schoß heruntersprang und sich wohl fühlte und wieder zum Spielen ging, glücklich und offensichtlich belebt.

Wir machten uns fertig, um nach Kalifornien zu fahren, wo wir eine neue Medizin bekommen würden, eine ganz starke, sagte ich ihr, die ihr wirklich helfen würde. Um diese Zeit fingen wir an, bunte Kreide zu verwenden, und wir malten die Helfer leuchtend gelb, damit sie ›stärker und stärker‹ wurden, und über den ganzen Körper malten wir die Helfer, um ihn ganz gesund zu machen.

(Eine Nebenbemerkung: Ich brachte sie nach Mexiko und wollte ihr Laetril geben lassen. Ich wußte, daß es wahrscheinlich zu spät dafür war, aber einen Tag vor unserer Abreise wurde sie im Krankenhaus geröntgt, und man fand überhaupt nichts! Ich wollte ihr das Mittel nicht intravenös spritzen lassen. Ihre Venen waren angegriffen, und ich dachte, da die Sache wieder unter Kontrolle war, könnten wir jetzt die Tablettenform weiterverwenden. Ich versprach ihr, daß sie *keine Spritzen mehr* bekommen würde – das ist *sehr* wichtig –, und ich glaube, es ist eine Erklärung für das, was einige Tage später geschah.)

Als wir in die Klinik kamen, um die neue Medizin zu bekommen, fühlte sie sich so wohl, daß sogar die dortigen Ärzte getäuscht wurden. Wir besprachen ihren Fall, und sie gaben zu, daß sie mit Neuroblastomen nicht viel Glück hatten, da sie meistens zu fortgeschritten waren, wenn man sie entdeckte. Ich beschloß, ihr nur Tabletten zu geben – ich wußte damals noch nicht, daß Laetril auch rektal verabreicht werden konnte, und ich hätte lernen können, es ihr selbst zu geben. Man riet mir zu einem anderen Mittel, wodurch das Abwehrsystem zu größerer Aktivität angeregt würde. Da sie einen Krebs hatte, für dessen Ursache man eine erblich bedingte Schwäche des Abwehrsystems annimmt, war ich bereit, es damit zu versuchen. Es stellte sich heraus, daß dieses Mittel äußerst schmerzhafte Injektionen in das Bein erforderlich machte. Weil sie die Injektionen täglich haben mußte und weil ich bei Freunden in San Diego wohnte, zeigte man mir, wie ich ihr die Spritzen selbst geben konnte, damit ich nicht jeden Tag herzukommen brauchte. Danach könnte man zu Tabletten übergehen.

Der nächste Tag war der Anfang vom Ende. Ich kann Spritzen selbst nicht leiden, und es war mir gräßlich, ihr die Spritze zu geben. Ich mußte sie festhalten, und dann traf ich eine Vene, und sie blutete etwas. Es war traumatisch, und mir war ganz übel davon, daß ich ihr das antun mußte. Nichts, was ich auch sagte, half. Sie sah mich ganz trostlos und ungläubig an und weigerte sich, mit mir zu reden. Sie sah mich nur an, als ob sie sagen wollte: ›Auch du, Mami?‹ Danach rührte sie ihre Tafel und die Kreide nicht mehr an. Ich sah sogar mehrmals, wie sie ihre Finger in den Mund steckte, sie naß machte und an dem Gesicht von Lyndsay auf der Tafel kratzte. Sie drehte die Tafel zur Wand und weigerte sich, noch einmal damit zu arbeiten. Sie zog sich innerlich zurück und schien deprimiert und grüblerisch, als ob sie einem Vorgang in ihrem Inneren lauschte oder nachspürte. Sie war in einem ›anderen Raum‹. Ich war entsetzt, daß sie aufgegeben hatte. Innerhalb weniger Tage schien sie Schmerzen zu bekommen und sich elend zu fühlen. Sie aß nichts und lag nur herum. Als wir noch in San Diego waren und sogar nachdem ich ihr zwei Spritzen gegeben hatte (ich hörte dann sofort damit auf), kamen einige Freunde zu Besuch, da lief sie ins Schlafzimmer und holte stolz ihre Tafel heraus, um sie allen zu zeigen.

Wir waren nur eine Woche fort, und obwohl nach dem Röntgenbild keine Spur eines Tumors vorhanden war, wurde sie am Tag vor unserer Abreise sehr krank und mußte nach unserer Rückkehr nach Phoenix sofort ins Krankenhaus. Sie bekam keine Gelegenheit mehr, es mit den Laetril-Tabletten zu versuchen. Eine zweite Röntgenaufnahme zeigte einen rapide wachsenden Tumor. Am nächsten Tag wurde ihr eine Dosis eines relativ neuen Medikaments verabreicht, worauf ihre Nieren versagten. Das führte zu einem vorübergehenden Herzstillstand, und drei Wochen später starb sie, als alle ihre Abwehrkräfte völlig zerstört waren. (Übrigens verwendeten wir in diesen letzten Wochen doch noch flüssiges Laetril, das ihr rektal gegeben wurde. Es bewirkte eine starke Linderung der Schmerzen und förderte ihr allgemeines Wohlbefinden. An dem Tag, als sie starb, versuchte sie sogar noch zu essen. Am Abend vor ihrem Tod schien der Tumor beträchtlich geschrumpft zu sein.)

Ich ›wußte‹, daß sie an dem Tag, als sie die Tafel zur Wand drehte und das Gesicht zerkratzte, ihren Zorn destruktiv nach innen richtete, weil jetzt sogar ihre eigene Mami ihr wehtat (mit den Spritzen). Ich glaube, daß sie damals aufgab. Wenn sie nicht die tödliche Dosis des chemischen Mittels bekommen hätte, wäre sie uns vielleicht wenigstens ein paar Monate länger erhalten geblieben. Sie kämpfte so tapfer und wollte sogar mehrmals zum Doktor und sich neues Blut geben lassen, weil sie wußte, daß neues Blut ihr half. Die Arbeit an der Tafel mußten wir vorzeitig abbrechen, aber ich glaube, daß sie während der kurzen Zeit, in der wir sie anwandten, zwei Monate vielleicht, ein starkes und wirksames Instrument war. Sie schien ihr sehr wichtig zu sein, und sie freute sich auf die Sitzungen.

Ein einziges Mal hatte sie die Gelegenheit, eines ihrer Röntgenbilder im Krankenhaus anzusehen, und ich zeigte ihr auf dem Bild, wo das Wehweh war. An die Wand des Raumes war ein riesiger Elefant gemalt mit der Maus Timothy, die ein rotes Fähnlein schwang und auf seinem Rüssel saß. Ich sagte Lyndsay, sie solle sich vorstellen, daß ihre Helfer solche roten Fahnen tragen und auf den Tumor wie eine Armee losgehen und ihn wirklich totmachen. Danach verwendete sie von selbst solche roten Fahnen. Es geschahen so viele Kleinigkeiten, und es fällt mir schwer, mich an alle zu erinnern, aber für das Gesamtbild sind sie wichtig. Obwohl ihr der Wortschatz fehlte, um sich verständlich zu machen, verstand sie wahrscheinlich viel mehr, als ich je wissen werde, und teilte mir auf so vielen Wegen mit, was mit ihr geschah – und bereitete mich auf das vor, was noch bevorstand.

Eines Tages, als es dem Ende zuging, kritzelte sie die ganze Tafel voll und zeigte mir, wo der Krebs war. Ich versuchte, sie davon zurückzuhalten, weil ich das für eine negative Programmierung hielt, aber einige Tage danach stellte sich (in den Kliniktests) heraus, daß sie recht hatte, und ich war wie vom Schlag gerührt. Ich hatte es nie, wenigstens nicht bewußt, für möglich gehalten, daß sie sterben könnte. Sie hätte das Jahr vorher sehr leicht sterben können, aber ich glaube, sie wußte, daß ich noch nicht bereit war. Und während ich alles in meiner Macht Stehende unternahm, um ihr Leben zu erhalten, half sie mir sanft, innerlich zu wachsen und zu verstehen. Sie konnte einfach nicht ›fortgehen‹, bis ich ihr eines Tages sagen mußte, daß es ›okay‹ ist; ich mußte sie buchstäblich überreden, ihren Körper zu verlassen. Ich erlebte meinen Tod und meine Wiedergeburt an demselben Tag wie sie.«

Besonderer Hinweis: »Fünf Tage, bevor Lyndsay starb, hatte sie einen ungewöhnlichen Anfall. Plötzlich konnte sie nicht mehr ausatmen, die Luft blieb ihr weg, sie geriet in Panik und war wild vor Schreck. Sie warf ihren Kopf zurück und rang nach Atem. Ich bat Shawna, ihre ›Musik‹ lauter zu stellen, und sagte: ›Lyndsay, hör deiner Musik zu und entspanne dich.‹ Ich behielt eine gleichmäßige, ruhige Stimme und begann mit Entspannungsübungen.

Ihre Augen sogen sich an den meinen fest, und sie versuchte verzweifelt, den Anweisungen zu folgen. Wir begannen mit der Entspannungsübung bei den Füßen, und als wir zum Brustkorb kamen, war sie in der Lage, die Luft auszustoßen, und konnte wieder atmen. Dies war kein epileptischer Anfall, aber vielleicht etwas Ähnliches, weil ihr Kiefer sich verkrampfte und ihr Körper etwas steif wurde – aber sie war offensichtlich in Atemnot. Sie hielt jedoch ›Augenkontakt‹ mit mir und gab zu erkennen, daß sie ›verstand‹, was ich sagte, und folgte schnell meinen Anweisungen. Ich hielt sie auf dem Schoß und sagte ihr, daß sie keine Angst zu haben brauchte und daß sie ›den Körper loslassen, ganz locker machen und entspannen‹ sollte. Auch ich war zutiefst erschrocken, weil ich dachte, daß sie – gewaltsam – sterben würde, aber ich erkannte daran, daß sie beständig Augenkontakt mit mir suchte, daß sie um Hilfe rief und auf mich reagierte. Ich glaube fest, daß ihr vorheriges Training in Entspannung ihr in dieser Krise das Leben rettete und ihr half, wieder Kontrolle zu gewinnen und die Angst loszulassen.«

Hypnotherapie

Ein Therapeut, der fast zum Mitglied einer Familie wurde während der Zeit, als der Sohn dieser Familie im Sterben lag, setzte grundsätzlich zur medizinischen Behandlung Hypnotherapie ein. Mit seinen eigenen Worten:

»Ich nehme an, daß Jean Ihnen erzählt hat, daß ich bei David Hypnotherapie verwendete, zuerst zur Verhinderung des Erbrechens und später zur Kontrolle von Schmerz und Angst. Dies erwies sich als ein besonders nützliches Mittel, und David war sogar in der Lage, während seiner letzten Fahrt nach Texas Selbsthypnose anzuwenden. Er und seine Mutter arbeiteten auf sehr kreative Weise sogar an einem neuen Problem – an Appetitkontrolle im Zusammenhang mit Steroiden in hohen Dosen.

David fand seinen Ort des Friedens durch unsere hypnotherapeutische Arbeit, in der ich ihm suggerierte, daß er einen hypnotischen Traum mit angenehmen Gefühlen der Sicherheit und des Wohlbefindens haben würde. Er träumte in der Hypnose, daß er ein Adler sei und leicht von einem sicheren und glücklichen Ort zum anderen fliegen könne. Jedesmal, wenn der Adler aufgescheucht wurde, konnte er sofort an einen anderen Ort fliegen, der noch angenehmer und noch friedlicher war. Dieses Bild verwendete David in der Folgezeit.

Diese Erfahrungen erfüllten nicht nur ihren unmittelbar beabsichtigten Zweck, sondern gaben David und seiner Mutter das Gefühl, Kontrolle zu haben und die Dinge meistern zu können, wie sie es früher nicht konnten. Jean hat mir gesagt, wie sehr sie sich davor fürchtete, sich hilflos und passiv zu fühlen und auf Medikamente oder Apparate oder Fachleute angewiesen zu sein – und wie erleichtert sie war, als sie wußte, daß sie und David ein Mittel besaßen, mit dessen Hilfe sie bei der Bewältigung schwieriger Situationen viel aktiver sein konnten. Viele Leute meinen allerdings, daß ein Mensch unter Hypnose passiv ist, aber wer Erfahrung darin hat, weiß sehr wohl, daß genau das Gegenteil zutrifft.«

Im vergangenen Jahrzehnt haben wir zahlreiche Eltern kennengelernt, die neben Medikamenten Visualisation und Hypnotherapie verwendeten, um Schmerzen und Ängste ihrer Kinder mit tödlichen Krankheiten zu lindern, und wir sind sehr dafür, daß Elterngruppen diese zusätzlichen Methoden fördern und darin Training und Hilfe erhalten, damit sie sich mit ihnen vertraut machen können und sie sicher zu handhaben lernen, vorausgesetzt, sie befinden sich selbst in einem guten physischen und emotionalen Zustand.

Anleitungen zu methodischer Entspannung und Material über Meditation gibt es in Fülle, zum Beispiel Stephen Levines Workshops und Bücher. Auch seine persönlichen Besuche bei Sterbenden waren eine sehr nützliche und segensreiche Hilfe für viele.

Steve Halperns Schallplattenalben über Heilung durch Musik und Farben haben vielen unserer Patienten geholfen, sowie die Bücher von Thomas Roberts und G. Hendricks über Entspannung für Kinder. Sowohl das Buch von Dr. Charles Stroebel als auch seine Tonbandkassetten für Erwachsene (genannt *The Quieting Reflex* / »Der beruhigende Reflex«) bedienen sich dieser Art der Meditation, und erschöpfte Eltern und Kinder können es mit Liz Stroebels Kassettenprogramm für Kinder über den Abbau von Streß mit dem Titel »The Kiddie Q. R.« (»›Qieting Reflex‹ für Kinder«) versuchen, das von der National Educational Association empfohlen wird.

Jeder Hypnotherapeut, der mit einem Behandlungsteam zusammenarbeitet, kann eine Kassette oder ein Programm erstellen, das den besonderen Bedürfnissen eines jeden Kindes genau angepaßt ist.

Die Ronald-McDonald-Häuser, die zur Unterbringung von

Kindern mit tödlichen oder lebensbedrohenden Krankheiten und deren Eltern geschaffen wurden, die oft von weit her kommen, um in der Nähe eines bekannten Behandlungszentrums zu sein, könnten mit einer Bibliothek von derlei Materialien und einer Gruppe ehrenamtlicher Mitarbeiter ausgestattet sein, damit die Wartezeit zwischen den Behandlungen im Krankenhaus fruchtbar und wachstumsfördernd angewendet werden kann. Es wäre natürlich unabdingbar, diese Helfer sorgfältig auszuwählen, um Scharlatane und verantwortungslose sogenannte »Wohltäter« auszuschalten.

Wir könnten so viel für unsere Kinder und Familienmitglieder tun, wenn unsere Engstirnigkeit und unsere geistigen Scheuklappen uns nicht ständig im Wege wären.

Kapitel 9

Das innere Wissen der Kinder um den Tod und ihre Symbolsprache

Ein den Sioux-Indianern zugeschriebenes anonymes Gebet offenbart das universale Wissen vom Tod als einem Übergang zu einer anderen Form des Lebens. Es wurde mir von einer befreundeten Person geschickt, die von meinem Interesse für das spirituelle Wissen alter Kulturen wußte.

Sterbegebet der Sioux

Der Geist wurde nie geboren.
Der Geist wird nie aufhören zu sein.
Nie gab es eine Zeit, da er nicht war.
Ende und Anfang sind nur Träume.
Ohne Geburt, ohne Tod, ohne Wandel
bleibt der Geist ewig bestehen.
Der Tod hat ihn nie berührt,
wenn auch die Hülle als tot erscheint.

Das innere Wissen der Kinder um den Tod wurde uns auf mannigfaltige Weise bestätigt. In meiner Anfangszeit als Landärztin in der Schweiz besuchte ich viele Kinder mit Tumoren, Herzkrankheiten, Leukämie und anderen lebensbedrohenden Krankheiten. Damals gab es sehr wenig Literatur über dieses Thema, und der Arzt auf dem Dorf war bezüglich der Fragen seines Patienten hauptsächlich auf seine Intuition und seinen gesunden Menschenverstand angewiesen.

Eines Abends galt mein letzter Hausbesuch einem kleinen Mädchen, das schon seit Monaten krank war und auf die Behandlung wenig ansprach. Ihre Eltern und älteren Geschwister waren mit der Ernte beschäftigt, und ihre Mutter konnte nur gelegentlich eine Pause machen, um nach ihrer kranken kleinen Tochter zu sehen. Die Kleine wurde daher von einer Urgroßmutter betreut, die fast ganz taub war und sehr schlecht sehen konnte. Vom Standpunkt des Praktischen war sie eine sehr schlechte Betreuung, sie erwies sich jedoch als die beste Pflegerin und Gefährtin für unsere kleine Susanne.

Die Urgroßmutter saß den ganzen Tag bei Susanne, obwohl sie öfters einnickte, wenn die kleine Patientin schlief. Sie muß ein außersinnliches Wahrnehmungsvermögen gehabt haben, denn sie war immer hellwach und aufmerksam, wenn Susanne aufwachte. Dann berührte die Oma sie sanft, um ihr zu zeigen, daß sie wußte, daß sie aufgewacht war, und flößte ihr geduldig kleine Schlückchen Flüssigkeit durch ihre ausgetrockneten Lippen ein, ohne sie zu drängen oder sie zur Nahrungsaufnahme zu zwingen.

Ich hätte diese beiden stundenlang beobachten können. Oft hörte ich den Geschichten der alten Frau zu, die sie sich wohl aus alten Erinnerungen und einem inneren Wissen der künftigen Dinge zusammengereimt haben mußte. Ihre schlechten Augen hinderten sie daran, Geschichten aus den Büchern vorzulesen, aber ihre Erzählungen waren viel interessanter und anregender als irgendein Buch, das ich als Kind oder als Erwachsene gelesen habe – und ich habe viele gelesen! Die alte Frau schien Dinge zu wissen, die sich ereignen würden, und ihre Geschichten waren immer wie Vorbereitungen auf künftige Geschehnisse.

Zuerst stellte Susanne ihrer Ur-Oma viele Fragen. Später fragte sie nur noch selten. Am letzten Tag ihres Lebens, den die Ur-Oma vorausgesehen haben mußte, fragte Susanne sie einfach, ob sie sie »bald besuchen« würde. Niemand außer der Ur-Oma hätte diese Frage damals verstanden. Sie berührte sanft die Hand ihrer Urenkelin und sagte: »Aber natürlich, du weißt doch, mein gebrechlicher alter Körper macht es nicht mehr lange. Aber es wird schon noch gehen, solange du mich hier brauchst. Bald werden wir zusammen sein, und weißt du was? Dann kann ich wieder hören und sehen, und wir werden zusammen tanzen.«

Die Ur-Oma wußte, daß ich zuhörte, und sah mich mit verschmitztem Lächeln an. Wußte sie bereits, daß ich eines Tages verstehen und wirklich wissen würde, was diese beiden besonderen Menschen sich an diesem Tag anvertrauten? Vielleicht nahm sie schlicht meine Anwesenheit zur Kenntnis und schloß mich in ihre Belehrung ein, weil sie wußte, daß ich für jedes bißchen Hilfe dankbar war und daß diese besonderen stillen Augenblicke meine Arbeit so schön und wunderbar machten. Damals vor dreißig Jahren ahnte ich noch nicht, daß die sehr Alten und die sehr Kleinen meine Lehrmeister werden würden.

Die Ur-Oma richtete Susannes Feiertagskleid her und bat ihre Mutter, am nächsten Morgen nicht zur Arbeit zu gehen. In dieser Familie herrschte ein wunderbares Einvernehmen. Sie frühstückten noch gemeinsam, und einige Augenblicke nach der Morgenpause rief der Vater an, um mir zu sagen, daß Susanne gestorben sei.

Wie es damals üblich war, wurde Susanne von der Familie gewaschen und angezogen. Die Nachbarn zimmerten einen Sarg, und die Leute aus dem Dorf kamen einer nach dem anderen, um ihr die letzte Ehre zu erweisen. Der Leichnam wurde in der guten Stube aufgebahrt, die zur Küche und zum Eßzimmer hin offenstand. Freunde und Nachbarn, Schulkameraden und Lehrer kamen vorbei, um Abschied zu nehmen.

Das Dorf stellte den Leichenwagen und die Pferde, und fast jedermann ging hinter dem Sarg her zur Kirche und zum Friedhof. Die Schulkinder sangen ein Lied, der Pfarrer hielt eine Rede, der Großvater und einer der besten Freunde der Familie sagten ein paar bewegende Worte, und dann wurde der Sarg in die Erde hinuntergelassen. Brüder und Schwestern, Freunde und Nachbarn streuten eine Handvoll Erde auf den Sarg und schaufelten die Grube wieder zu.

Die Ur-Oma nahm an diesem ganzen Ritual im Freien stehend teil und ließ nur das Mahl im Dorfgasthaus aus, das von Verwandten, Freunden und Nachbarn überquoll. Als die Familie schließlich nach Hause zurückkehrte, war es spät abends. Die Ur-Oma erlitt einen leichten Schlaganfall, und auf ihre Bitte durfte sie zu Hause bleiben, um sich zu erholen. Ich versorgte sie, so gut ich konnte.

Meine Besuche in diesem Haus wurden für mich etwas sehr Kostbares. Ich ging immer noch hin, lange nachdem die Ur-

Oma zur kleinen Susanne gegangen war, und die Familie schickt mir immer noch Weihnachtsgrüße und freut sich, wenn sie gelegentlich von ihrer »Frau Doktor aus Übersee« einen Gruß bekommt.

Es ist ein Geschenk, ein Arzt auf dem Lande sein zu dürfen, wo das Leben mancherorts noch immer schlicht und voll Liebe, Glauben und Fürsorge für die jüngere Generation ist, so daß diese eines Tages dasselbe für ihre Kinder und Kindeskinder tun kann.

Ich bin sicher, obwohl ich das damals noch nicht wußte, daß diese Ur-Oma eine meiner ältesten Lehrmeisterinnen war und daß sie zusammen mit den vielen Susannen, die ich betreut habe, mir die Gewißheit gab, daß der Tod so einfach und unkompliziert sein kann wie das Leben – wenn wir ihn nicht zum Alptraum machen.

Die Symbolsprache der Kinder

Eine andere Mutter, deren sechzehnjährige Tochter durch einen Sturz vom Pferd starb, zeigte mir ein Bild, das ihre Tochter gemalt hatte. Die Symbolik dieses Bildes wirft die Frage auf, ob das Mädchen um ihre bevorstehende Kopfverletzung wußte, ebenso wie die Gedichte, die sie verfaßt hatte, die nicht nur bewegend, sondern auch eine Offenbarung sind. Das erste, das keinen Titel hat, wurde am Tag nach ihrem tödlichen Sturz gefunden. Es stand auf einem losen Blatt Papier, das sie in ihr Tagebuch gelegt hatte, welches sie in die Ferien mitgenommen hatte.

Ich bin noch ein rechtes Kind, weißt du,
verirrt irgendwo zwischen Lilien und Bäumen,
und nie in meinem Leben habe ich
mich dir genähert, ohne
zuerst zurückzuweichen.
Um so besser, glaube ich,
jedenfalls für dich.
Warte nur, du wirst schon sehen,
wie ich das meine,
wenn ich tausendfach zerstäube.

Nie hattest du solche Angst
in deinem ganzen Leben
und wurdest so belohnt.

MUTTER

Wie berühre ich dich:
Du bist so zart, so zerbrechlich.
Ja, ich liebe dich, aber ich bin im Alter der Revolte,
und wie revoltiere ich?
Wenn ich dich jetzt verlasse, was wird aus uns werden?
Siehst du nicht, daß ich dich aus der Ferne lieben muß?
Ich kann nicht mehr deine Stütze sein;
ich trage schwer an meinem eigenen Gewicht.
Du erschreckst mich jetzt, wie du um deine Söhne weinst.
Was wirst du tun, wenn ich an der Reihe bin,
deine einzige Tochter?
Deine Liebe ist stark; aber Ablehnung ist so leicht.
Wie kann ich dich verlassen und trotzdem wissen, daß du mich bei dir spürst?
Wenn du mich bittest,
dich zu berühren, und ich kann es nicht,
wirst du das verstehen?

Ein Traum, den ich mehr als einmal träumte

Ich gehe über einen großen Parkplatz vor einem Einkaufszentrum mit zwanzig oder dreißig Läden. Außer mir ist niemand da. Es ist dunkel und früh am Morgen. Ich höre das Echo jedes meiner Schritte. Es ist kühl.

Ich sehe einen Mann in der Ferne stehen, und in diesem Augenblick befinden wir uns plötzlich für den Bruchteil einer Sekunde auf einer sonnigen Wiese, aber dann kehren wir zurück. So schnell, als wäre das nur in meiner Einbildung. Ich gehe auf ihn zu. Er ist groß. Sein Haar ist blond, die Augen sehr dunkel. Er ist sehr müde. Es ist Jesus. Ich weiß nicht, warum ich das weiß, aber es ist so. Jetzt stehe ich dicht vor ihm und bleibe stehen. Er trägt Blue jeans, ohne Hemd. Seine Haut ist sehr glatt. Er sieht sehr traurig aus, als ob er von mir Abschied nehmen wollte, und dann faßt er meine beiden Hände und fängt an zu weinen. Auch ich fange an zu weinen, weil ich nicht weiß, *wie* lange es her ist, seit ich ihn gesehen habe, und sogar jetzt vermisse ich ihn. Er netzt meine Handrücken mit seinen Tränen, und dann geht er und sagt: »Du brauchst nicht zu mir zu kommen, damit ich bei dir bin. Ich bin für dich da, wann immer du mich brauchst.« Als ich wieder allein bin, sitze ich auf dem Randstein in dem Einkaufszentrum und weine sehr. Ich bleibe dort, bis die Sonne aufgeht, dann stehe ich auf und gehe langsam fort.

Wunsch

Ich wünsch mir das Leben, da es vorüber,
ich wünsch mir den Tod, da er gekommen.
An der Schwelle beider und doch von keinem
möcht ich vollenden, was ich begonnen.

Ich bin ein Mythos, die Vision der Vision,
ein ziehender Schatten, der wird jetzt kurz,
Verlängerung von mechanischer Präzision,
ein Ruf, ein Schrei ... ein Sprung vor dem Sturz.

Diese Texte verfaßte Mary Hickman im Frühjahr vor dem Sommer, in dem sie starb. Sie wurden nach ihrem Tod gefunden. – Eine Mutter von der Ostküste berichtete uns von einer anderen Erfahrung und ich möchte einfach ihren unredigierten Brief wiedergeben, der für sich selbst spricht.

»Meine Tochter wachte an jenem Morgen zeitig auf, in einem Zustand, den ich nur als ›äußerste Erregung‹ bezeichnen kann. Sie hatte diese Nacht in meinem Bett geschlafen, und ich wachte auf, als sie mich umarmte und aufrüttelte und zu mir sagte: ›Mami, Mami, Jesus hat mir gesagt, daß ich in den Himmel komme! Ich freue mich auf den Himmel, Mama, es ist so schön dort, voll Gold und Silber und Glanz, und Jesus und der liebe Gott sind da.‹ Sie redete so schnell, daß ich ihr kaum folgen konnte. Fast euphorisch. Das erschreckte mich – zunächst, weil es so merkwürdig war, so überraschend, es war ja nicht etwas, was man ein gewöhnliches Thema nennen könnte.

Am meisten beunruhigte mich ihre Erregung. R. war von Natur aus ein ruhiges, beinahe ein kontemplativ veranlagtes Kind, außerordentlich intelligent, kein ›Wildfang‹, der kindisch herumtollt, wie viele Vierjährige es tun. Sie war verbal außerdem sehr geschickt und konnte sich genau ausdrücken. Daß sie so aufgeregt war, daß sie stotterte und über ihre Worte stolperte, war sehr ungewöhnlich. Ich kann mich nicht erinnern, daß ich sie *jemals* in einem solchen Zustand gesehen hatte, weder zu Weihnachten, zu Geburtstagen oder im Zirkus.

Ich sagte ihr, daß sie still sein, langsamer sprechen und nicht so reden sollte (größtenteils wegen einer abergläubischen Angst meinerseits). Ich hatte so ein ›Gefühl‹ seit ihrer Geburt, daß sie irgendwie nicht lange bei mir bleiben würde (das sagte ich niemandem außer einer vertrauten Freundin). Ich wollte nicht daran erinnert werden, ich wollte sie nicht davon reden hören, schon gar nicht in dieser *plötzlichen*, unvermittelten wilden Art. Sie hatte nie vorher, höchstens ganz abstrakt, vom Sterben oder von ihrem Tod gesprochen.

Es gelang mir nicht, sie zu beschwichtigen. Sie redete unentwegt weiter und erzählte mir von dem ›schönen, goldenen Himmel, mit den wunderschönen Dingen und goldenen Engeln und Diamanten und Edelsteinen, Mutter‹. Und wie glücklich sie dort sein würde und wieviel Spaß sie dort hätte, und wie Jesus es ihr wirklich gesagt hätte. Sie sprach so emphatisch, so aufgeregt, daß es schwer war, ihr zu folgen. Ich erinnere mich mehr an die Art und den Inhalt dessen, was sie sagte, als an tatsächliche Worte, außer an einige wenige.

Ich sagte: ›Liebling, warte noch ein bißchen, beruhige dich‹, und bat sie, zurückzukommen. ›Wenn du in den Himmel kommst, dann werde ich dich vermissen, Liebling. Und ich bin froh, daß du so schön geträumt hast, aber jetzt reden wir mal ganz langsam und sind eine Minute ruhig, ja?‹

Es nützte nichts. Sie sagte: ›Es war *kein* Traum, es war *echt*‹ (in der emphatischen Art, wie Vierjährige sie an sich haben), und dann: ›Aber du brauchst dir keine Sorgen zu machen,

Mama, weil Jesus gesagt hat, ich darf mich um dich kümmern, und ich schenke dir Gold und Rubine und Edelsteine.‹ Und so redete sie weiter. (Ich setze nur die Teile in Anführungszeichen, an die ich mich Wort für Wort erinnere; an das übrige erinnere ich mich nur dem Inhalt nach, aber nicht im wortwörtlichen Zusammenhang.)

Das ist das Wichtigste, was sie sagte. Sie sprach noch eine Weile und erzählte, wie wunderbar der Himmel war (allmählich ruhiger werdend), und als ich ihr noch einmal sagte, wie schön ihr Traum war, antwortete sie, daß es kein Traum war, sondern ›echt, wirklich echt‹, und lag eine Zeitlang in meinen Armen und sagte, daß ich mir keine Sorgen machen sollte, weil Jesus für mich sorgen würde, kletterte aus dem Bett und lief fort zum Spielen.

Ich stand auch auf und machte das Frühstück. Wir hatten einen normalen Tag, aber zwischen drei und halb vier Uhr an diesem Nachmittag wurde R. ermordet (sie wurde vorsätzlich ertränkt).

Die Unterhaltung mit meiner Tochter an diesem Morgen verblüffte mich derart, daß ich ihren Traum, wie ich ihn nannte, an jenem Morgen wenigstens einer Person erzählte. Sie erinnert sich an diese Unterhaltung. Als sie die Nachricht von R.s Tod erhielt, war ihr erster Gedanke: ›Wie konnte R. das wissen?‹

Ich persönlich glaube *nicht*, daß Menschen in die Zukunft blicken können – die Gesetze der Physik lassen sich nicht beugen. Es war *nicht möglich*, daß R. wußte, daß sie ›in den Himmel kommen‹ würde.

Und doch war es so. Meine Tochter wachte in einem Zustand ungewöhnlicher Erregung auf und behauptete, Jesus hätte ihr gesagt, daß sie in den Himmel kommen würde. (Ich kann mich ehrlich nicht erinnern, ob sie tatsächlich ›heute‹ sagte.) Und am Nachmittag war sie tot. Ich kann es mir nicht erklären.

Unser Haus war an sich nicht sonderlich religiös. Meine Tochter war zweimal mit uns in der Kirche gewesen, und natürlich lasen wir ihr Geschichten von Mose und Jesus und Maria und Joseph vor. Unsere Kinder gingen unregelmäßig zur Sonntagsschule. Ich versuchte, sie zu Liebe und Achtung vor allem, zu Freundlichkeit und Hilfsbereitschaft zu erziehen, statt ihnen eine Religion beizubringen, von der wir selbst nichts wußten. Ich habe studiert und gelernt, gebetet und meditiert, aber ich weiß es beim besten Willen nicht!

Wenn die Mädchen mich nach dem Himmel fragten, sagte ich ihnen immer, daß ich nicht weiß, was mit uns geschieht, wenn wir sterben. Sie hörten das Wort ›Himmel‹ irgendwo anders. Soviel ich weiß, hatte R. noch nichts von den ›goldenen Straßen des Himmels‹ oder solchen Begriffen gehört. Wir hatten nie darüber gesprochen.

Sie wachte eines Morgens einfach auf und erklärte, sie hätte Jesus gesehen, und erzählte mir vom ›Himmel‹ und sagte, daß sie dorthin kommen würde. Und innerhalb von sieben Stunden starb sie.

Ich kann es mir nicht erklären.«

Der spirituelle Quadrant

Wer daran zweifelt, daß Kinder sich einer tödlichen Krankheit bewußt sind, sollte sich einmal die Gedichte und Zeichnungen dieser Kinder ansehen, die sie oft während ihrer Krankheit, doch manchmal schon Monate vor einer Diagnose anfertigen. Ein Beispiel dafür ist das Gedicht eines kleinen Mädchens, das sie sechs Monate vor ihrem Tod und zwei Monate, bevor die Diagnose gestellt wurde, schrieb. Obwohl man ihr nur sagte, sie sei etwas blutarm, wußte die Kleine intuitiv, daß ihre Zeit auf Erden begrenzt war. Man muß sich darüber im klaren sein, daß es sich dabei oft um ein vorbewußtes, nicht um ein bewußtes, verstandesmäßiges Wissen handelt. Es kommt von dem »inneren, spirituellen, intuitiven Quadranten« und bereitet das Kind allmählich darauf vor, dem bevorstehenden Übergang ins Auge zu sehen, auch wenn die Erwachsenen diese Realität leugnen oder ihr aus dem Wege gehen.

ZEIT

Die Sekunden beobachten,
wie sie vorübergehen.
Zeit vergeuden und zubringen,
schinden, totschlagen, verschlafen –
Zeit.

Erfahrungen, Lieben, Augenblicke des Todes,
Augenblicke der Tränen, kehren nie wieder,
vorbei –
für alle Zeit.

Jede Generation erklärt sich die Zeit anders,
aber durch Zufall
wird es dasselbe –
Zeit.

In Erinnerungen, Träumen gleiten die Gedanken
dieses Moments vorbei, während du
deine letzten Gedanken denkst
über die
ZEIT.

Aus einer kurzen Konsultation im Zimmer eines Motels in Australien ergab sich ein schönes Gespräch zwischen Chris, ihrer Mutter und mir, und ich erhielt von ihrer Mutter nach unserem Beisammensein folgenden Brief:

»Ich möchte Ihnen sagen, wie sehr Sie uns geholfen haben. Seit sie mit Ihnen sprach, hatte Chris zwei weitere Subarachnoidalblutungen aufgrund arterieller Mißbildungen. Es geht ihr noch gut, und sie hat keine Behinderungen. Als der Neurochirurg Chris sagte, daß er sie vielleicht doch operieren müßte, um ihr Leben zu verlängern, erklärte sie, daß sie als normales Mädchen, ohne Behinderungen sterben wollte.

Ihr Vater und ich schlossen uns dieser Einstellung an, weil sie fast fünfzehn Jahre alt ist und schon ein Drittel ihres Lebens mit ihrer Krankheit lebt. Sie sagte uns, daß die Qualität ihres Lebens ihr wichtiger sei als die Quantität. Sie scheint so voller

Widersprüche, denn sie kann vom Tod reden und tut es auch, wehrt sich jedoch gegen eine Salbe, weil sie sagt, sie sei nicht krank genug dazu, und besitzt eine ›Schachtel der guten Hoffnung‹, wie sie sie nennt, mit Babysachen drin.

Ich fürchte, ich kann die Möglichkeit ihres Todes immer noch nicht so annehmen, wie sie es offensichtlich kann. Ich liebe sie so sehr und möchte sie nicht verlieren. Ich fürchte, daß es doch geschieht, obwohl sie eine gute kleine Lehrerin ist und uns allen sehr hilft. Gestern fand ich einige Gedichte, die sie geschrieben hat und die ich Ihnen gerne zeigen möchte. Ich glaube, daß sie darin sehr viel aussagt, bin aber nicht sicher, was. Sie verfaßte sie übrigens einige Wochen, bevor sie ins Krankenhaus kam.«

Wolken

Eines Tages wollte ich ruhn
und beschloß, einen Blick zu tun
in den schönen Himmel oben:
vielleicht ist eine Taube droben.
Der Himmel war wolkig, düster und grau,
doch ich konnte weit in die Ferne schaun.
Ich sah ein paar Wolken am Himmel ziehn
und dachte, draus lasse ich Bilder entstehn.
Da waren Schiffe auf blauer See,
kleine Blumen, Käfer, ein Reh.
Dann blickte ich noch einmal hin
und sah dort eine Dame stehn
in einem blau und weißen Kleid
und Blumen zu ihren Füßen gestreut.
Als sie fortging, sah ich, wie
ihr eine Träne herunterlief.
Dann mehr und mehr, bis ich verstohlen
ging, um den Regenschirm zu holen.

»Ich habe noch mehr Gedichte beigelegt, die Chris geschrieben hat. Die letzten, die ich Ihnen schickte, schrieb sie für ein Schulprojekt, kurz bevor sie im März 1981 eine Gehirnblutung hatte. Die zweite Serie schrieb sie für mich als ein Weihnachtsgeschenk. Sie malt nicht mehr viel. Die Ärzte sagen uns jetzt, daß sie wegen der häufigen Blutungen wahrscheinlich eine bessere Chance hat, wenn sie operiert wird.

Die erste Reaktion von Chris war ein Schock, Tränen, Zorn. ›Warum lassen die mich nicht in Ruhe? Ich bin gesund und glücklich und arbeite mit den Kindern, die ich liebe.‹ Und dann später, nachdem sie sehr gründlich nachgedacht hatte: ›Ich habe es satt, zu warten und mir Gedanken zu machen, wann die nächste Blutung kommt und ob es wohl die große sein wird. Ich habe kaum eine Wahl mehr‹; und die Entscheidung wurde Chris überlassen. Sie ist jetzt fünfzehn, und es ist ihr Leben. ›So wie ich jetzt bin, darf ich weder Kaffee noch Tee trinken, damit mein Blutdruck nicht steigt. Ich darf nichts Anstrengendes tun. Was könnte passieren, wenn ich heiraten und Kinder haben wollte?‹ Ich antwortete, daß ich es nicht wüßte, sagte ihr jedoch ehrlich, daß Geschlechtsverkehr recht anstrengend sein kann. Sie sagte: ›Das dachte ich mir.‹

Chris hat sich zu der Operation entschlossen. Ihre Zwillingsschwester hat große Angst und spricht darüber, und das ist für sie wirklich ein Riesenfortschritt. Wie ihr Vater und ihre ältere Schwester hat sie es fertiggebracht, die Angst, daß Chris sterben könnte, von sich zu schieben. Chris ist eine gute Lehrerin, und sie hat uns ungemein geholfen. Sie hat ihrer Schwester gesagt, daß der liebe Gott schon weiß, was sie will, und sie würde entweder gesund werden – kleine Behinderungen würden nichts ausmachen, weil sie sie überwinden könnte – oder sterben, und das wäre auch in Ordnung, weil ›ich beim lieben Gott gesund, normal und glücklich wäre‹. Chris denkt nicht an schwere Behinderungen oder eine Schädigung des Hirnstamms. Was sie betrifft, so kommt so etwas überhaupt nicht in Betracht, sie würde lieber sterben.

Chris schrieb den folgenden Brief und das Gedicht über einen Freund im Krankenhaus, der an Leukämie starb: ›Liebe M., heute morgen starb R. Es war eigentlich kein großer Schock, weil alle wußten, daß er früher oder später sterben würde. Spät am Abend dachte ich nach, was ich für ihn tun könnte, und so schrieb ich dieses Gedicht für ihn. Ich lag wach und dachte nach, ob ich es ihm geben sollte oder nicht. Ich beschloß, es nicht zu tun, und dann starb er. Ein Gedicht zu schreiben ist wohl nicht viel, aber es ist alles, was ich tun konnte. Als ich heute morgen erfuhr, daß er gestorben war, war ich in gewisser Hinsicht froh. Dann dachte ich, wie schade um ihn, aber er wird ein schöner Engel im Himmel sein.

Ich bin sicher, daß Kinder wie R. aus einem bestimmten Grund auf die Erde geschickt werden, den nur der liebe Gott kennt. Du mußt immer an all die anderen Kinder denken, die leben, und nicht an alle die Kinder, die sterben. Ich saß gerade an J.s Bett und dachte an R. Das regte mich sehr auf. Ich versuchte, mir zu sagen: Chris, mit J. ist doch alles in Ordnung. Ich glaube ehrlich, daß auch mit mir alles in Ordnung sein wird, es ist nur so schrecklich schwer, loszulassen und zu sagen: Der Wille Gottes geschehe. Für Ihn ist es in Ordnung, und Er ist okay. Er hat die kleinen Kinder bei sich dort oben, und Er schickt immer wieder Kinder hinunter, die an Krebs und Leukämie sterben, und der Kreislauf geht immer weiter. Mach's weiterhin gut. Kopf hoch. Liebe einen Engel, Chris.‹«

Leben

Der Lebensweg ist holprig,
der Lebensweg ist steil.
Da geht es auf und nieder,
das gibt es Glück und Leid.
Das Beste von allem ist
die Belohnung der kleinen Kinder,
wenn sie Engel im Himmel sind.

Liebe

Die Liebe ist überall,
du brauchst sie nicht
zu suchen,
um etwas Liebe
im Herzen
zu tragen,
wie es in dem alten

Sprichwort heißt:
Die Liebe wird nicht deinem Herzen gegeben,
daß sie dort bleibt,
denn Liebe ist nur Liebe,
wenn du sie verschenkst.

Luke ist ein siebenjähriger Junge, den Chris im Krankenhaus kennenlernte. Sein linkes Bein war oberhalb des Knies amputiert worden – Krebs. Chris hat seither nie versäumt, ihn zu besuchen. Sie hat ihn sehr lieb.

Luke

Luke ist mein Freund,
mein Kamerad, mein Kumpel; manche
nennen ihn Luke, den Spuk.
Ich bitte immer für ihn in meinen
Gebeten und nenne ihn nicht
Luke, den Spuk, sondern meinen
kleinen sommersprossigen Engel
vom Himmel.

Ist es wirklich so?

Was ist in dem Tunnel, was sind das für Lichter,
als säh' man hinunter durch einen Trichter?
Kann ich's wagen, zu öffnen die Tür?
Doch ich merke, es gibt keine Tür.
Ich sehe dort einen hellen Schein,
daß mich wer sucht, könnte es sein?
Nein, ich will die Türe nicht öffnen.
O wie schön sie doch sind,
lauter Engel vom Himmel.
Und ich selber bin schön
und lieblich. Schöne,
kleine Kinder laufen herum.
Nein, fürchtet euch nicht, meine Freunde.

Jeder ist freundlich hier.
Ich öffne die Tür und lasse
die Leute herein. Viele
kommen herein, aber keiner
geht hinaus, weil sie alle
so gerne hier sind.

Traurigkeit

Traurigkeit ist wie ein Wasserfall
ohne Wasser.
Traurigkeit ist wie eine Pastete
ohne Tomatensoße.
Traurigkeit ist, Kleider zu haben,
aber keinen Körper.
Traurigkeit ist eine Geldbörse
ohne Geld.
Traurigkeit ist eine Glühbirne
ohne Licht.
Traurigkeit ist eine Zahnbürste
ohne Zahnpasta.
Traurigkeit ist wie eine Dusche
ohne Seife.
Traurigkeit ist etwas, das man
zum Leben nicht braucht.

Warum?

Warum haben wir Eltern, und warum haben wir ein Zuhause? Warum haben wir zwei Ohren, und warum haben wir eine Nase? Warum leben Babys, warum sterben Babys? Warum sterben wir, und warum haben wir Angst davor? Warum leben wir, warum sind wir am Leben? Die Antwort heißt: Warum nicht?

FAMILIE

Eine Familie ist immer voll
von Liebe und Fröhlichkeit.
Darum schickt uns der liebe Gott
her, damit wir lieben und
ehren, bis daß der Tod
uns scheidet; daß wir lieben,
solange noch Liebe
in unserem Herzen ist.

Chris hinterließ ihrer Familie den folgenden Brief und Letzten Willen:

»Mami, Du sollst wissen, daß ich Dich immer liebgehabt habe und Dich immer lieben werde. Ich weiß, daß ich in den Himmel komme, und ich weiß, daß ich Dich sehen werde, wenn Du stirbst. Ich möchte, daß Du im Gebet immer an mich denkst und mit mir sprichst. Ich möchte Dich nicht immer weinen sehen. Ich werde im Himmel glücklich sein, das sollst Du wissen, solange Du lebst. Sag jede Nacht zu Dir selbst: Träum schön, Gott segne dich, ich habe dich lieb und danke, lieber Gott, weil ich Dich hören werde. Auch Papi, Karen und Ann habe ich sehr lieb. Ich habe auch Dich lieb. Du hast die schlimmen und die guten Zeiten mit mir durchgestanden, und das werde ich nie vergessen. Ich liebe Dich sehr, Mami.

Alles Liebe,
Immer Deine Tochter Chris

1. Januar 1982

Dies ist der Letzte Wille und das Testament von mir, Chris. Hiermit vermache ich meiner Familie mein Geld für einen guten Zweck, entweder für mein Begräbnis oder als Spende für das Kinderhospital. Die Kleider, die meiner älteren Schwester und meiner Zwillingsschwester nicht passen, sollen armen Leuten geschenkt werden. Meine Spielsachen vermache ich meinen Nichten und Neffen, wenn Karen oder Ann Kinder haben. Muffy soll mit mir begraben werden. Mein Schmuck soll zwischen Karen und Ann und vielleicht auch Mami aufgeteilt werden. Meine Puppe und meinen Ring möchte ich bei mir haben, wenn ich sterbe. Den Ring von Papis Mutter soll Karen haben, die ihn mir geliehen hat. Meine Porzellansammlung vermache ich meiner ganzen Familie. Alles übrige, was auch immer, sollen Karen und Ann sich teilen.

Ich möchte zu meinem Begräbnis Blumen haben und viel laute Musik ...«

Chris schloß nicht, wie beabsichtigt, ihr Testament am 4. Mai 1982 ab, weil sie mit einer Blutung ins Krankenhaus kam und vor ihrer Operation am 4. Juni 1982 bewußtlos war. Briefe mit Anweisungen für die Messe und das Testament waren alle in einer Tasche, die Chris ins Krankenhaus mitnahm. Hier sind Ausschnitte aus den Briefen, die Chris schrieb. Sie hinterließ einen Schatz, der viel mehr wert ist als Gold, ein kostbares Geschenk ihrer selbst, ihrer Liebe und Aufrichtigkeit, ihres Glaubens, um den sie hart und wahrhaft gerungen hat. Schwarz und weiß, keine Grautöne, eine Gewißheit, daß Gott weiß, wie ihr zumute war, mit klarem Verständnis und bedingungsloser Liebe. Sie sprechen für sich selbst.

»An meine Familie und meine Freunde:

Hiermit verfasse ich bei klarem Bewußtsein diesen Brief. Ich weiß, daß es schwer sein wird, aber ich glaube, wenn Gott will, daß ich sterbe, wird er mich zu sich nehmen, und wenn er will, daß ich lebe, dann werde ich auch leben. Mami sagte einmal, daß Gott die Ärzte geschaffen hat, und ich sagte darauf, daß Gott mir auch meinen Verstand gegeben hat, damit ich selbst meine Entscheidungen treffe.

Ich glaube, daß eine Behinderung, die mich unfähig machte, etwas zu tun, mit Sicherheit mein Tod wäre. Ich möchte so *gerne* in meinem besonderen ›Ausgehkleid‹ begraben werden. Ich mag es so gern, Mami. Danke für alles, was Du für mich getan hast. Du warst immer da, und das rechne ich Dir hoch an. Papi, ich hoffe, daß Du meinen Tod als ein Zeichen der Liebe Gottes zu mir siehst, und ich liebe Dich auch. Auch Dir möchte ich für alles danken. Karen, ich weiß, daß ich eifersüchtig auf Dich war, weil Du alles bist, was ich nicht bin. Ich habe Dich lieb, denk immer dran. Dank für alles.

Zuletzt komme ich zu meiner kleinen Zwillingsschwester Ann. Ich liebe Dich so sehr, daran sollst Du immer denken, wenn Du mit jemandem reden willst. Ich werde Dich hören. Ich möchte auch dann noch gebraucht werden, wenn ich fort bin. Ich darf sagen, während ich dies schreibe, daß ich nicht ein Wort ohne Tränen zu Papier gebracht habe. Ich werde Euch alle vermissen. Ich werde immer an Euch denken und Euch alle beschützen.

Ich muß auch noch Cathy erwähnen: Sie ist meine beste Freundin und wird es immer sein. Ich werde mit dem lieben Gott sprechen, daß er ihren Papi nach Melbourne versetzt. Und wenn wir alle wiedergeboren werden, wird es ganz anders sein. Ich möchte, daß Cathy zu meinem Begräbnis kommt. Ich habe sie sehr lieb.

Denkt Euch nur, ich werde die Eltern von Papi, Mamis Oma, Christopher, Mrs. Brady sehen. Grüßt Joyce und Bill und dankt auch ihnen. Ich habe beide sehr lieb. Wenn ich jemanden ausgelassen habe, sagt ihm nur, daß ich ihn liebhabe und daß ich alle vermissen werde. Legt mir ein Bild der ganzen Familie und von Cisco hinein, ja? Ich möchte, daß Bernard und Pater Tom die Messe für mich halten, und Tante Jan und Tante Barb sollen ein lustiges Begräbnis veranstalten. Ich möchte lauter gelbe und rosa Blumen und weiße Nelken und Rosen. KEIN ROT. Ich möchte nicht, daß die Leute aufhören, von mir zu sprechen, und ich möchte, daß jeder um meinetwillen glücklich ist.

Ich danke Euch, ich liebe Euch alle sehr. Sagt Cisco für mich auf Wiedersehen. Ich habe ihn so lieb. ICH VERMISSE UND LIEBE alle, die ich in diesem Brief erwähnt habe.

Adieu, Eure Tochter, Schwester, Freundin Chris.

Ich liebe Euch alle.«

»Sehr geehrte Frau Dr. Ross,

Ich habe immer mit großem Interesse zugehört, wenn Sie im Fernsehen aufgetreten sind. Sie scheinen die einzige Person zu sein, die ich je gekannt habe, die so starke Überzeugungen hat wie ich.

Ich habe zwei Enkel. Der ältere steht mir geistig sehr nahe. Sie sind beide goldig, mißverstehen Sie mich nicht. Der ältere, Jonathan, kommt zu mir ins Bett, und dann reden wir über alle möglichen Dinge. Ein Gespräch lief so ab:

J: Wirst du ein Engel sein, wenn du stirbst, Großmama?

Ich: Das hoffe ich.

J: Man kann Engel nicht sehen, gell?

Ich: Nein.

J: Könntest du jetzt sterben, Großmama? Dann könntest du immer bei mir sein.

Wir sprachen davon, was wir tun werden, wenn wir uns nicht mehr um unseren Körper kümmern müssen.

Ich sagte auch beiden, daß ich keinen Grabstein wollte, sondern nur einen Baum mit schönen Blumen und Beeren für die Vögel und einem Wasserschälchen darunter für die Vögel. Sie versuchen jetzt beide, in schönsten Buchstaben ›Großmama‹ auf die Schale zu schreiben! Das Ganze ist sehr fröhlich, ja fast ein Spaß.

Der Älteste sagt: ›Die anderen werden denken, daß du fort bist, gell? Aber ich weiß Bescheid!‹

Sie können sich vorstellen, wie ich diese Gelegenheit beim Schopf ergriff, damit er es seinem kleinen Bruder und sogar seiner Mami und seinem Papi erklärt, damit sie nicht traurig sind!

Am *selben Tag*, als Sie über den Tod, Kinder und Regenbogen sprachen, erhielt ich von ihm diese Karte. (Auf der Karte war ein Regenbogen gemalt, der sich zu einem goldenen Topf bei einem von Blumen und Vögeln umgebenen Haus neigt.)

Es ist damit nicht sein eigener Tod gemeint, sogar an meinen hat er nicht gedacht, obwohl unterbewußt alles auf der Karte, die mein Enkel mir gemalt hat, abgebildet ist. Da ist mein Regenbogen, meine Blumen für die Vögel – aber schauen Sie in die Ecke! Meine Augen füllten sich mit Tränen – ein Topf voll Glück steht bei *meinem* Haus! Das ist es, was ich ihm *jetzt* bedeute, aber das Glück bedeutet auch, daß der Kummer des Abschieds fortgenommen ist.

Ich hoffe, daß dieser Brief nicht zu lang ist, aber auch ich *weiß* und durfte mein Wissen weitergeben, und das ist etwas Wunderbares, eine Auszeichnung.«

Kapitel 10

Wie können Freunde helfen?

Nach dem Tod eines Kindes scheint die Zeit stillzustehen, und wenn sich etwas um uns bewegt, scheint es uns nichts anzugehen. Wir führen mechanisch den Hund spazieren, ziehen unserem Siebenjährigen einen Mantel an und schicken ihn zur Schule. Geistesabwesend setzen wir den Kaffee auf und heben benommen das Telefon ab.

Wenn aus der Blumenhandlung Blumen kommen, erinnern wir uns vage, daß wir dem Boten ein Trinkgeld geben müssen. Wir danken mit einem Kopfnicken, wenn eine Nachbarin einen duftenden, frischgebackenen Apfelkuchen bringt, aber wir sind nicht wirklich »dabei«. Wir möchten die Uhr zurückstellen. Wir möchten hören, wie Jim nach Hause kommt mit seinem üblichen lauten, fröhlichen »Hallo, Mami!«. Wir möchten seine schmutzigen Schuhe wieder am Eingang sehen, wie er sie immer vom Fußballspielen heimbrachte. Wir warten darauf, daß wir hören, wie er die Trommeln spielt, seine geliebten Trommeln! Wir wollen nicht glauben, daß wir nie mehr hören werden, wie er sie mit seinen Händen bearbeitet, die, ach, so schön und so außerordentlich waren.

Wir bewegen uns im Kreis, heben hier und dort ein Stück Wäsche auf, füttern den Kanarienvogel (habe ich ihn gestern gefüttert?) und sehen in den grauen, nebligen Morgen hinaus. Wieder ein Tag, wieder eine Nacht. Könnte ich nur seine Stimme hören, sein Lachen, könnte ich nur in sein Zimmer gehen und das kleine Murmeltier unter der Decke sehen, eingeringelt und zufrieden. Bald würde er aufwachen, sich die Augen reiben und brüllen: »Mami, wie spät ist es?« Natürlich wußte er immer, wieviel Uhr es war. Er wollte nur melden, daß er wieder auf der Welt war und wach für einen weiteren Tag voll von Sonnenschein, Musik, Sport und, das darf ich nicht vergessen, für seine erste Freundin.

Ich möchte sie anrufen und mit ihr über ihn sprechen, über die Zeit, die sie zusammen verbracht haben, von seinen Träumen und Freuden hören. Aber was würde ich ihr sagen? Würden wir nur dasitzen und einander anstarren? Würden wir nur in Schluchzen ausbrechen und miteinander weinen? Ich habe nicht die Kraft, jemanden anzurufen. Ich kann mich kaum von einem Zimmer in das andere bewegen. Bitte, lieber Gott, laß die Zeit vergehen.

Ich öffne einen Brief, der ganz oben auf dem Stapel von Post liegt, die gestern gekommen ist, oder war es vorgestern? Er ist in einer zarten Handschrift geschrieben von einer Person, an deren Namen ich mich nicht erinnere:

»Meine liebste ...

Ich bin unendlich traurig über den Tod Deines Sohnes, aber ich bin froh, daß Du mich angerufen hast, um es mir zu sagen. (Jetzt weiß ich wieder, wer es ist. In meinem Kopf sieht es in letzter Zeit schrecklich aus.) Dein Schmerz und Deine Verzweiflung sind für mich ein altvertrautes Lied, ein Lied, an das ich mich so gut erinnere. Und weil ich es so klar in der Erinnerung habe, kann ich Dir auch mit voller Gewißheit sagen, daß die Freude wieder zu Dir kommen wird, obwohl das Dir jetzt unmöglich scheint. Du wirst zurückblicken und Jims Gesicht wiedererkennen, die lustigen kleinen Gewohnheiten, die nur er hatte, zum Beispiel wie sein Haar lag, wenn er es eben gebürstet hatte. Du wirst sein Lachen wieder hören und ihn an Dich drücken können ohne das Gefühl, Dir würde das Herz brechen.

Aber diese Wandlung stellt sich ganz langsam, fast unmerklich ein. Und manchmal ist die Zeit zwischen jetzt und dann so schwer zu ertragen. Dein Glaube an das Leben, an Glück und die Zukunft wird oft schwanken, aber *packe* das Leben, einen Menschen, irgendein Ding, das Du als Stütze brauchst!

Du brauchst nicht stark oder logisch oder vernünftig oder irgend etwas zu sein, das Du Dir einbildest. Für mich hat es sich als besser erwiesen, wenn ich nicht versuchte, gegen den

Schmerz anzukämpfen, sondern wenn ich mich von ihm wie von einer riesigen Flutwelle überrollen und fortschwemmen ließ, bis er seine Wut verausgabt hatte und mich keuchend, aber lebend an den Ufern der Vernunft fallen ließ. Und wie jeder Sturm ließ er allmählich nach. Die Wellen überfielen mich in immer größeren Abständen, und irgendwo, ohne daß ich mir dessen bewußt war, wurde das Leben wieder lebenswert.

Meine liebe Freundin, ich bin eine gute Schwimmerin. Wenn Du einmal meinst, Du würdest von der Strömung verschlungen, mach Deine Augen zu und fühle, wie meine Arme Dich halten, und fühle meine Liebe, von Mensch zu Mensch, die Liebe einer Mutter zu einer anderen, die Dir über den Kontinent hinweg die Hand entgegenstreckt, um Dein Herz zu wärmen und zu trösten, während es heilt.

Jeden Tag bete ich darum, daß Dein Schmerz aufhören und Frieden zu Dir kommen möge. Ich weiß, daß uns immer gegeben wird, was wir brauchen, ob wir wollen oder nicht. Auch Dir wird gegeben werden. Streck nur immer die Hand danach aus. Es ist da.

Es wird immer für Dich da sein, Dir *jederzeit* des Tages oder der Nacht zur Verfügung stehen, und trotz der großen Entfernung zwischen uns sind wir uns so nahe wie das Telefon oder unsere Gedanken.

Meine Gedanken sind immer bei Dir, und meine Liebe strömt jetzt zu Dir hin, Deine Sylvia.«

Das liebende Gedenken

Nach dem Tod eines Jugendlichen wird ein Haus, das vorher voll war von jungen Leuten, von Rock-Musik, von den Stimmen und dem Lachen der Teenager, schrecklich leer, kalt und still. Es hat etwas Unwirkliches, »wie ein Leichenhaus«, wie eine Mutter es beschrieb. Das Leben geht weiter, und der Briefträger kommt immer noch, aber die lebhaften Geräusche sind nicht mehr da, und die Türen werden nicht mehr zugeworfen. Das, was man früher für »eine Plage, einen Alptraum, einen unerträglichen Lärm« hielt, wird jetzt bitter vermißt! Solche trauernden Eltern hätten jetzt nicht einmal etwas gegen die lauteste Musik, während sie Nachrichten sehen, und man fängt an zu denken: »Hätte ich ihm doch nur einmal gesagt, wie sehr ich ihn liebe.« Der Verlust, die Sehnsucht nach dem ehemals Vertrauten verursacht intensiven Schmerz, und wenn man auch noch so oft die Treppe zwischen seinem Zimmer und dem Untergeschoß auf- und abgeht, kann man diese Geräusche nicht in die Wirklichkeit zurückholen.

An einem solchen Tag, Wochen und Monate nach dem Begräbnis, kann die Ankunft eines alten Schulkameraden das größte Geschenk sein. Ein Junge kam an die Tür von Frau L. und bat um die Erlaubnis, weiter im Garten Ball spielen zu dürfen, »wie wir es immer gemacht haben«. Sie war überglücklich, ihm die Erlaubnis dazu zu geben. Bald kamen andere Mitschüler, und sie war geschäftig in der Küche zugange, richtete kalte Getränke und kleine Happen her und kramte lachend alte Erinnerungen aus. »Einmal muß ich Rick sagen, daß er mir damit das Leben gerettet hat. Wie hat er das bloß gewußt?«

Ich gab Frau L. den Rat, es Rick *heute* zu sagen, anstatt es bis morgen aufzuschieben, denn vielleicht gäbe es morgen keine Gelegenheit mehr dazu. Als sie es ihm sagte, erzählte Rick ganz nüchtern, daß ihr Sohn ihm gesagt habe, daß es an der Zeit wäre, die alten Spiele im Garten wieder aufzunehmen. Er gestand ihr lächelnd und ein bißchen verlegen, daß er lediglich »die Anweisungen befolgte«, die ihm sein alter Kamerad erteilte, der ihn »gelegentlich im Traum besuchte«.

Hilfe bei der Bewältigung des Alltags

Sandy Albertsons Buch *Endings and Beginnings* (Random House, New York 1980) enthält viele schöne Beispiele, was Freunde in Zeiten der Not füreinander bedeuten können. Eine Frau, deren junger Ehemann im Sterben lag, besuchte ihn mindestens zweimal am Tag im Krankenhaus und mußte sich gleichzeitig um ihre beiden kleinen Kinder zu Hause kümmern und ihren Säugling stillen. Sie war müde und bezüglich der Prioritäten des Lebens unsicher, aber sie erzählte, wie plötzlich Freunde auftauchten, obwohl es sich um Leute handelte, die sie nicht kannte.

»Einmal kam spät abends eine Frau von einer Versammlung der Quäker an unsere Tür und brachte ein komplettes Abendessen für unsere Familie. Ich kannte sie nicht, aber sie erklärte, daß sie über andere Quäker von uns gehört hatte. Ich hatte damals kaum die Kraft, mich auf eine neue Beziehung einzulassen, und ich war dankbar für die angenehme Art, wie diese ›Fremde‹ uns ihre Gabe reichte, ohne zu verlangen, daß wir noch einmal darauf zurückkommen oder weiter mit ihr verkehren würden.

An einem anderen Abend, als Robin und ich gerade gegessen hatten, klingelte es. Es war eine junge Mutter, die ich nur flüchtig kannte. Sie sagte: ›Ich bin gekommen, um das Geschirr zu waschen‹, was sie auch tat. Obwohl es mir anfangs etwas peinlich war, muß ich jetzt lächeln, wenn ich daran denke. Es gibt eine neue Ebene des Vertrauens in einer Beziehung, wenn man einem befreundeten Menschen erlaubt, unsere Privatsphäre kennenzulernen, im Haus Staub zu saugen oder das Badezimmer zu putzen.«

Freunde sind auch Menschen, die spüren, daß wir aus dem Haus, dem Krankenhaus, der Atmosphäre, die uns an Krankheit und Tod erinnert, einmal heraus müssen. Diese Freunde erinnern sich, daß wir früher gerne in Antiquitätenläden gingen, ein Konzert im Park hörten, am Rande des Wassers saßen und den Möwen zuschauten und träumten. Freunde sind Menschen, die uns still an diese Orte führen, uns dort allein lassen und zurückkommen, um uns wieder abzuholen, wenn es Zeit ist, zu den bitteren Realitäten des Lebens zurückzukehren. Aber dieser Zeitraum, diese »Pause«, die wir hatten, ist ein Geschenk für uns, und das hilft uns, einen weiteren Tag, eine weitere Nacht zu überstehen.

Der Mann, der zu Hilfe kam
*Ein Bericht von Magde Harrah**

Ich stand noch unter dem Schock und stolperte durch das Haus und versuchte, einen Beschluß zu fassen, was ich in den Koffer hineintun sollte. Am frühen Abend hatte ich einen Anruf aus meiner Heimatstadt in Missouri bekommen mit der Nachricht, daß mein Bruder und seine Frau, ihre Schwester und beide Kinder der Schwester bei einem Autounfall ums Leben gekommen waren. »Komm, so bald du kannst«, hatte meine Mutter gebeten.

Das wollte ich auch tun – sofort wegfahren, zu meinen Eltern eilen. Aber mein Mann Larry und ich waren eben mitten dabei, *unseren ganzen Besitz einzupacken,* weil wir von Ohio nach New Mexico übersiedeln wollten. Unser Haus war ein Chaos. Einige der Kleidungsstücke, die Larry und ich und unsere beiden kleinen Kinder Eric und Meghan brauchen würden, waren bereits in Kartons verpackt. In welchen? Verwirrt von Trauer, wußte ich es nicht mehr. Andere Kleider lagen ungewaschen auf einem Haufen im Badezimmer. Das Geschirr vom Abendessen stand noch auf dem Küchentisch. Überall lag Spielzeug verstreut herum.

Während Larry für den nächsten Morgen den Flug buchte, irrte ich im Haus umher, hob ziel- und planlos Dinge auf und legte sie wieder hin. Ich sah alles, was getan werden mußte – und tat nichts. Ich konnte mich nicht sammeln.

Immer wieder klangen mir die Worte, die ich am Telefon gehört hatte, in den Ohren: »Bill ist tot – Marilyn auch. June – und beide Kinder.«

Es war, als ob diese Nachricht mein Hirn mit Watte verstopft hätte. Wenn Larry sprach, klang es wie von weit her. Hinter meinen Augen fielen Vorhänge zu. Während ich mich durch das Haus bewegte, stieß ich an Türen und stolperte über Stühle.

Larry hatte so gebucht, daß wir um sieben Uhr am nächsten Morgen wegfliegen konnten. Dann rief er ein paar Freunde an,

* Magde Harrah »The Man Who Came to Help«, Abdruck mit freundlicher Genehmigung der Zeitschrift *Guideposts*, 1981.

um ihnen zu sagen, was passiert war. Gelegentlich wollte jemand mich sprechen.

»Wenn ich etwas für euch tun kann, bitte, sag es mir«, bot die betreffende Person freundlicherweise an.

»Danke. Vielen Dank«, antwortete ich. Aber ich wußte nicht, was für eine Bitte ich äußern sollte. Ich war zu konfus und konnte mich nicht konzentrieren.

Ich saß auf einem Stuhl und starrte ins Leere, während Larry Donna King anrief, die Frau, mit der ich jeden Sonntag in der Kirche ›Kindergarten‹ hielt. Donna und ich waren locker befreundet, aber wir sahen uns nicht oft. Sie und Emerson, ihr magerer, stiller Mann, waren unter der Woche mit ihrem eigenen ›Kindergarten‹ beschäftigt – sechs Kindern im Alter von fünfzehn bis hinunter zu zwei Jahren.

Ich war froh, daß Larry daran gedacht hatte, ihr zu sagen, daß sie am nächsten Sonntag den Kindergarten allein betreuen mußte.

Als ich dasaß, sauste Meghan vorbei und hielt einen Ball umklammert. Eric jagte ihr nach. Sie sollten eigentlich im Bett sein, dachte ich.

Ich folgte ihnen in das Wohnzimmer. Mit schleppenden Beinen. Meine Hände fühlten sich an, als trüge ich Handschuhe aus Blei. Ich sank auf das Sofa und saß betäubt mit geschlossenen Augen da.

Als es klingelte, stand ich langsam auf und schleppte mich durch das Zimmer. Ich öffnete die Tür und sah Emerson King auf der Veranda stehen. »Ich bin gekommen, eure Schuhe zu putzen«, sagte er.

Seine Worte dröhnten gegen meine wie verstopften Ohren. Ich bat ihn, es noch einmal zu sagen, damit ich sicher war, ob ich richtig gehört hatte.

»Donna mußte bei dem Baby bleiben«, sagte er, »aber wir möchten euch helfen. Ich erinnere mich, als mein Vater starb, brauchte ich Stunden, um die Schuhe der Kinder für das Begräbnis zu putzen und zu polieren. Ich bin gekommen, um das für euch zu tun. Gib mir alle eure Schuhe – nicht nur die guten, sondern alle eure Schuhe.«

Ich hatte an Schuhe nicht einmal gedacht, bevor er sie erwähnte. Jetzt erinnere ich mich, daß Eric am vorigen Sonntag nach der Kirche den Gehsteig verließ und mit seinen guten Schuhen durch den Schlamm stapfte. Meghan, die hinter ihrem Bruder nicht zurückstehen wollte, hatte mit ihren Schuhen Steine vor sich her gestoßen und die Spitzen abgeschürft. Als wir nach Hause kamen, hatte ich die Schuhe beiseite geworfen mit der Absicht, sie später zu reinigen, hatte das dann aber vergessen.

Emersons Bitte gab mir etwas Bestimmtes, was ich tun konnte. Während er Zeitungen auf dem Küchenboden ausbreitete, sammelte ich Larrys gute Schuhe, seine Alltagsschuhe, meine Schuhe mit hohen Absätzen, meine flachen Schuhe, die verschmutzten guten Schuhe der Kinder und ihre Tennisschuhe mit den Flecken ein. Emerson stöberte einen Topf auf und füllte ihn mit Seifenlauge. Er nahm ein altes Messer aus der Lade und ergatterte einen Schwamm, den er unter der Spüle fand. Larry mußte mehrere Kartons durchsuchen, aber schließlich fand er die Schuhcreme.

Emerson ließ sich auf dem Boden nieder und fing an zu arbeiten. Als ich sah, wie er sich intensiv auf diese eine Aufgabe konzentrierte, fiel es mir leichter, meine eigenen Gedanken zu ordnen.

Zuerst die Wäsche, sagte ich mir.

Während die Waschmaschine rumpelte, badete ich die Kinder und brachte sie zu Bett. Meghan schien ein bißchen verschnupft, und so packte ich für die Reise eine Tasche mit Medikamenten ein.

Während ich das Geschirr vom Abendessen abräumte, arbeitete Emerson weiter, ohne ein Wort zu sprechen. Ich dachte daran, wie Jesus Christus die Füße seiner Jünger gewaschen hatte. Unser Herr hatte sich hingekniet und seinen Freunden gedient, so wie dieser Mann dort kniete und uns diente. Die Liebe dieser Tat setzte endlich meine Tränen frei, ein wohltuender Regen, der mir mein vernebeltes Gehirn reinwusch. Ich konnte mich wieder bewegen. Ich konnte denken. Ich konnte mich wieder um praktische Dinge kümmern.

Ich ging in die Waschküche, um eine Ladung Wäsche in den Trockner zu tun, ging in die Küche zurück und merkte, daß Emerson fortgegangen war. An der Wand standen alle unsere Schuhe in einer Reihe, glänzend, makellos. Später, als ich mit dem Einpacken begann, sah ich, daß Emerson sogar die Sohlen gereinigt hatte. Ich konnte die Schuhe direkt in die Koffer legen, weil ich wußte, daß sie die Kleider nicht beschmutzen würden.

Wir kamen spät ins Bett und standen sehr zeitig auf, aber als es Zeit war, zum Flughafen zu fahren, waren alle Arbeiten getan. Vor uns lagen bittere, traurige Tage, aber die tröstliche Gegenwart Jesu Christi, symbolisiert in dem Bild eines stillen Mannes, der mit einem Topf Wasser auf meinem Küchenboden kniete, würde mich aufrichten.

Immer wenn ich jetzt von Bekannten höre, die einen nahestehenden Angehörigen verloren haben, rufe ich nicht mehr mit dem vagen Angebot an: »Wenn ich irgend etwas für euch tun kann ...« Jetzt gebe ich mir Mühe, mir eine bestimmte Aufgabe auszudenken, die den Bedürfnissen der betreffenden Person entspricht – wie das Auto der Familie zu waschen, den Hund ins Tierheim zu bringen oder während des Begräbnisses das Haus zu hüten. Und wenn der oder die Betreffende zu mir sagt: »Woher hast du gewußt, daß ich das brauchte?«, antworte ich: »Weil ein Mann einmal meine Schuhe geputzt hat.«

Das Leben wählen statt des Leidens

Den folgenden Brief schrieb eine Patientin mit multipler Sklerose an ihren Sohn, der ihr weggenommen wurde, nachdem ihr Mann sie verlassen hatte und sie physisch und finanziell nicht in der Lage war, für ihn zu sorgen. Sie hatte den Gebrauch ihrer Beine, ihr Sehvermögen und ihren Lebenswillen verloren. Sie hatte ihr Heim, ihren Ehepartner und anscheinend auch ihren einzigen Sohn verloren.

Jetzt hat sie den Schulabschluß ihres Sohnes erlebt, nachdem sie sich zu Gesundheit und Leben durchgekämpft hatte. Ihr Sohn hat mit dem College begonnen und ist wieder zu seiner Mutter gezogen. Diese Frau hat das Leben Tausender von Menschen bereichert, weil sie durch die Mühle gegangen ist und sich entschlossen hat, nicht zerschmettert, sondern geschliffen daraus hervorzugehen.

Sie arbeitet als Therapeutin zur Rehabilitierung anderer Menschen, die multiple Sklerose und ähnliche behindernde

Krankheiten haben. Da ihr Lehrmeister das Leben – ihr eigenes Leben – war, berührte sie die Menschen in ihren innersten Ängsten und ist ein lebendes Beispiel für »die Schönheit der Canyons« nach unzähligen Stürmen. Ich erinnere mich an unsere erste Begegnung, als sie mit ihrem Leben am Ende war, als das Leben grausam und sinnlos schien, als sie meinte, einen weiteren Verlust könnte sie nicht verkraften. Damals wünschte sie den Tod herbei. Aber sie kam zu einem unserer Workshops, sie sprach sich aus, sie weinte und lachte mit den anderen und ging mit der Hoffnung daraus hervor, daß sie es noch einen Tag, noch eine Woche, ja vielleicht sogar noch ein weiteres Jahr schaffen könnte.

Jetzt, viele Jahre später, gibt sie mir zurück, was wir ihr damals gaben. Ich schicke ihr meine Patienten, die sich wegen multipler Sklerose am Ende fühlen, und oft brauchen sie nur ihr strahlendes Gesicht zu sehen, ihre zuversichtliche Stimme zu hören und Zeugen ihrer glühenden Lebensbejahung zu werden. Sie kann wieder sehen und arbeiten und gehen! Sie hat mein Leben bereichert und mir Mut gegeben, weiterzumachen, als ich meinte, mit meinem Leben am Ende zu sein, und dafür danke ich ihr.

»Mein lieber Sohn,

Hier ist der Brief, den ich Dir versprochen habe. Da ich sowieso beim Tippen bin, werde ich mit der Maschine schreiben, damit Du es leichter hast. Ich habe diesen Tag des Erntedankfests im Gebietskrankenhaus verbracht und mich den Büroarbeiten gewidmet, die ich lange aufgeschoben hatte. Es ist heute so still hier, daß der Ort kaum wiederzuerkennen ist. Keine Unterbrechungen, keine Anrufe, keine Menschen, Patienten, Ärzte, Einweisungen.

Erntedankfest. Wofür? Ich dachte eben darüber nach. Vor zwei Wochen wäre es mir schwergefallen, eine Antwort darauf zu geben, außer: Danke für all die Schmerzen, die Leiden und Enttäuschungen in meinem Leben! Heute denke ich, Gott sei Dank, ganz anders darüber. Ich kann sogar eine Liste von Dingen machen, für die ich dankbar bin: für das Leben, für gute Freunde (wie Dich), für meine sich bessernde Gesundheit, die schöne Stellung hier, für Leute, die mich mögen, denen dieselben Dinge im Leben wichtig sind wie mir, Menschen, die echt und aufrichtig sind wie Du und Deine und meine Freunde. Liebenswerte kleine Kinder, die von dem verheerenden Einfluß unserer Gesellschaft noch nicht Schaden gelitten haben. Weiche, pelzige kleine Tiere wie das Kätzchen, das ich vor nicht allzu langer Zeit hatte. Schöne, erfrischende Blumen, die Bäume, das Gras, der Ozean, der Strand am Meer, die Vögel und die sanften Brisen, die es zum Vergnügen machen, zu leben und bewußt zu sein. Zum ersten Mal seit langem, seit länger, als ich mich zurückerinnern kann, fühle ich mich wohl, ja sogar glücklich. Ich bin froh, daß ich mich für das Leben entschieden habe.

Mein Sohn, ich hoffe, Du entschließt Dich zu *leben*, in vollen Zügen, daß Du an allem Freude hast, was Du schaffen oder in Deiner Umgebung finden kannst, was für Dich bereichernd und lohnend ist oder sein kann. Ich fürchte, daß Du so viel von dem, was Du haben könntest, versäumst, wenn Du den Kopf in den Sand steckst. Ich habe wohl bis vor kurzem meinen Kopf auch in den Sand gesteckt und wachte jeden Tag mit Angst oder Resignation oder Unruhe oder Ziellosigkeit oder einfach *Verzweiflung* auf!

Schließlich zog ich den Kopf heraus, und ich spüre jetzt die Wonne, im Augenblick zu leben. Leben bedeutet nicht nur an materielle Dinge gebunden zu sein – an ein oder zwei wichtige, nahestehende Personen, an Zukunftspläne, die Fähigkeit zu arbeiten, zu laufen oder zu gehen –, sondern einfach jeden Tag zu leben, wie er kommt, und sich an dem zu freuen, was geschieht, und auch Dinge bewußt geschehen zu lassen!

Vielleicht ist ein solcher Erntedank (wie Leben, Liebe und Alter) ein Zustand des Gemüts und des Herzens. Ich fühle heute *Dankbarkeit*, daß ich einfach hier in meinem kleinen vollgestopften Büro mit seiner vertrauten Umgebung sitzen und an Menschen denken darf, wie Dich, meinen Sohn, und an meinen Standort in der Welt in diesem Augenblick meines Lebens! Es ist eine ungewöhnlich seltsame Erfahrung für mich, dies alles zu empfinden und es gleichzeitig aufzuschreiben. Ich lasse meine Gedanken durch meine Finger und die Tasten auf dieses Papier fließen.

Mit innigen Gedanken, C.«

Mit der Wiedergabe dieses Briefes hoffe ich, daß Sie, wenn Sie sich einmal inmitten der Stürme des Lebens befinden, sich dieser Worte erinnern werden und wissen, daß es *unsere* Wahl ist, was wir aus unserem Leben machen. Und wenn wir uns wirklich Mühe geben, bekommen wir auch Hilfe.

Eine andere Mutter teilt mit, wie sie sich nach dem Tod ihrer kleinen Karin im Mai 1978 erholte. Sie schreibt das folgende Gedicht:

Wenn die Sonne aufgeht und der Tag beginnt,
denke ich an dich.
Wenn wir hasten und eilen, um unsere
wichtigen Geschäfte zu besorgen,
denke ich an dich.
Wenn wir in Eile sind und nirgends hingelangen,
zu geschäftig, um stehenzubleiben und an einer Blume zu riechen,
einen Vogel singen zu hören, einem Menschen zuzulächeln,
denke ich an dich.
Karin, Karin,
ich denke immer an dich.
Ich nannte dich mein Zuckerschätzchen,
weil du so besonders süß warst.
Und wer hätte je gedacht, daß ich dich sterben sehen würde?
Ich sagte dir, du bist das Licht meines Lebens,
und jetzt bin ich im Dunkel, ich habe Angst und weine.
Hilf mir, o hilf mir aus dieser Nacht,
daß ich das Licht wieder sehe.
Ich sah dich verbrannt und in Schmerzen
in deinem Krankenhausbett,
und ich saß an deiner Seite, bis du gestorben warst.
Ich durfte dich nicht berühren wegen deiner Brandwunden.
Ich wollte dich halten, ach, wie sehnte ich mich danach.
Karin, du hast meine Seele berührt, und wir sind eins.
Ja, du bist hoch gesprungen,
und jetzt fliegst du in den Himmel hinauf.
Wenn du vorüberfliegst, winke uns,
und wir werden dir zurufen »Hallo!«

Lebwohl, lebwohl, mein schöner Schmetterling.
Ich liebe dich
Mami

Vor kurzem verfaßte sie noch ein paar Zeilen: »Der Schmerz war so groß, daß ich den Verstand verlor, aber jetzt hat sich alles geklärt. Jetzt sind wir beide frei, und du bist endlich zu mir zurückgekommen. Ich liebe, liebe, liebe dich« (mit einem lächelnden Gesicht in den Schlaufen des *l*).

Die Zuwendung des Krankenhauspersonals ist entscheidend

Dies ist ein Brief aus Nova Scotia, Kanada, vom 24. September 1981. Er spricht für sich selbst und zeigt, wie ein junges Ehepaar durch die liebevolle Zuwendung des Krankenhauspersonals den unerwarteten Tod seines Kindes überwand. Der Brief wurde vom Vater geschrieben.

»Unser Kind starb vor zwei Wochen, und ich denke einfach über das Geschehene nach. Mein stärkster Eindruck ist, welches Glück meine Frau und ich hatten, daß wir während einer entscheidenden Periode von dreiundzwanzig Stunden zwischen dem Zeitpunkt, als wir zur Kenntnis nehmen mußten, daß das Baby tot war, bis zu der Zeit, als wir es sehen und berühren und Abschied nehmen durften, die richtigen Leute zur richtigen Zeit trafen.

Wir hatten mit elf Ärzten und neun Krankenschwestern, einer Seelsorgerin, zwei Ambulanzfahrern, einem Bestattungsdirektor und vielen anderen Menschen zu tun. Wir haben kein einziges Mal etwas anderes erfahren als starke Unterstützung und Mitgefühl für unsere Situation und die Art, wie wir an diesem Ereignis teilnehmen wollten.

Für einen alten Hippie aus den sechziger Jahren, der noch viele alte Vorurteile gegenüber der traditionellen Medizin hatte, war es ein sehr aufschlußreiches Erlebnis.

Baby James starb am 9. September. Maria spürte an diesem Tag eine kleine Bewegung und träumte in der Nacht, daß das Baby tot war. Am darauffolgenden Tag spürte sie keine Bewegung mehr. Sie hatte ein merkwürdiges Gefühl und war müde und konnte keine Ruhe finden. In der Nacht, als wir schliefen, begann Maria eine kurze Zeit stark zu bluten. Wir packten unsere Kinder ins Auto und fuhren nach Bridgewater ins Krankenhaus, nicht weit von dem Haus an der Küste, wo wir wohnen. Wir kamen um drei Uhr morgens an, und die diensttuende Krankenschwester konnte den Herzschlag des Kindes nicht finden. Der Arzt vom Bereitschaftsdienst fand ihn auch nicht. Sie riefen einen Kinderarzt an, der die Anweisung gab, Maria im Krankenhaus zu behalten und von einer Schwester beobachten zu lassen. Er würde am Morgen kommen.

Zu diesem Zeitpunkt fanden wir uns damit ab, daß das Baby tot war, obwohl noch Versuche unternommen wurden, um den Herzschlag festzustellen. Der erste Arzt meinte, daß man die Wehen einleiten sollte, und dazu und zur Geburt wollten wir zu unserem Arzt nach Middleton (siebenundfünzig Meilen) zurück, damit wir in der Nähe unseres Hauses und unserer vertrauten Umgebung wären. Unser Arzt zu Hause wurde angerufen, und er traf alle Vorbereitungen zur Zufriedenheit des Kinderarztes.

Um neun Uhr dreißig kam der Kinderarzt und untersuchte Maria. Bei dieser Untersuchung kam ihm der Verdacht, daß es noch mehr Komplikationen gab, als man zunächst gemeint hatte. Er sagte, er wolle noch eine Ultraschalluntersuchung machen, um festzustellen, ob seine Vermutungen richtig waren. Er könne aber auch eine chirurgische Untersuchung und dann notfalls sofort einen Kaiserschnitt machen. Er meinte, das Baby sei in Steißlage, und außerdem lag *Placenta previa* vor. Er wollte Maria in der Grace-Entbindungsklinik unterbringen. Wir stimmten zu, und er telefonierte dort mit einem Freund und vereinbarte mit diesem, daß er sich um Maria kümmern würde, wenn sie eingetroffen war. Er war sehr ruhig und eine echte Stütze, und es war sicher ein großes Glück für uns, daß wir an ihn gerieten. Alles andere, was dann folgte, war medizinisch perfekt, wie man es sich nur wünschen konnte.

Die Schwester von Bridgewater bestand darauf, Maria im Krankenwagen zu begleiten, und der Arzt war einverstanden. Das erstaunte mich sehr, denn hin und zurück waren es immerhin 130 Meilen. Ich fuhr in unserem Auto nach Halifax, was mir wirklich schwerfiel. Sobald ich allein war, brach ich in Tränen aus und konnte schlecht Auto fahren. Eine Freundin kam aus Middleton und übernahm die Kinder.

Im Grace nahmen sie ihr viel Blut ab und gaben ihr noch mehr Transfusionen, als sie schon in Bridgewater bekommen hatte. Verschiedene Ärzte kamen zu ihr, und es wurden Vorbereitungen für den Ultraschalltest getroffen. Es war Freitag nachmittag, und der Chirurg hatte es eilig und brauchte alle Informationen so schnell wie möglich. Der Ultraschalltest ergab, daß der Fötus sich nicht bewegte und daß eine Steißlage und eine komplette *Placenta previa* vorlag. Obwohl auf dieser Etage der Klinik viel Geschäftigkeit herrschte, widmete man sich uns in sehr netter Weise und nahm sich viel Zeit, alle Maßnahmen im einzelnen mit uns zu besprechen. (Insgesamt hatten elf Ärzte und neun Krankenschwestern mit uns zu tun, und alle gingen auf unsere Wünsche ein und kümmerten sich echt um uns.) Ich fand diese ganze Erfahrung absolut verblüffend.

Der chirurgische Eingriff wurde um 18 Uhr 30 angesetzt. Der Anästhesist und sein Assistent verbrachten viel Zeit damit, uns die Alternativen und deren Nebenwirkungen und Vorteile darzustellen. Maria beschloß, daß sie während des Eingriffs bei Bewußtsein bleiben wollte, insbesondere, da wir danach das Baby bei uns haben wollten. Um etwa 17 Uhr 30 wurde sie für die Spinalanästhesie vorbereitet.

Um 18 Uhr 30 kam der Chirurg und sagte uns, daß er einen anderen Notfall versorgen müsse. Um 19 Uhr 30 kam er wieder und verschob unsere Operation noch einmal aus demselben Grund. Während dieser Wartezeit wurden wir gut betreut. Wir merkten, daß wir einfach warten und zusammen sein konnten. Normalerweise wurden in dieser Klinik zwei Kaiserschnitte pro Tag gemacht, und die meisten waren vorgemerkt und hatten einen festen Termin. Seit unserer Ankunft hatte es schon vier gegeben, und zwei davon waren Notfälle. Während wir warteten, kam in den beiden Kreißsälen neben unserem Zimmer je ein Kind zur Welt. Auch die anderen Zimmer waren belegt, und auch dort konnte es gleich losgehen. Sogar bei diesem Maß an Aktivitäten hatte ich das Gefühl, daß alles in Ordnung war. Die Schwestern und Ärzte kümmerten sich weiterhin um uns und stellten uns ihre Zeit zur Verfügung.

Da wir länger als üblich warten mußten, ließ die Wirkung

der Narkose nach, und sie mußte erneuert werden. Um etwa 20 Uhr 45 kam der Chirurg und sagte, daß er Maria jetzt operieren könne. Er fragte, ob sie bereit dazu sei, und Maria antwortete, daß sie nervös sei. Der Arzt hielt ein und rief alle zusammen. Er wollte nichts tun, bevor nicht alle, wir eingeschlossen, bereit dazu waren. Ich war wirklich beeindruckt. Dieser Mann, der bereits unter einem so großen Druck stand und mit so hohem Energieeinsatz arbeitete, bewies auch weiterhin ein erstaunliches Maß an Einfühlungsvermögen. Der Chirurg sagte, daß es schwer sein würde, irgendeine andere Form der Anästhesie zu verwenden, da wir uns bereits für eine entschieden hatten, aber es würden Vorbereitungen dazu getroffen werden, und Maria konnte jederzeit während des Eingriffs von ihrem Bewußtsein befreit werden, wenn sie es wünschte. Dies nahm eine Weile in Anspruch, aber bald gingen wir in den Operationssaal.

Seit unserer Ankunft wurde ich ermutigt, an dem ganzen Geschehen teilzunehmen. Man gab mir Dinge zu tun, die mich an den Vorgängen beteiligten, abgesehen von meiner Beteiligung an den Entscheidungen und meiner Anwesenheit zur Stütze und Betreuung von Maria. Ich wurde immer gebeten zu helfen, wenn Maria in der Klinik transportiert werden mußte. Es wurde nie ein Krankenwärter gerufen, wenn sich herausstellte, daß ich einen Teil der Arbeit übernehmen konnte.

Die Operation dauerte eine Stunde und zehn Minuten. Zuerst waren zwei Schwestern und drei Ärzte im Raum außer Maria und mir. Meine Hauptaufgabe war, bei Maria zu sein und durch Berührung und Augenkontakt mit ihr in Verbindung zu bleiben. Dabei war ich immer noch in der Lage, der Operation zu folgen. Es war ein Routinekaiserschnitt, bis sie versuchten, das Baby herauszubekommen. Plötzlich wurde es sehr dramatisch, und der Chirurg schickte Leute aus, um mehr Instrumente, einen weiteren Arzt und Blutkonserven zu holen. Die dramatischen Bemühungen dauerten ungefähr viereinhalb Minuten, und dann war das Baby da. Alle entspannten sich, und der Chefchirurg setzte die Operation vorläufig nicht weiter fort. Er verbrachte zwei Minuten damit, rückblikkend festzuhalten, was bisher geschehen war. Bis jetzt hatte er allein die Entscheidungen getroffen, nun aber wollte er die anderen, die ihm assistierten, in das Geschehen integrieren. Er wollte an seiner Entscheidung alle beteiligen. Es war nicht möglich, das Baby mit dem üblichen Schnitt herauszuholen, und so mußte Marias Gebärmutter der Länge nach aufgeschnitten werden (anstelle des kleinen Querschnitts). Als alle einverstanden waren, nähten sie den Schnitt zu.

Sobald wir wieder in unserem Zimmer waren, kam die Krankenhausseelsorgerin und sagte uns, wie das Baby aussah, und dann brachte sie es uns. Wir verbrachten eine Stunde mit ihm, weinten, redeten miteinander, hielten uns in den Armen, küßten uns und hatten Frieden. Baby James war ein wohlgeformtes, normales Kind. Es war zweiunddreißig Wochen alt, also zwei Monate zu früh geboren. Es zeigte keine Anzeichen von Schmerz oder Todeskampf. Mehrere Male kam eine Krankenschwester, um das Baby abzuholen, aber sie ging jedesmal wieder hinaus, ohne Kommentar. Als wir fertig waren und das Gefühl hatten, daß wir von dieser irdischen Hülle vollständig Abschied genommen hatten, übergaben wir den Leichnam der Schwester. Wir hatten einer Autopsie zugestimmt, um die Ursache der Totgeburt festzustellen.

So wie ich es erlebte, schien das Baby, als ich es im Arm hielt und berührte, zuerst ein bestimmtes Gewicht und Gefühl zu haben, das nicht mehr vorhanden war, als es fortgebracht wurde. Dies könnte eine projizierte Energie sein, aber ich stelle mir lieber vor, daß wirklich etwas bei uns zurückblieb oder während unseres Zusammenseins freigesetzt wurde. Ich bat James, in irgendeiner Form bei uns zu bleiben – als unsichtbares Mitglied der Familie.

An diesem Abend übersiedelte Maria auf eine andere Etage, und wir sagten ihr gute Nacht, nachdem sie Demerol bekommen hatte, damit sie schlafen konnte. Während der Nacht und am nächsten Morgen bekam sie noch mehr davon. In den nächsten Tagen ging sie schnell von schweren Drogen zu leichteren Schlafmitteln über, und am dritten Tag nahm sie nichts mehr außer Penicillin.

Ich fuhr die zweihundert Meilen hin und her, um die Kinder zu sehen, und konnte in unser Haus zurückkehren und unsere Sachen nach Hause bringen. In der folgenden Woche verbrachte ich zwei Tage mit Vorbereitungen für das Begräbnis, zimmerte einen Sarg und war mit den Kindern und mit Freunden beisammen. Marias Mutter kam und half im Haushalt.

Maria nahm viel Vitamin C, Angelika, Beinwurz, Pfefferminze und Vitamin E, als sie wieder etwas zu sich nehmen konnte. Sechs Tage nach der Operation kam sie nach Hause und erholt sich jetzt sehr gut.

Die ganze Erfahrung machte mir wirklich einen großen Eindruck. Alle waren uns eine solche Stütze und Hilfe. Ich mußte eine Menge Einbildungen und Vorurteile gegen die allopathische Medizin und die Ärzte revidieren, und ich bin dankbar, daß uns alles zur Verfügung stand, was wir brauchten, und daß man es uns auf so klare Weise und mit so viel Fürsorge gab. Das Krankenhaus zögerte ein einziges Mal, eine Bitte von uns zu erfüllen, nämlich als ich darum bat, das Baby nach der Autopsie sehen zu dürfen. Obwohl zuerst die Klinikleitung konsultiert werden mußte und das Ansinnen äußerst ungewöhnlich war, bekam ich schließlich die Erlaubnis.

Eine große Hilfe war unser hiesiger Bestattungsunternehmer, der das Baby nach Hause brachte und uns in seinem Institut einen Raum zur Verfügung stellte, so daß wir unsere eigene Begräbnisfeier halten konnten. Wir begruben das Kind eigenhändig im kleinen Kreis der Familie und von vier Freunden. Die Kinder halfen, den Sarg zu zimmern und das Grab zu schaufeln, und auf diese Weise konnten sie mit dem Ereignis besser fertig werden. Sie nahmen das Ganze an, und wir beantworteten alle ihre Fragen und erfüllten ihre Bedürfnisse, so gut wir konnten.

Als wir den Leuten im Krankenhaus dankten, sagte man uns, daß wir für sie etwas Besonderes gewesen seien und daß unsere Energie und Liebe zueinander und zu dem toten Kind alle beeindruckt und dazu beigetragen habe, daß alles so ablief, wie es geschah. Das war wirklich eine schöne Begegnung mit freundlichen Menschen.«

»24. September 1982: Ein Jahr ist vergangen, seit ich dieses ungeheuerliche Ereignis in unserem Leben zu Papier brachte. Als ich es niederschrieb, waren erst drei Tage vergangen, seit wir unser Baby James begraben hatten. Ich schrieb diesen Bericht hauptsächlich für unsere Freunde, aber auch, um festzuhalten, was wirklich geschehen war. In dieser Woche kehrte unsere Familie zu den kleinen Häusern am Meer zurück, die wir vor einem Jahr so plötzlich mitten in der Nacht verlassen mußten. Nun schließt sich der Kreis für uns alle. Vier Jahreszeiten sind ins Land gegangen, und das Leben geht weiter. Dieser Tod und diese Krise in der Familie haben uns stärker gemacht und unseren Zusammenhalt als Familie gefestigt. Wir spüren immer noch, daß James in unserem täglichen Leben als Erinnerung und auch als eine Art Realität bei uns ist.«

Diejenigen, die mit todkranken Kindern und ihren Eltern arbeiten, machen die Erfahrung, daß auch sie durch den Schmerz des Verlustes hindurchgehen müssen. Eine Sozialarbeiterin, die an einer berühmten Klinik für krebskranke Kinder und deren Eltern ein Programm eingerichtet hatte, schrieb folgendes:

»Das Schöne an diesen Erfahrungen und das, was ich (gewöhnlich) individuell an ›meinen‹ Kindern und deren Familien als schön empfand, wurde zur Liebe. In vieler Hinsicht verleugnete ich die Wirklichkeit, denn bald starben einige ›meiner‹ Kinder, und ich entdeckte, daß ich sie nicht betrauerte. Dann starben weitere, und ich begann, um die vorherigen Kinder zu trauern.

Während der letzten sieben Monate sind sieben Kinder gestorben. Auf mancherlei Weise liebe ich diese und andere Kinder. Aber jetzt bekomme ich Angst. Angst vor noch mehr Verlusten. Angst vor all der Trauer, die ich aufgeschoben habe. Angst vor der Offenheit, mit der wir manchmal über den Tod reden. Und ich habe Angst vor meinem eigenen Tod. Aber das empfinde ich nur manchmal, und zu anderen Zeiten bin ich wiederum der Ansicht, daß das, was ich tue, für die Kinder und deren Familien und für mich selbst gut ist. Ich möchte in diesem Brief wahrscheinlich zum Ausdruck bringen, daß ich mitempfinde, was meine Familien durchmachen. Ich wachse an dieser Erfahrung und lerne, daß Wachstum schmerzhaft sein kann. Wie geht es Ihnen dabei?«

Meine Antwort lautete:

Ja, ich bin hundertmal, wenn nicht tausendmal durch denselben Zwiespalt, dieselbe Mühle gegangen. Es gab viele, die ich vom Anfang bis zum Ende begleitet habe, viele, für die ich von Tag zu Tag hoffte, daß sie bald sterben würden, damit ich dieses lange Leiden nicht länger mitansehen müßte, und viele, die zu früh starben, und ich war wohl noch nicht bereit loszulassen. Bei manchen meiner Kinder empfand ich eine tiefe Trauer, als sie hinübergingen, aber als ich immer mehr in diese Arbeit hineinwuchs, war es so, als würde man einen Schmetterling aus seinem Kokon befreien und dann zum nächsten und zum nächsten übergehen und sie alle als Schmetterlinge sehen, die von mir fortfliegen, wissend, daß sie sich an einem guten Ort befinden und daß andere da sind, für die ich sorgen muß. Jetzt empfinde ich nie mehr Schmerz, sondern nur, daß ich mein Bestes getan habe: bei manchen besser, bei manchen schlechter, aber trotzdem das Beste, was ich zur gegebenen Zeit tun konnte. Ich glaube, daß es bei Ihnen genauso sein wird. Ja, Sie müssen wissen, daß Ihre Schutzengel immer bei Ihnen sind, ganz nahe, und in ihrer unsichtbar liebevollen, fürsorglichen, beschützenden Art werden sie Sie auf dem richtigen Weg geleiten.

Weihnachten mit David

Ein Ehepaar aus Colorado, das Zeit hatte, sich seinem jugendlichen sterbenden Sohn wirklich zu widmen und sich mit ihm auszusprechen, hatte außerdem den Segen, daß eine teilnahmsvolle, mit ihnen befreundete Therapeutin schriftlich festhielt, wie sie das letzte Weihnachtsfest und Davids letzte Tage bei seiner Familie erlebte. Das sind Weihnachtsgeschenke mit einem echten Sinn, verglichen mit Dingen, die wir im Kaufhaus erwerben! In ihrem Brief vertraute sie mir einige besondere Augenblicke an, die sie erlebt hatte, das Geben und Empfangen von Geschenken, den Humor des Patienten:

»Ich glaube, ich habe Ihnen erzählt, daß ich während der letzten drei Tage fast ständig bei Jean und Norman und David war. Jemand sagte, daß David ›in Würde‹ gestorben sei, und ich glaube, ich kann es kaum besser ausdrücken.

Menschen mit einer großen Fähigkeit der liebevollen Zuwendung schienen von Davids Zimmer angezogen zu werden, und irgendwie bildete sich eine Gruppe von Leuten, von denen jeder ›seine eigenen Sachen‹ machte und trotzdem äußerste Rücksicht gegenüber allen anderen zeigte. Es war eine bemerkenswerte Gruppe, bestehend aus der Familie, den persönlichen Freunden und professionellen Betreuern, die ein gemeinsames Ziel verfolgten. Ich erinnere mich, wie Norman am Morgen des Heiligen Abends weinte und sagte, er hätte gerne, daß ich bliebe, aber er wollte ›mein Weihnachten nicht ruinieren‹. Ich antwortete, daß Weihnachten ja doch eine Zeit des Gebens sei, und ich glaube, daß wir alle, die wir während dieser letzten drei Tage da waren, diese Einstellung teilten. Sogar David hatte Freude am Geben, nicht nur, wenn er seinen Eltern etwas schenkte, sondern auch dann, wenn er Witze machte und mit uns übrigen lustig spielte. Er hatte mir einmal erzählt, wieviel Spaß es ihm machte, ›wenn er etwas Nettes von jemandem bekam und dem Betreffenden dann etwas Grausliges dafür zurückgab‹.

Sogar am Weihnachtstag genoß er dieses besondere Vergnügen, als ich ihm ein Stück reine Gaze gab, damit er sich den Mund reinigen konnte, wenn er Blut gespuckt hatte. Er reinigte sich den Mund, grinste und lachte, als er mir die blutige Gaze zurückgab.

Als ich am Dienstag abend mit Jean sprach, bat sie mich, Ihnen Kopien einiger Notizen und Briefe zu schicken, die sie mir geschrieben hatte. Sicher hat sie Ihnen erzählt, daß sie mir Davids Spielzeuglöwen schenkte, der auf meinem Bücherregal steht und manchmal eine Hilfe ist, wenn ich todgeweihte Kinder zu betreuen habe. Mehrere Kinder haben den Löwen bemerkt, und die Geschichte dahinter war für sie ein Anlaß, sich mit ihren eigenen Problemen auseinanderzusetzen.

Jean war besonders bewegt von unserem Gespräch am Montag nachmittag sowie von dem Gespräch, das sie am Dienstag direkt mit Ihnen führen konnte. Diese Erfahrungen erweckten in ihr viele Erinnerungen an David, die ihr sehr kostbar sind. Sie hat mir oft gesagt, sie habe nie Angst vor Erinnerungen, und seien sie noch so schmerzhaft; sie fürchtete vielmehr das Vergessen. Daher sind ihr alle Erfahrungen, die ihre

Erinnerungen an David in ein helleres Licht rücken, besonders wertvoll. Am Dienstag abend, als sie Ihnen schrieb, waren ihre Gefühle für David ganz lebendig. Ich sprach an diesem Abend zweimal mit ihr, um ihr zu helfen, einige Unterlagen für Sie zusammenzustellen, und sie weinte fast die ganze Zeit. Aber ich glaube, daß es ihr gut tut. Auf jeden Fall hatte sie nach dem Gespräch mit Ihnen ein sehr gutes Gefühl, und sie freut sich darauf, in Zukunft vielleicht wieder einmal mit Ihnen sprechen zu können.

Auf Jeans Bitte überspielte ich die Kassette von David, als er mit seinem Vater und seiner Mutter am Weihnachtstag Geschenke austauschte. Die Kassette endet mit den Worten von Jean: ›Es ist okay.‹ Sie sprach mit David noch weitere zwei bis drei Stunden in dieser Weise, und als sie wußte, daß er dem Tod nahe war, wiederholte sie immer wieder: ›Friede mit dir, David‹, bis er ganz aufgehört hatte zu atmen. Vielleicht war dies einer der schönsten Augenblicke, die ich je erlebt habe. Ich finde es merkwürdig, daß viele Menschen mich bedauerten oder dafür kritisierten, daß ich im vergangenen Jahr ›mein Weihnachten herschenkte‹. Im Gegenteil, ich empfand, daß ich gar nichts aufgegeben hatte, sondern daß es sicher das sinnvollste Weihnachtsfest war, das ich in meinem Leben je gefeiert habe.

David ist mir so gegenwärtig, daß ich Ihnen schreiben muß! Ich wachte auf und spürte, wie die Tränen hochkamen, als wollte ich um David weinen, aber im allgemeinen finde ich es unproduktiv, in dieser Gemütsverfassung im Bett zu liegen – ich verliere dann nämlich das Wesentliche von David, das Wesentliche der ganzen Erfahrung. Daher stand ich auf, nahm ein neues Buch zur Hand, begann, darin zu lesen, und sah dann wieder auf den unerwarteten Schnee hinaus – während ich mir ganz bewußt war, daß mir irgendwo, tief unten, Dave im Sinn lag.

Sie fragten mich, was ich empfinde, wenn ich sehe, wie andere noch um David weinen. Natürlich freue ich mich, daß ihn manche noch lieben und ihn erleben können. Und die Frage lautet wahrscheinlich weiter: ›Warum weine ich nicht mehr, wenn andere noch Tränen vergießen?‹ Und darauf kann ich nur antworten: ›Warum weint man überhaupt um die Toten?‹

Die Antwort hängt davon ab, wer stirbt, wie und warum, und ob man fühlt, daß man etwas versäumt hat oder für den Tod verantwortlich ist, oder ob es sonst etwas Unerledigtes gibt.

Im Fall Davids, wenn ein junger Mensch stirbt, weint man deshalb, weil dieser Tod so überflüssig scheint – ich habe den ganzen Herbst dagegen rebelliert. Aber jetzt ist es geschehen, und das, wogegen wir mit unserem ganzen Einsatz angekämpft haben, ist eingetreten. Wie sollen wir darin einen Sinn finden? Ich wäre ebenso verwirrt wie jeder andere, wenn es ein Tod durch Unfall oder ein Gewaltverbrechen gewesen wäre, doch Gott sei Dank müssen wir uns damit nicht auseinandersetzen. Wir dürfen uns an die Erinnerung halten, daß David in Frieden starb, umhegt von der besten Pflege und Liebe, die ein Mensch nur bekommen kann. Wir haben also nicht das Gefühl, daß wir etwas versäumt haben oder eine zerbrochene Beziehung wiedergutmachen müssen. Ich könnte weinen wegen seines unvollendeten Lebens, als ob eine Lebensspanne von siebzig Jahren das Wichtigste wäre. Aber wenn ich an einen persönlichen Gott glaube, der mich und meine Nächsten mehr liebt, als ich ahnen kann, wie sollte ich dann darum trauern, daß er bei Gott ist? Und wie könnte ich an diesem persönlichen Gott zweifeln nach meinen Erfahrungen des letzten Monats? Trauere ich, weil ich einen Sohn verloren habe? Ja, wenn ich wirklich nicht mehr in Berührung mit ihm wäre. Aber David ist so wirklich für mich – nicht äußerlich, sondern innerlich –, mit allem verbunden, was mir lieb und wert ist. Ich staune und denke darüber nach, daß seine Realität mir so gegenwärtig, so wirklich und voll Bedeutung ist.

Und so freue ich mich hauptsächlich darüber, daß Gottes Segen mir erlaubt, im Chaos einen Sinn zu finden.«

Kapitel 11

Trauern und Loslassen

Soll der Tag des Abschieds
zum Tag der Ernte werden?
Und soll dies heißen, daß mein Abend
in Wahrheit meine Morgenröte war?

Kahlil Gibran, Der Prophet

Das Loslassen ist eine der schwierigsten Aufgaben des Lebens. Es beginnt, wenn unsere Kleinen geboren werden und noch einen oder zwei Tage nach der Entlassung ihrer Mütter in der Klinik bleiben müssen, obwohl wir natürlich damit rechneten, das kleine Bündel unserer Freude mit nach Hause zu nehmen.

Jahre später lernen wir, unsere Kinder loszulassen, wenn sie in den Kindergarten oder in die Schule kommen. Väter scheinen diese vorbereitenden »Abschiede« weniger zu empfinden, da sie oft aus dem Haus gehen, bevor das Kind an seinem ersten »großen« Tag zum Schulbus geht. Sie hören, wie die anderen von dem Ereignis erzählen, aber sie waren nicht dabei, als der Bus kam und das Kind in seinem Zwiespalt fast zurückgelaufen wäre in die Arme der Mutter.

Dann müssen wir die Kinder loslassen, wenn der Arzt entscheidet, daß der Blinddarm heraus muß und wenn das Kind für die Operation vorbereitet wird. All dies sind »kleine Traumata«, aber vielleicht bereiten sie uns irgendwie darauf vor, daß wir die Anwesenheit unserer Kinder nicht als gegeben hinnehmen. In einem Brief an ihre Mutter spricht eine Frau sich über die Mutterschaft aus:

»Eben ist Laura weggefahren. Es ist 6 Uhr 15, und draußen ist es noch dunkel. Ich dachte, ich würde mich wieder schlafen legen, aber es geht nicht, ich bin noch zu aufgeregt.

So ist es also, wenn man Mutter ist. Manchmal denke ich, daß mich nur eine andere Mutter verstehen kann. Laura wollte nicht, daß ich sie zum Flughafen bringe. Sie wollte ein Taxi nehmen und alles allein machen. Wir umarmten uns und gaben uns Küßchen und sagten einander oft: ›Ich hab' dich lieb‹ und ›Amüsier dich gut‹, und jetzt ist sie fort und geht ihren eigenen Weg, und ich bin hier.

Laura ist schon früher auf andere Abenteuer ausgezogen – ins Sommerlager, an ihrem ersten Schultag, einmal bestieg sie sogar das Flugzeug, als sie noch klein war. Aber irgendwie ist es jetzt anders. Sie ist dreizehn Jahre alt und möchte selbständig sein. ›Mach dir keine Sorgen, Mami, das schaffe ich schon.‹ Wie gut ich mich daran erinnere, daß ich dasselbe einmal zu Dir sagte!

Und ich mache mir wirklich keine Sorgen, und ich bin so stolz darauf, daß sie so selbständig ist. Trotzdem bleibt mir ein Gefühl, das ich schwer definieren kann. Mein Instinkt sagt mir, daß Du dieses Gefühl, nun, sagen wir: was es heißt, eine Mutter zu sein, verstehen würdest.

Laura wird eine Woche fort sein, und natürlich kommt sie wieder zurück. Aber ich weiß, daß sie wieder und immer wieder fortgehen wird, und bei jeder Rückkehr wird sie vermutlich etwas anders sein.

Vielleicht liegt es an dem grauen Morgen, der sich jetzt rasch aufhellt, oder es ist die Stille des schlafenden Hauses in den frühen Morgenstunden. Ich empfinde zum ersten Mal die Perspektive der Zeit, wie das Leben meines Kindes durch das meine geht und wie sie eines Tages fort sein wird und ›selbständig ist‹.

Es ist ein gutes Gefühl. Laura wächst heran und ist so gesund und voll Eifer. Es ist auch ein gefühlsmäßiges Wissen, daß die Zeit, die sie mit mir als ihrer Mutter bisher verbracht hat, im größeren Rahmen ihres und meines Lebens wirklich sehr kurz ist.

Aber wohin geht sie? Sie ist unterwegs in den Süden, um ihre Großeltern, meine Eltern, zu besuchen, und geht dabei für eine Zeitlang um eine Generation zurück. Auch das ist im Rahmen der Dinge, in ihrem und in Deinem Leben, richtig.

Ich begann diesen Monolog und dachte an mich und was es heißt, eine Mutter zu sein. Jetzt denke ich an Dich und an Dein Kind, meinen Bruder, der jetzt drei Jahre tot ist. Wir sprechen nicht so oft von Alan, wie wir an ihn denken.

Ich weiß, daß er gestorben ist, und die Zeit, die er durch Dein Leben hindurchging, war zu kurz. Jedesmal, wenn er fortging, um ›selbständig‹ zu sein, kam er wieder, und jedesmal war er ein bißchen anders. Aber, Mutter, so ist es eben, wenn man eine Mutter ist, obwohl sein letzter Fortgang unbegreiflich bleibt. Vielleicht verstehe ich das jetzt, von einer Mutter zur anderen, etwas besser. Die Zeit, die wir mit unseren Kindern zubringen dürfen, ist beschränkt. Sie müssen fortgehen. Die Zeit, die wir mit unseren Kindern zubringen dürfen, dauert ewig, obwohl sie fortgehen. Die Zeit, die wir mit unseren Kindern zubringen dürfen, ist sehr kostbar.

Ich hoffe, daß ich Dich nicht traurig gemacht habe. Das Fortgehen eines Kindes ist einer Mutter ureigenste Erfahrung. Und diese Erfahrung, gleich unter welchen Begleitumständen, ist nichts Trauriges, sondern etwas unsagbar Kostbares.

Ich liebe Dich, Mutter.

Bitte, umarme mein Kind, das auch das Deine ist, und gib ihr einen Kuß von mir. Ich weiß, daß Dir die Zeit, die Du mit ihr und auch mit mir, Deinem Kind, verbringst, kostbar ist. Vielleicht war ich deshalb so sicher, daß Du mich verstehen würdest. So ist es also, wenn man eine Mutter ist!

Deine Tochter Netta«

Das folgende Gedicht schrieb eine Mutter, nachdem ihrem dreieinhalbjährigen Sohn Gary die Diagnose auf »Zystische Pankreasfibrose«, eine schwere Funktionsstörung der Bauchspeicheldrüse, gestellt worden war. Gary ist heute ein munterer Teenager.

NICHT *mein* SOHN!

Pankreasfibrose? Was soll das heißen?
Wie lang – bis er sechzehn ist oder sechs?
Bitte, Herr Doktor, sagen Sie mir alles,
ist's eine Krankheit, der er entwächst?

Warten Sie, langsam, ich verstehe das nicht.
Er braucht meine Hände, damit er lebt?
Dreimal am Tag muß die Brust ich ihm klopfen,
um den Schleim zu lösen, der dort klebt.

Sie sagen, für immer*? Bis zum* Tod *bleibt er krank?*
Sie müssen sich irren, ich hab's doch gewußt.
Nicht mein *kleiner Gary. Ein neuer Test zeigt*
eine Verwechslung mit einer anderen Brust.

Verneblertherapie, Enzyme, Tabletten?
Sie sagen, die Krankheit führe zum Tod?
Es gibt keine Kur. Sind Sie dessen so sicher?
Nicht mein *Sohn, nicht er! Nur das nicht, o Gott!*

Der Trauerprozeß von Eltern kann in verschiedenen Formen verlaufen. Wichtig ist, daß man nie zu den Eltern sagt: »Ihr solltet jetzt darüber hinweg sein, es ist doch schon über ein Jahr her!«

Familienmitglieder, die miteinander reden können, die sich über ihre Erfahrungen auch nach dem Tod eines Kindes mit anderen trauernden Eltern, mit dem Klinikpersonal oder einem mitfühlenden Geistlichen aussprechen konnten, sind im allgemeinen viel besser dran als diejenigen, die alle ihre Gefühle zurückhalten, die zu ihrer Arbeit zurückkehren und so tun, als ginge das Leben so weiter wie gewöhnlich. Der Bericht eines Vaters über seine Trauerperiode zeigt sehr deutlich, wie wichtig kleine, kostbare Erinnerungen werden, wie eine Lieblingsblume eine Quelle intensiver Gefühle werden kann, wie Schmetterlinge zu einem Symbol werden – einem universellen Symbol des ewigen Lebens (wie die Kinder in den Konzentrationslagern uns gelehrt haben). Sein Sohn starb mit sechs Jahren an einem Gehirntumor.

Aufzeichnungen eines Vaters über den Tod seines Sohnes

Christian war mir von meinen drei Söhnen der liebste. Er war mein mittlerer Sohn. Wahrscheinlich deshalb. Ich spürte, daß er mehr Zuwendung brauchte. Ich liebte ihn innig.

Während ich schreibe, füllen sich meine Augen mit Tränen. Ich kann an nichts Schlechtes oder Böses im Zusammenhang mit Christian denken, und alles Schöne draußen erinnert mich an ihn.

Er liebte Blumen (besonders Dahlien) und freute sich an allem, was schön war. Ich erinnerte mich, als er und ich einmal auf einen Flohmarkt gingen. Er fand im Haus von irgendwelchen Leuten statt. Er entdeckte dort einen billigen Schmuck, den er seiner Mutti kaufen wollte. Ich wollte ihn überreden, etwas Praktischeres auszusuchen (es gab einen echten Silberring oder eine schmale kleine Goldkette), aber er sah sich um und kam immer wieder zu dem billigen Schmuck zurück. Er bestand mit Recht darauf, daß er »hübsch« war und daß er für seine Mutti etwas »Hübsches« haben wollte. Bis auf den heutigen Tag hat sie diese hübsche Kette nicht abgelegt. Und wann immer ich sie ansehe, auch wenn sie verblaßt ist und ihren Glanz verloren hat, sehe ich die Kette nur so, wie Christians Augen sie sahen.

In letzter Zeit dachte ich oft daran, daß es »besser ist, einen Menschen geliebt und verloren zu haben, als nie geliebt zu haben«. Ich meinte immer, daß sich dieser Spruch auf die Liebe zwischen Mann und Frau bezieht, aber ich glaube, er paßt noch besser auf den Tod eines kleinen Kindes. Obwohl es mir noch großen Schmerz bereitet, empfinde ich, daß die sechseinhalb Jahre, die Christian uns schenkte, diesen Schmerz wert waren.

Ich frage mich noch immer, was Leute ohne Kinder mit ihrem Leben anfangen. Manche Leute haben Hunde oder irgendwelche Haustiere. Manche legen Wert auf Dinge, aber diese weltlichen Dinge können einen Menschen nicht auf die Dauer erfreuen oder beschäftigen, nicht wahr?

Ich mache mir jetzt auch über jeden Menschen Gedanken, der einsam oder alleinstehend ist oder keine Kinder hat. Vielleicht haben solche Menschen eine Tragödie erlebt, denn ich habe gelernt, daß wir nicht die einzigen sind, denen so etwas zustößt. Bei uns hier draußen gibt es noch zwei Leute, die kürzlich ihre kleinen Kinder verloren haben (innerhalb von zwei Jahren). Vor einigen Wochen waren wir alle zusammen auf einer Party, und meine Frau sprach mit einer Frau, die ihr zweijähriges Töchterchen durch eine Krankheit (nicht Krebs) verloren hatte. Ihr Mann hat den Vorfall ganz aus seinen Gedanken verbannt (ich bin sicher, daß er es versucht hat). Er hat seither nie darüber gesprochen. Meine Frau und ich empfinden große Erleichterung, wenn wir über Christian gesprochen und ihn beweint haben. Diese Frau brach in Tränen aus, als meine Frau erzählte, wie unser fünfjähriger Sohn manchmal weint, weil er Christian vermißt.

Jetzt fällt es mir leichter, zu schreiben, aber es gibt Zeiten, in denen ich den Schmerz nicht zurückhalten kann, besonders dann, wenn ich mit meiner Frau spreche. Am Donnerstag ist Christians Geburtstag. Er wäre jetzt sieben Jahre alt geworden. Vielleicht wird das ein schwieriger Tag. In drei Monaten verlassen wir das Land, weil ich versetzt werde. Das gibt uns die Gelegenheit, von dem Haus fortzukommen, in dem Christian spielte und umhertobte. Es ist immer noch sehr schwer für meine Frau, draußen hinter dem Haus zu arbeiten, weil Christian immer so gerne draußen war und sich meistens hinter dem Haus aufhielt, bis ein Freund kam. Es fiel Christian leicht, Freundschaft zu schließen. Es ist leichter für mich, draußen zu arbeiten, weil ich das Gefühl habe, Christians Wünsche zu erfüllen.

Ich bete jeden Tag zu Christian, aber ich weiß, daß er nicht antworten kann. Trotz meiner katholischen Erziehung bin ich nicht sicher, ob es einen Gott gibt. Merkwürdig, wie ich immer noch beten kann und trotzdem an Gott zweifle. Und je mehr ich zu Christian bete und je länger er mir nicht antwortet, desto sicherer bin ich, daß es keinen Gott gibt, jedenfalls nicht den, an den die meisten Christen glauben.

Meine Familie und ich denken an Christian mit allen Klischeevorstellungen, aber mein Lieblingsgedanke ist, daß Christian unser persönlicher Christus war. In meinen Augen war er vollkommen, und doch menschlich. Er kam aus einem bestimmten Grund zu uns, und er starb, ohne zu klagen. Ich wüßte so gern, was der Zweck seines Erdenlebens war.

Vor einigen Jahren starb meine Schwiegermutter, und ich dachte immer, daß sie einen Lebenszweck hatte, der meiner Ansicht nach darin bestand, Connie und mich als verheiratetes Paar zu sehen. Außerdem glaube ich, daß eines unserer Kinder ein Schicksal zu erfüllen hat. Und dazu gehörte wohl Christians Tod.

Ein anderer Gedanke, der mir in den Sinn kommt, ist der, daß Christian ein ganz besonderer Mensch war. Er verlangte wenig Aufmerksamkeit, strebte nach Vollkommenheit und war ein harter Arbeiter. Und wenn einer Familie ein ganz besonderer Mensch geschenkt wird, darf sie ihn nicht lange behalten. Sie muß ihn wieder hergeben, damit er anderen helfen kann.

Als ich Christian auf seinem Totenbett betrachtete, bemerkte ich die Zeichen der intravenösen Einstiche, einen auf jeder Hand. Sie waren jetzt schwarz und blau, und ich dachte wieder an die Nagelwunden Christi.

Am Sonntag fuhren wir im Auto durch unsere Gegend und kehrten für ein Gespräch bei einem befreundeten Ehepaar ein. Sie hatten vor etwa einem Jahr eine Tochter durch Krebs (Leukämie) verloren. Als ich jedoch vor geraumer Zeit von dieser Tragödie hörte, machte ich mir darüber wenig Gedanken. Jetzt, da mich dasselbe Schicksal betroffen hat, empfinde ich das Bedürfnis, diese Leute zu umarmen und ihnen eine Freundlichkeit zu erweisen. Sie haben nur noch ein Kind übrig. Wir haben zwei. Ich danke Gott für unsere anderen beiden Kinder. Ohne sie hätte das Leben jetzt keinen Sinn mehr. Der Verlust Christians hätte sonst verheerend sein können.

Die Leute in der Nachbarschaft waren ungemein freundlich und großzügig, teils wegen der Beliebtheit und der Gemeindearbeit meiner Frau. Es ist eine solche Freude, zu wissen, daß es den Leuten wirklich ein Anliegen ist, uns zu helfen. Und zwar sehr.

Als ich am Samstag im Garten Pflanzen einsetzte, arbeitete ich wie ein Wilder, weil ich wußte, daß ich sie für Christian pflanzte.

Manchmal weint unser Fünfjähriger, und er tut es aufrichtig. Er sieht uns an, und sein Gesichtsausdruck sagt uns: »Du darfst weinen, Mami. Ich weiß, wie dir zumute ist.« Das ist erstaunlich für ein fünfjähriges Kind. Er erlaubt nicht, daß wir uns abwenden. Er will unser Gesicht sehen.

Vor einem Monat, als wir hier mit der Bahn unterirdisch fuhren, sagte unser kleiner Fünfjähriger: »Schau, Mami, wir fahren jetzt unter die Erde wie Christian.« Er hat einige solcher Bemerkungen gemacht.

Unser Elfjähriger hat selten offen geweint, seit sein Bruder tot ist. Ich hoffe, daß seine Zurückhaltung ihm psychisch nicht schadet.

Ich mache mir Sorgen, daß wir den Kindern bei Christians Tod zu viel zugemutet haben.

Als Christian erkrankte, fuhren wir einmal durch eine Unterführung, und aus heiterem Himmel fragte Christian: »Mami, wie ist das, wenn man begraben ist?« Er hatte Angst davor, allein unter der Erde zu sein. Nicht vor dem Sterben, sondern vor dem Alleinsein. Jeder Gedanke daran, daß Christian gelitten hat, macht mir großen Kummer. Ich erinnere mich, daß er zu Hause einmal etwas sehr Ungehöriges tat (während er krank war), und ich lief ihm nach, faßte ihn und gab ihm eine Ohrfeige. Während ich ausholte, wich er aus und stieß gegen ein Möbelstück im Eßzimmer. Ich sagte ihm, es sei mir egal, wie krank er sei; er dürfe so etwas nicht tun. Jetzt meine ich aber, daß ich zu streng mit ihm war.

Als es Christian um Weihnachten herum schlechter ging, lasen wir einen Zeitungsartikel über Interferon oder ein anderes Wundermittel, wir machten uns eilig Notizen und riefen Leute an, ob es in Fällen wie bei Christian angewendet werden könne. Ich schrieb einem Chirurgen in Kanada, der mir sagte, daß der Tumor inoperabel sei. Bald erkannten wir, daß an unserem Krankenhaus so viel getan werden konnte wie an fast jeder Institution dieser Größe. So besprachen wir uns mit allen Ärzten hier.

Wir meinen jetzt, daß wir an das National Cancer Institute (Nationales Institut für Krebsforschung) schreiben sollten. Vielleicht können wir den Leuten helfen oder uns über ihre Arbeit informieren.

Ich meine nämlich, daß wir in einer Hinsicht in der Krebsforschung etwas versäumen. Wir sollten von Menschen, die an Krebs sterben, eine ausführlichere Krankengeschichte ihrer

Familie aufnehmen. Ich bin sicher, wenn genügend Fakten über eine bestimmte Gruppe von Krebskranken in einem Computer gespeichert würden, würden sich bald Korrelationen herausstellen. Ich las in einer Zeitung, wie die Chinesen einem Speiseröhrenkrebs auf die Spur kamen, indem sie ein Forscherteam zwei oder drei Jahre lang zu der betroffenen Bevölkerungsgruppe schickten, um gründliche Erhebungen zu machen. Sie studierten alle Aspekte der Situation und fanden bald einen Schimmelpilz, der auf einem bestimmten Volksnahrungsmittel, nämlich einer Art eingelegtem Brot, wuchs. Jedenfalls hatten sie offenbar in sehr kurzer Zeit das Problem herausgefunden.

Meine Frau meint, daß der Keim von Christians Tumor vielleicht in seinen häufigen Mittelohrentzündungen lag. Er hatte viele Infektionen und Trommelfellpunktionen.

Wir wissen beide von einer Reihe von Fällen, die uns mit krebserregenden Stoffen in Berührung brachten: Quecksilber und Röntgenstrahlen, als Connie mit Christian schwanger war und im Sprechzimmer eines Zahnarztes arbeitete; Chlorodan, das ich vor einem Jahr sprühte, um Grillen zu töten; auch das Sprühen von Methechlorodan (das vor allem zur Vertilgung von Termiten verwendet wird) im Haus und rings um das Haus war vermutlich eine große Dummheit. Ich habe jetzt Angst vor dem Zeug und werde es nicht mehr im Haus verwenden.

In der letzten Woche seines Lebens hatten wir die Möglichkeit, ein neues Medikament auszuprobieren. Es heißt Cisplatin. Es sollte von Krebszellen angeblich schneller absorbiert werden als von normalen Zellen. Dann würde der Tumor zugrunde gehen. Zuerst wollte man es Christian nicht geben, weil er Fieber hatte, aber wir drängten darauf, es zu versuchen, weil es seine letzte Chance war, auch wenn es ihn umbringen sollte. Es hat nicht gewirkt.

Für die überwältigende Freundlichkeit und Großzügigkeit, die meiner Familie von den Leuten aus unserer Nachbarschaft nach dem Verlust unseres Sohnes erwiesen wurde, sage ich ein schlichtes Dankeschön! Und außerdem, daß ich mich bemühen werde, diesen Segen zehnfach zurückzuerstatten! Es ist eine Freude, gewiß sein zu dürfen, daß es Menschen gibt, die sich wirklich um einen kümmern, besonders die Leute dieser großartigen Gemeinde.

Kürzlich erhielt ich folgenden Brief von Christians Vater, dem wir die Aufzeichnungen über den Tod seines Sohnes verdanken:

»Liebe Elisabeth,

Wir bekamen heute Ihren Brief und haben uns sehr gefreut, von Ihnen zu hören. Haben Sie herzlichen Dank für Ihre ermutigenden Worte. Ihre Bemerkungen waren wie immer sehr tröstlich für uns beide. Ich muß jedoch gestehen, daß es mir immer schwerer fällt, an irgend etwas zu glauben. Von meiner Geburt und Erziehung her bin ich Katholik, und ich wurde zum Glauben erzogen. Ich möchte glauben. Ich empfinde, daß ich glauben sollte, aber nach dem Tod Christians und all den vorhergehenden Gebeten, Gedanken und unserem Einsatz von Energie finde ich es immer schwieriger. Ich habe mich dazu durchgerungen. Aber mich beunruhigt der immer wiederkehrende Gedanke, daß ich nur deshalb glauben will, Christian wiederzusehen, weil ich ihn so verzweifelt wiedersehen möchte. Aber wahrscheinlich glaube ich nur, weil ich so erzogen bin oder, wenn ich mir die Lehrmethoden der Nonnen vergegenwärtige, weil ich einer derartigen Gehirnwäsche unterzogen wurde. Das ist nicht abschätzig gemeint.

Ich weine jetzt nur hin und wieder. Das ist gut zur Lösung von Spannung. Als uns Christian genommen wurde, stellte ich mir oft vor, daß er in seiner alten Gestalt bei uns wäre. Mit der Zeit sah ich ihn nur dann, wenn er auf meine Bitte seine frühere Gestalt annahm. Dann kam die Zeit, als er mir sagte, daß er nicht mehr in seiner früheren Gestalt zu mir kommen könne, daß er sich den anderen anschließen müsse, und da stellte ich ihn mir in der Form einer Wolke vor. Er würde ein Teil einer riesigen Wolke sein. Sooft ich jetzt eine Wolke sehe, denke ich an ihn. Ich denke auch an ihn, wenn ich einen Schmetterling sehe, und das erinnert mich an den Maler des Bildes, das ich Ihnen hiermit sende, und seine Antwort auf meine Frage nach seinen Bildmotiven: ›Warum wollen Sie das Bild eines Schmetterlings haben? Schmetterlinge sind frei.‹

Wenn ich allein bin und einen Vogel sehe, denke ich auch gerne, daß es Christian ist, daß er sich gerade ausruht oder frei umherschweift und uns im Auge behält, aber er weiß, daß er nichts ändern darf.«

Zum *Prozeß des Trauerns* gehört das Bedürfnis nach einem »Lebenszeichen« unserer toten Kinder. Wir möchten sie noch einmal berühren, noch einmal ihr Lächeln sehen, ihre Stimme hören, aber am sehnlichsten wünschen wir uns zu wissen, daß es ihnen gut geht und daß sie nicht so einsam sind wie wir.

Eine Mutter, deren kleiner Sohn zu Weihnachten starb, hatte in der Nacht vor dem Geburtstag ihres Sohnes im folgenden Oktober einen schönen Traum. In dem Traum war sie mit ihrem Sohn vereint. Sie sagte zu ihm: »Du bist also doch nicht fortgegangen.« Er antwortete: »Doch, ich bin fortgegangen, aber ich bin nicht allein.«

Je mehr die Eltern sich bemühen, ihre Kinder nach deren Tod zu sehen oder zu erleben, desto geringer ist die Wahrscheinlichkeit, daß es ihnen gelingt. Echte Träume über verstorbene Kinder finden gewöhnlich einige Wochen oder Monate nach dem Tod eines Kindes statt, wenn der qualvolle Schmerz und Kummer aufgehoben ist und wenn die ersten ruhigen Nächte mit normalem Schlaf sich wieder einstellen.

Diejenigen Familien, die Zeit hatten, sich auf den bevorstehenden Tod eines Kindes vorzubereiten, haben vielleicht mehr Glück, da sie den Großteil ihrer Trauerarbeit schon während der letzten Monate oder Wochen im Leben des Kindes geleistet haben und daher in der Lage sein mögen, ihr geliebtes Kind viel früher in einem Traum zu »sehen«.

Eine junge Mutter, deren Kind auf ungeheuer grausame Weise vergewaltigt und dann ertränkt wurde, kehrte in einer hoffnungslosen Gemütsverfassung nach Hause zurück, nachdem sie tagelang ziellos umhergelaufen war. Als sie schließlich imstande war, sich auf ihr Bett zu legen, bemerkte sie ein helles Licht, das durch das Fenster schien, und darin erschien ihre kleine Tochter, gesund, strahlend und lächelnd, mit ausgestreckten Armen. »Schau, Mami!« Die Kleine verschwand nach einigen Augenblicken, aber der Anblick erfüllte die Mutter mit so viel Frieden und Liebe, daß sie nach diesem Vorfall in einem viel besseren psychischen Zustand war als die anderen Mitglieder der noch immer erschütterten Gemeinde!

Ich glaube, daß Visionen, Träume und Erscheinungen unserer geliebten Toten weitgehend von unserem natürlichen Bedürfnis abhängen. Ich glaube fest, daß wir das bekommen, dessen wir bedürfen, und wenn wir nicht träumen oder auf andere Weise wahrnehmen können, daß unsere Kinder uns einfach nur für eine Weile verlassen haben, so kann das eine Prüfung unseres Glaubens und Vertrauens sein. Wir bekommen das, was wir brauchen, aber nicht immer das, was wir uns wünschen. Viel später, wenn wir auf die Stürme unseres Lebens zurückblicken, erkennen wir, wie sehr sie uns verändert haben, wie sehr wir gewachsen und weiser geworden sind an Verständnis und Mitgefühl!

Eine Frau aus Massachusetts, die innerhalb von vier Jahren ihren Mann und ihre vierjährige Tochter durch Krebs verlor, hatte ein schönes symbolisches Erlebnis nach dem Tod ihres Kindes. Kurz vor ihrem Tod hatte ihre Tochter gesagt, sie würde ihrer Mutter einen Kardinal als Zeichen dafür schicken, daß es wirklich einen Himmel gibt. Am Tag ihres Begräbnisses erschienen mehr als ein Dutzend dieser auffallenden Vögel auf dem Rasen hinter dem Haus, wohin sie früher nie gekommen waren. Das Erscheinen der Kardinale in ihrem Garten ereignete sich fast täglich und stärkte den Glauben der Mutter an die Kontinuität des Daseins ungemein.

Ich möchte noch ein Wort über die wilde Jagd nach Beweisen für das Fortleben nach dem Tod sagen. Viele Eltern sind so verzweifelt, daß sie um jeden Preis eine »Botschaft« ihrer toten Kinder haben möchten. Sie besuchen Medien, lassen sich wahrsagen und scheuen keine Ausgabe oder Reise, um sich diesen Wunsch zu erfüllen. Aber sie besitzen ja dieselben Fähigkeiten wie die sogenannten Medien. Wenn sie still sind, wenn sie vertrauen, wenn sie gewillt sind, das Gegebene hinzunehmen, und aufhören, nach äußerlichen Quellen der Hilfe zu suchen, dann wird ihnen Hilfe und die tröstliche Erkenntnis zuteil, daß sie ihre Kinder wiedersehen werden. Es gibt zu viele Scharlatane, die bereit sind, irgend jemanden für die Kommunikation mit dem verstorbenen Kind zu empfehlen. Bitten Sie abends in Ihren Gebeten oder in Ihren Gedanken um ein Zeichen von Ihrem Kind, und wenn Sie es wirklich brauchen, werden Sie es auch bekommen.

Sie werden außerdem erkennen, daß Sie in jedem Schmetterling, jeder Wolke, jedem Sonnenstrahl ein Signal Ihres Kindes erblicken können. Nehmen Sie das an, ohne sich selbst gegenüber zu kritisch zu sein. Es wird Ihnen helfen, sich wieder der Schönheit zuzuwenden, die in Ihrer Umgebung existiert und die immer um uns sein wird, auch dann, wenn alle unsere Kinder gestorben sind. Es ist ein natürlicher Bestandteil des Heilungsablaufs.

Kinder, die in den Prozeß des Todes und des Trauerns innerhalb der Familie einbezogen wurden, können loslassen und sogar schöne Briefe an den Verstorbenen schreiben. Das ist eine Art, Abschied zu nehmen. Die kleine Meagan war zehn Jahre alt, als ihr geliebter Großvater starb. Sie malte für ihn ein Bild mit einem schönen Regenbogen und einem Engel in einer hellblauen Wolke (hellblau stellt in der universellen Symbolsprache ein »Verlöschen des Lebens« dar). Sie schrieb in den oberen linken Quadranten des Bildes (oberhalb des Engels): »Für Opa, das ist unsere Wolke, auf der wir sitzen.« In der oberen rechten Ecke fügte sie hinzu: »Ein Regenbogen ist so fröhlich, und ich möchte, daß Du etwas Fröhliches hast, das Dich an uns erinnert.« In einem Brief, der die Zeichnung begleitete, schrieb sie: »An Opa, bitte sei glücklich im Himmel. Wir wünschen es uns alle. Dafür beten wir alle. Wie ist Dein Haus oder Deine Wolke, auf der Du wohnst? Hast Du irgendwelche Staatspräsidenten oder berühmte Leute getroffen? Nun lebwohl, sei glücklich.«

Am selben Tag schrieb dieses kleine Mädchen einen Brief zum Erntedankfest, von dem viele Erwachsene etwas lernen könnten. Er lautet:

Wofür ich zu danken habe

»Als ich ein Baby war, sagte meine richtige Mutter, daß sie nicht für mich sorgen und mir kein ordentliches Heim geben könnte. Daher gab sie mich zur Adoption frei. Dafür habe ich zu danken, weil ein nettes Ehepaar (meine jetzigen Eltern) kam und ein kleines Mädchen haben wollte. Ihre Beschreibung paßte auf mich. So wurde ich ihnen gezeigt, und sie sagten, daß sie mir ein sehr gutes Heim geben würden, und das haben sie auch getan. So habe ich für eine sehr, sehr nette Familie zu danken.

Außerdem muß ich für die Welt danken, denn wenn die Welt nicht da wäre, dann gäbe es auch mich oder meine Familie nicht. Keine Vögel, keine Blumen, keine Menschen oder Tiere. Aber wir haben diese Dinge doch, und dafür solltet Ihr auch danken.«

In dem schwierigen Prozeß, den Verlust eines Kindes anzunehmen, finden viele Eltern Trost in den positiven Fähigkeiten ihrer Kinder zu deren Lebzeiten und sind stolz auf ihre letzten Leistungen. Eine Mutter schildert, wie schwer es ihr fiel (und allen anderen), den bevorstehenden Tod ihres Kindes zu akzeptieren:

»Dann kam der schreckliche Tag am 3. Dezember, als der Arzt in der Diele stand und sagte: ›Ich muß Ihnen die Mitteilung machen, daß ich keine Hoffnung mehr habe, John zu heilen.‹ (Ein Krebs wurde entdeckt, als er vierzehneinhalb Jahre alt war, und er starb bald nach seinem sechzehnten Geburtstag.) Mein Herz war mir so schwer, und ich war vollkommen leer und konnte die Tränen nicht zurückhalten. John fragte immer wieder: ›Was hast du?‹, aber ich brachte es nicht über mich, es ihm zu sagen. Noch nicht.

Irgendwann im Dezember, mitten in meiner Angst und Sorge, gelang es mir, die Amerikanische Krebsgesellschaft anzurufen und eine Sozialarbeiterin aufzusuchen; sie half – und wie! Nein, ich brauchte John nicht zu sagen, daß er sterben mußte, denn natürlich mußte er sterben so wie wir alle, daher brauchte es nicht gesagt zu werden. Das war eine große Erleichterung. An diesem Abend kaufte ich drei Bücher, die mir sehr halfen. (Sie bezieht sich auf die Bücher *Interviews mit Sterbenden* und *Leben bis wir Abschied nehmen* von Elisabeth Kübler-Ross und *Eric* von Doris Lund.) An diesem Abend blieb ich auf und las Ihr Buch *Leben bis wir Abschied nehmen* in einem Zug durch, und ich weinte und weinte, weil mein Sohn tatsächlich im Sterben lag und ich ihn verlieren würde und nichts dagegen tun konnte. Das schmerzte mich. Ich war voll von Haßgefühlen und bin es immer noch. Aber ich erkannte, daß diese Reaktion normal war, und Ihre Bücher eröffneten den Gefühlsaustausch und das Gespräch mit John, meinen Töchtern, meinen Eltern, Freunden und dem Pfarrer meiner Kirche, die mir alle so geholfen haben.

Nein! Es ist nicht fair, und wir begreifen es nicht. Wie könnten wir auch? John war etwas Besonderes, vom Tag seiner Geburt an, und jetzt war er es noch mehr, weil er zu seinem himmlischen Vater heimging. Und wer könnte ihn mehr lieben, wer könnte John vollkommenen Frieden geben, ihn wieder stark und schön machen – schöner, als wir ihn je gekannt haben? Gott, nur Gott! So lasse ich ein kleines bißchen los.

Während der nächsten zwei Monate verschlang ich Ihre Bücher, und ich redete, weinte und bemühte mich, John und meiner Familie nahe zu sein. Jeden Tag, während ich las, ließ ich ein bißchen mehr los.

John und ich sprachen nie über die Tatsache seines Sterbens, denn er wußte es, und ich wußte es, und er wußte auch, daß ich wußte, was geschah. Er wollte uns nicht weh tun, und er wollte über das Geschehen nicht reden, und das war in Ordnung. Wir sprachen nicht darüber, aber er wußte, daß ich da war, daß ich ihn sehr liebte und daß er jederzeit alles sagen konnte, was er auf dem Herzen hatte.

Ich war an seiner Seite und hielt seine Hand bei jeder Punktion, ich sah seinen Schmerz und sein Leiden und schickte mit jedem Atemzug meine Liebe zu ihm hin und durch ihn hindurch. Ich weiß es, und ich glaube von ganzem Herzen, daß auch er es wußte.

Wir sprachen in unserer eigenen Weise miteinander, und wir wußten beide, was der andere dachte und fühlte, so nahe waren wir uns. Um nichts in der Welt möchte ich diese Nähe missen, auch wenn mir jede Punktion das Herz und die Seele in Stücke riß. Sein Schmerz und seine Qual gingen mir durch Mark und Bein, und ich schrie innerlich, und es zerriß mich jedesmal noch mehr.

Aufgrund Ihrer Bücher behielt ich John zu Hause. Am 21. März wurde John mit schwerster Anämie ins Krankenhaus eingeliefert und bekam eine Bluttransfusion. In einem Nebenzimmer fragte ich den Arzt, ob John seinen Kampf verlieren würde, und er sagte: ›Ja‹. Ich kann mit Worten nicht beschreiben, wie mir damals zumute war. Ich weinte und weinte, ja ich weinte mit John und vor ihm. An diesem Abend blieb ich sehr, sehr lange im Krankenhaus bei John und hätte die Nacht dort verbracht, wenn er nicht zu Kräften gekommen wäre und mein Gefühl mir nicht gesagt hätte, daß es ihm im Augenblick gutging und daß er definitiv am nächsten Tag nach Hause käme.

Am 30. März wurde John sechzehn, und ich wußte, daß er nicht mehr lange bei uns sein würde. Ich hatte jedoch den Punkt erreicht, wo ich das annehmen konnte. John und ich hatten alles gesagt, was nötig war, damit wir uns ohne entsetzlichen Schmerz voneinander trennen konnten.

Am 3. April bekam John seine letzte Punktion in der Klinik. Am Abend des 5. April, um halb acht Uhr, hielt ich John in meinen Armen, und wir weinten zusammen, und ich half ihm ins Auto zu steigen für seine letzte Fahrt in die Klinik. Ich versprach ihm, daß ich ihn dort nicht allein lassen und bei ihm bleiben würde, bis er nach Hause käme. Sie gaben ihm von Donnerstag abend bis Samstag nachmittag Sauerstoff, und ich blieb in der Klinik in seinem Zimmer, wie ich es ihm versprochen hatte.

Wir brachten ihn am Samstag, dem 7. April, um zwei Uhr nachmittags nach Hause. Es war die letzte und endgültige Station seiner irdischen Reise. John hatte starke Schmerzen im Magen, im Rücken und in den Schultern. Er war von 165 Pfund auf ungefähr 105 Pfund heruntergekommen und bestand fast nur noch aus Haut und Knochen. Er war über zwei Meter groß, und bei dieser Größe sind 105 Pfund nicht viel Gewicht. Aber er hatte von all den Schmerzen, den Punktionen und Behandlungen einen ganz gekrümmten Rücken.

Doch er klagte nicht. Er sagte einfach: ›Massiere mir den Rücken‹, oder: ›Massiere mir die Schultern‹, oder: ›Bring mir eine Milch‹, oder: ›Gib mir eine Zigarette‹. Das war alles. Bis zu seinem Ende gab er sich Mühe, stark zu sein und sich selbst zu helfen. Er versuchte sogar, allein von einem Zimmer ins andere zu gehen. Es ging nicht sehr gut, weil er so schwach war und unter starken Medikamenten stand – aber er versuchte es.

Am Mittwoch morgen, dem 11. April, saß ich an Johns Bett, sprach mit ihm und massierte ihm Rücken und Schultern.

Wir unterhielten uns über die Dame, mit der ich arbeite, denn sie war die Woche vorher auf Urlaub gewesen. Er fragte, ob sie zurück sei und ob sie einen schönen Urlaub gehabt hätte. Wir sprachen auch über seine Schmerzen im Rücken und in den Schultern. Dann ging ich zur Arbeit. An diesem Tag, mittags um 12 Uhr 20, verließ uns John und ging heim zu Gott.

Endlich! Keine Schmerzen mehr, kein Leiden mehr, keine Punktionen mehr.

Ich war in der Firma, und meine Mutter rief an und fragte, ob ich nach Hause kommen könnte, und ohne nachzudenken, fragte ich: ›Warum?‹ und drang in sie, bis sie sagte: ›John ist tot.‹ Ich schrie und legte den Hörer hin. Und wie ich schrie, immer und immer wieder! Ich hatte nicht erwartet, daß ich so reagieren würde, aber es tat so weh.

Mein Vater kam und holte mich ab, und ich kam nach Hause und rannte in Johns Zimmer und hielt seinen Arm und seine Hand und sagte immer wieder: ›Ich liebe dich so sehr‹, und daß ich ihn sehr vermissen würde. Ich verabschiedete mich nicht von ihm, denn er wird in meinem Herzen immer bei mir sein. Und ich weiß, daß wir eines Tages wieder vereint sein werden.

Meine beiden Töchter nahmen Johns Tod sehr schwer. Meine älteste Tochter (dreizehn) weinte und weinte und weinte den ganzen Tag bis in die Nacht hinein. Die andere (neun Jahre alt) lief durch die Haustür zum Eingang und schlug ihren Kopf mehrfach an die Wand, so daß sie zwei Tage lang sehr starke Kopfschmerzen hatte.

Ich nahm beide Mädchen an den Händen, und dann gingen wir in Johns Zimmer und standen am Fußende seines Bettes, so daß sie ihn sehen und ihm alles sagen konnten, was sie John sagen wollten. Sie hatten beide Angst, aber als sie John sahen, war ihnen wohler, und sie fürchteten sich nicht mehr so sehr. Es gab viel Arbeit, aber von diesem Augenblick bis zu Johns Begräbnis bezog ich beide Mädchen ganz in alles ein.

Als wir, nur die Familie, John zum letzten Mal in der Aufbahrungshalle besuchten, waren die Mädchen wieder sehr ängstlich. Ich hielt sie an der Hand, und wir gingen zu dem Sarg, und sie hatten so viele Fragen. Nach einer Weile berührten wir John, und sie waren durch die Tatsache beunruhigt, daß

John so kalt und steif war, aber wieder half mir Ihr Buch, ihnen zu erklären, daß John seine irdische Hülle verlassen hatte, und weil er sie nicht mehr brauchte, mußte sie auch nicht mehr warm, weich und beweglich sein.

Keine meiner Töchter hat mehr Angst vor dem Tod, und sie wissen, daß John immer bei ihnen ist und daß wir eines Tages alle wieder zusammen sein werden.

John kämpfte tapfer, und ich bin sehr stolz, seine Mutter zu sein, im Leben und im Tod. John behielt während seiner ganzen Krankheit seinen Humor und war sehr stark.«

Einige Monate später schrieb mir diese Mutter noch einmal, denn, wie sie sagte: »Einige der wichtigsten Dinge, die ich Ihnen mitteilen wollte, blieben ungesagt. John strahlte mit jedem Atemzug Liebe, Wärme und Glück aus, und außerdem war er in so vieler Hinsicht ein fabelhafter Mensch, und ich wollte, daß Sie auch das von ihm wissen.

Ich denke an John als einen Menschen, der Spaß liebte, der voller Leben war und die üblichen Jungenstreiche machte, aber wenn ich jetzt auf diese Dinge zurückblicke, dann waren sie so liebenswert, und ich finde so viel Humor darin, den ich für immer festhalten und bewahren möchte.

Ich erinnere mich, wie ich am Rande des Basketballspiels saß, als er bei der Mannschaft der ›Gray-Y‹ war, und mich halb totlachte. Wenn er sich hätte strecken sollen, bückte er sich, und wenn er sich hätte bücken sollen, streckte er sich selbstverständlich in die Höhe. Oder er stand einfach mitten im Spiel, sah den anderen zu, wie sie rannten und spielten, und gähnte.

Ein anderes Mal spielte er Baseball. Das war vielleicht etwas. John traf den Ball und war so aufgeregt, daß der Schläger durch die Luft flog. Nach dem Spiel gingen wir in ein Geschäft, und ich kaufte ihm einen Schläger und einen Ball. John und ich verbrachten den Rest des Nachmittags im Garten und übten das Ablegen des Schlägers nach einem Hit, statt ihn durch die Luft sausen zu lassen.

Wir (John, die Mädchen und ich) hatten oft Gelegenheit, miteinander zu toben und zu lachen, und wir hatten viele, viele lange Spaziergänge und Gespräche. John stand beiden Mädchen sehr nahe und verbrachte viel Zeit mit ihnen. Alle drei standen sich nahe und waren so oft glücklich miteinander. O ja, sie rauften und stritten auch wie normale Geschwister, aber niemand durfte gegen einen von ihnen etwas sagen oder tun, ohne daß die anderen zwei zur Verteidigung kamen.

John war ein aktives Mitglied der Pfadfinder und wollte ein ›Adler‹ werden. Er strengte sich sehr an, um dieses Ziel zu erreichen, aber als er am Anfang der Krankheit seine Haare verlor, wurde er ganz inaktiv. John war außerdem aktiv in den Jugendgruppen der Kirche, aber auch nur bis er seine Haare verlor.

Als John im letzten Sommer meine Kusine besuchte, sagte er: ›Bevor ich sterbe, möchte ich mir noch zwei Wünsche erfüllen – ich möchte einen Kombi haben und ein Mädchen lieben!‹ Als ich das erfuhr, wußte ich, daß einer seiner Wünsche bereits in Erfüllung gegangen war. Meine Eltern hatten ihm im März zu seinem sechzehnten Geburtstag einen Kombi geschenkt. Er wurde in der ersten Märzhälfte angeschafft, und John war überglücklich, obwohl er zu schwach war, um vor Begeisterung Luftsprünge zu machen.

John strengte sich sehr an, um seinen Ausweis als Fahrschüler zu bekommen. Da er nicht zur Schule ging und es im Fernsehen keine Fahrkurse gibt, mußte er bei einer Privatschule Fahrunterricht nehmen. Vier Samstage mußte er von 9 Uhr 30 bis 17 Uhr 30 auf den Beinen sein, und in seinem geschwächten und schmerzenden Zustand war das sehr schwer, aber er schaffte es.

John stand am Verkehrsamt allein in der Schlange, als er seinen Ausweis als Fahrschüler beantragte. Ich versuchte, ihn zu überreden, sich hinzusetzen und mich in der Schlange stehen zu lassen, bis ich nach vorne käme, aber er wollte nichts davon wissen. Er war entschlossen, es allein zu schaffen, und so geschah es auch, und das war innerhalb der letzten zwei Monate seines Lebens.

Er freute sich so über diese Leistung. Als wir vom Verkehrsamt weggingen, nahm er mir die Autoschlüssel aus der Hand (ich überließ sie ihm) und fuhr den ganzen Weg nach Hause – es war nicht sehr weit, aber schwer, weil er Schmerzen hatte und müde war und so lange gestanden hatte.

Ungefähr einen Monat nach seinem Tod sagte mir einer seiner Freunde, daß John sich auch seinen zweiten Wunsch erfüllt hatte – er hatte ein Mädchen geliebt. Wir waren gerade im Kino, und ich stieß einen Freudenschrei aus. Ich kann mit Worten einfach nicht schildern, wie beglückt ich in diesem Augenblick war, daß John sich auch diesen Wunsch erfüllt hatte. Bis zu diesem Zeitpunkt hoffte und betete ich nämlich, daß es ihm gelungen sein möge, und dachte im Herzen, daß ich es wohl nie erfahren würde. Wie wunderbar für ihn, und ich freute mich so um seinetwillen. Er wußte, daß er sterben mußte, und er tat etwas, das ihm wirklich am Herzen lag.

Als John krank wurde, waren die Pfadfinder eine große Stütze für uns. Meine Mutter rief einen Pfadfinderführer an und bat ihn, ein Gewehr Kaliber 22 für John zu besorgen. John hatte sein Verdienstabzeichen für Schrotflinte und Kugel bekommen, und meine Eltern wollten ihm das Gewehr zu Weihnachten schenken. Das war im Jahr 1977, in dem Monat, als sein Krebs festgestellt wurde.

Als John am 20. aus dem Krankenhaus kam, telefonierte meine Mutter mit dem Gruppenleiter der Pfadfinder – er fragte, ob John zu Hause und bereit sei, Besuch zu empfangen, und ob er an dem Abend vorbeikommen und ein paar Minuten mit John sprechen könnte. Dann kamen *alle* Gruppenleiter und präsentierten John sein Gewehr von der Gruppe. In der Woche zwischen Weihnachten und Neujahr nahm der Gruppenleiter John und einige andere Jungen zum Schießen mit. John und ich gingen mehrere Male auf das Schießgelände. Jedesmal hatten wir dabei viel Spaß.

John erholte sich gegen Ende März so weit, daß er seinen Kombi fahren konnte. Unsere Geburtstage sind drei Tage auseinander, und er wollte unbedingt mein Geschenk selbst einkaufen. Also fuhren er und Großpapa im Kombi fort, und offenbar handhabte er den Wagen großartig – besser, als mein Vater ihn hätte fahren können. John war so stolz auf seinen Kombi, und wenigstens wußte er, daß er da war, daß er ihm gehörte und daß er damit fahren konnte. Dafür bin ich sehr dankbar.

Seine erste Einweisung in die Klinik werde ich nie vergessen. Er war zwei Meter fünf und kam auf die Kinderstation, weil er damals noch nicht ganz fünfzehn war und noch als Kind eingestuft wurde. Im Wartezimmer der Aufnahme sagte er, er könne nicht hierbleiben, weil er zu Hause etwas vergessen habe – sein Essen. Außerdem könne er nicht hineingehen, weil er Kopfschmerzen habe und zuerst heimgehen und eine Tablette nehmen müsse.

Besonders lustig war es in seinem Zimmer. Als er auf dem Bett lag, sah er im Korridor ein kleines Kind vorbeitrippeln und fragte, zu mir gewandt: »Muß ich mir solche Knirpse gefallen lassen?« Und eine Minute später war er auf dem Gang auf allen vieren und spielte mit einem von diesen Knirpsen.

Manchmal war John voll von kindischem Schabernack, und ich habe wohl über vieles hinweggesehen; er war mein Junge, und ich liebte ihn, und ich dachte, daß er goldig, komisch und liebenswert war – und das meine ich immer noch. Wahrscheinlich neigte ich besonders während seiner Krankheit dazu, ihm sehr viel durchgehen zu lassen, aber ich begriff auch, daß die meisten Dinge, über die man sich aufregt, ohnehin nicht so schlimm sind, und ich habe auch bei den Mädchen gelernt, über vieles hinwegzusehen und sie mit anderen Augen zu betrachten, verstehen Sie?

Es drehte sich alles um John, um seine Behandlung und darum, wie kräftig er sich fühlte. Aber wir hatten Freude an allem, was wir unternahmen. Im letzten Sommer konnte er außerdem mit seinen Freunden noch viele Ausflüge machen, und ich weiß, wie gut ihm das tat und wie glücklich er dabei war. Auch dafür bin ich dankbar, um seinetwillen. Als er nur mehr liegen konnte, blieb ihm die Erinnerung an seine guten Zeiten.

Wie ich schon vorhin sagte, waren die Pfadfinder während Johns Krankheit eine große Stütze für uns. Die Gruppenleiter trugen seine Bahre, und auch die Jungen waren dabei, alle in ihren Festanzügen. Bei Johns Begräbnis gab es viel Jugend – lauter Freunde, Pfadfinder, Freunde aus der Kirche, Nachbarn und Schulfreunde.

Erst vor kurzem veranstalteten die Pfadfinder ein Familientreffen und luden uns alle für den Nachmittag, zum Abendessen und zum Lagerfeuer ein. Am Lagerfeuer zelebrierten sie eine Totenfeier. Sie war fröhlich, schön und traurig. Am Schluß holten sie ihre Fahne, und es ist Sitte bei den Pfadfindern, daß die Fahne, wenn niemand da ist, dem sie sie präsentieren können, verbrannt wird. Sie schnitten zwei Sterne heraus, überreichten einen meiner Mutter und einen mir zum Andenken an John, und dann verbrannten sie die Fahne in absoluter Stille – unter den Tränen vieler.

Ich lege ein Gedicht bei, das wir bei Johns Begräbnis vorlasen. Es drückt unsere Liebe zu John aus, im Leben und im Tod.«

FÜR JOHN, IN LIEBE

Ich leihe euch für eine Zeit
ein Kind von mir, sprach Gott.
Liebt es, solang sein Leben währt,
betrauert es im Tod.

Es kann sechs, sieben Wochen nur,
auch dreißig Jahre sein,
doch wollt ihr es, auf Widerruf,
an meiner Statt betreun?

Es ist so lieb, und habt ihr es
auch nur für kurze Zeit,
so bleibt euch die Erinnerung
als Trost in eurem Leid.

Versprechen kann ich nicht, wie lang,
und wann das Urteil fällt,
damit dies Kind so manches lernt
»da drunten« auf der Welt.

So wird auf Abruf dieses Kind
jetzt in die Welt geführt,
damit die Lehre, die ich gesandt,
euch an die Seele rührt.

Ich suchte lange weit und breit
ein Paar, das mir gefällt,
und aus der Menge hab ich dann
euch beide auserwählt.

Erweist ihm Liebe noch und noch,
umsonst ist keine Müh,
und haßt mich nicht, wenn ich ihn ruf
zu mir zurück so früh.

Ich höre eure Worte schon:
»O Herr, Dein Wille gescheh«,
und um der Freude an diesem Kind
riskieren wir auch das Weh.

Wir liebten ihn mit Zärtlichkeit,
solang er bei uns war,
und Dankbarkeit für dieses Glück
erfüllt uns immerdar.

Du kamst jedoch und riefst ihn fort,
viel eher als vorgesehn.
O Herr, vergib uns unsren Schmerz
und hilf uns, zu verstehn.

Mike, ein unheilbar erkrankter Junge, hinterließ an seinem Todestag die folgende Aufzeichnung auf seinem Nachttisch. Seine Mutter war so dankbar für diese Botschaft, daß sie uns die Zeilen mitteilte. Sie bestätigen die Überzeugung, daß es Kindern besser geht, wenn sie sich mit ihrer Familie offen und ehrlich verständigen können, wie es bei diesem Jungen glücklicherweise der Fall war.

Die Zeit ist gekommen,
mein Werk ist getan.
Jetzt kommt etwas anderes dran.
Die Tore werden bald offenstehn.
Ich gehe jetzt, auf Wiedersehn.

Die Zeit, die Zeit endet nie, ewige Zeit.
Die Liebe, die Liebe ist Ewigkeit.
Auf immer, mit Liebe.
Ich werde euch immer lieben.

Seine Mutter schrieb: »Ich habe mit Kummer Eltern beobachtet, die sich mit ihren Kindern nicht offen über deren Krebs aussprechen konnten oder wollten. Sie ließen sich so vieles entgehen. Mein Sohn und ich sprachen offen über seinen Tod. Er durfte mir sagen: ›Ich habe Angst!‹ Und ich durfte ihm antworten: ›Ich weiß es, Kind, aber später wirst du keine mehr haben.‹ Mein Sohn sprach Botschaften auf Band für die Menschen, die er liebte, für seine Familie und Freunde. Er half mit bei der Planung seines Begräbnisses. Er verschenkte einige Dinge an seine Freunde, bevor er starb. Er hinterließ uns ein großes Vermächtnis – wir hatten Glück. Ich hoffe, daß ich anderen Eltern helfen kann, ihre Kinder anzusehen, ihnen zuzuhören und von ihnen zu lernen.«

Eine andere Mutter berichtet, wie sie ihre Tochter zum Sterben nach Hause brachte:

»Als die Ärzte vor fast einem Jahr mit mir über die Diagnose meiner elfjährigen Tochter sprachen, zerbrach mir eine ganze Welt, während ich darüber nachdachte, warum sie vom Krebs befallen wurde. Ich wußte, daß ich versuchen mußte, die ursprüngliche Prognose von sechs Monaten zu verändern. Ich dachte, ein Arzt aus New York könnte helfen. Da ich keine Erfahrung mit Krebs hatte und mir jeden Tag so vieles zu Ohren kam, packte ich schnell und fuhr mit meiner Tochter nach New York, wo sie Chemotherapie bekam.

Ich war entsetzt, als ich die Kinderambulanz zum ersten Mal sah. Vor meinen Augen eröffnete sich eine ganz neue Welt schwerkranker Kinder. Mein Schock steigerte sich, als meine Tochter, Djenab, die Medikamente einzunehmen begann, die ihr fürchterliche Übelkeit verursachten. In dieser ersten Woche wußte ich schon, daß Chemotherapie nicht die Lösung war. Ich begann, die Krankheit und andere Heilweisen zu erforschen, wie Diät, Vitamine usw. In dieser Zeit akzeptierte ich die Tatsache, daß die Krankheit, die Djenab hatte, unheilbar ist, obwohl manchmal eine Remission vorkommt.

Inzwischen wohnten wir in einem Appartement, das 950 Dollar im Monat kostete, aus dem wir zu unserem Glück ausziehen mußten. Wir waren also gezwungen, uns ein anderes

Quartier zu suchen. Durch ›Zufall‹ landeten wir im Ronald-McDonald-Haus, wo unser Leben eine Wende zum Besseren nahm.

Meine Tochter lernte andere Kinder mit ihrer speziellen Krankheit kennen, die ebenfalls amputiert worden waren (sie hatte damals schon ein Bein verloren), und sie merkte, daß sie nicht die einzige war. Trotz der Gegenwart des Krebses lachten wir, besuchten Fußballspiele, das Theater, Sportveranstaltungen, Museen, wir erlebten alles gemeinsam und gaben uns gegenseitig die Unterstützung, die wir dringend brauchten. All dies geschah ganz natürlich, ohne daß Sozialarbeiter und Ärzte uns ihr ›Wissen‹ aufdrängten, wie es im Krankenhaus der Fall war. Wir lernten Familien aus der ganzen Welt kennen, von denen einige kein Englisch sprachen, aber wir verständigten uns trotzdem.

An einem Nachmittag gab der Direktor des Ronald-McDonald-Hauses mir das Buch *Leben bis wir Abschied nehmen* (von Dr. Kübler-Ross) in die Hand. Ich blieb bis drei Uhr morgens auf und verschlang das Buch. Verschiedene Abschnitte, die eine besondere Bedeutung für mich hatten, las ich wiederholt. An diesem Abend faßte ich den Entschluß, daß meine Tochter ihren Tod zu Hause bei mir und ihrer neunjährigen Schwester Kesso erwarten sollte. Am folgenden Tag war ich so erregt von dem Entschluß, mußte jedoch feststellen, daß der Direktor der einzige Mensch war, der meine Begeisterung teilte. Meine Familie, meine Freunde und die Ärzte waren alle gegen diese Idee.

Na, ich war nie der Typ, der gleich nachgibt. Ich setzte mich durch und brachte sie nach Hause, als ihre Zeit kam. Djenab und ich sprachen ausführlich über ihren bevorstehenden Tod. Sie wußte, daß sie in Gottes Hand war genauso wie meine vor zehn Jahren gestorbenen Eltern. Wir sprachen über ihre Schutzengel, die bei ihr sein würden. Ihre einzige Sorge galt dem Wohlergehen ihrer Schwester Kesso. Kesso hatte sie gebeten, nicht zu sterben, und gab ihr zu verstehen, daß sie dann auch nicht weiterleben könnte. Ich sagte Djenab behutsam, daß Kesso und ich sie vermissen würden, aber wir würden es bewältigen. Ich versicherte ihr auch, daß wir später, wenn unsere Zeit gekommen wäre, mit ihr vereinigt würden.

Am nächsten Tag nannte sie verschiedene Dinge, die sie Freunden und Mitgliedern der Familie schenken wollte. Sie vertraute einem zehnjährigen Nachbarskind die Bitte an, ihre Schwester zu beschützen, und sprach mit mir über Dinge, die wir als Familie unternehmen wollten. Sie war nicht sonderlich angetan davon, wollte mir meine Begeisterung aber nicht »verpatzen«. Zum Beispiel wurden unsere Pläne, auf die Bermudas zu fahren, von den Ärzten vereitelt, und Djenab gestand mir, daß sie von Anfang an keine Lust gehabt hatte und viel lieber in ihrem frisch renovierten Zimmer bleiben wollte. Wir lachten zusammen, als sie noch mehr solcher Enthüllungen machte, und ich staunte nur so über die Sensibilität, die Reife und Stärke meiner kleinen, zarten elfjährigen Tochter.

Ich hatte zwar mit Djenab über ihren bevorstehenden Tod gesprochen, aber nicht mit Kesso. – Sie haben meine Fragen beantwortet, und ich sprach mit Kesso zwei Stunden nach unserem Gespräch. Wir drei begannen, uns über unsere Gefühle über den Tod auszusprechen. Wir redeten offen und ehrlich miteinander und ließen unseren Gefühlen freien Lauf. Wir weinten ein bißchen und lachten auch, aber wir bereiteten uns auf Djenabs Übergang vor.

In der Nacht vor ihrem Tod hatte Djenab Durchfall – ich trug sie die ganze Nacht hindurch auf die Toilette, aber die meiste Zeit hielt ich sie in den Armen und streichelte ihre Glieder. Um halb neun Uhr morgens sagte sie mir, daß sie ›den Tag nicht durchstehen würde‹. Ich versicherte ihr, daß ich an ihrer Seite sei (ich war in ihr Zimmer übersiedelt, als wir aus New York City nach Hause kamen) und daß alles gut wäre, weil sie vollkommenen Frieden haben würde. Mit dem nächsten Atemzug bat sie mich, zwei meiner Freundinnen zu holen. Um elf Uhr waren beide zur Stelle. Dann bat sie mich, mich neben sie ins Bett zu legen und sie aufzusetzen. Plötzlich rief sie mit dem Ausdruck tiefen Staunens im Gesicht: ›Mami! Mami!‹

Ich streichelte ihren Arm und sagte: ›Djenab, beruhige dich, es wird alles gut.‹ Nach diesem Satz holte sie zweimal Atem und starb – umgeben von der einen Freundin, die sie an der rechten Hand hielt, der anderen, die am Fußende des Bettes stand, und mir, die ich links neben ihr lag und sie mit einem Arm umschlungen hielt. O Elisabeth, was für ein schöner Augenblick das war! Ich weinte, weil ich wußte, daß ich ihre physische Gegenwart vermissen würde. Um nichts in der Welt möchte ich missen, daß ich im Augenblick ihres Todes bei ihr war.«

Eine andere Mutter teilte uns die Geschichte der langen Krankheit, des Leidens und Todes ihres elf Monate alten Kindes mit und wie sie damit fertig wurde:

»Vor zwei Jahren verloren wir unseren elf Monate alten Sohn Derek. Er verbrachte sein ganzes Leben auf den Intensivstationen von zwei Kliniken in Madison. Er zog sich vermutlich bei der Geburt eine Streptokokkeninfektion zu. Danach wurde er an ein Beatmungsgerät angeschlossen (und bekam eine Lungenentzündung). Sechs Monate danach erlitt er einen Herzstillstand, worauf seine Temperatur auf 42 Grad stieg, und das führte wiederum zu einer schweren Schädigung des Gehirns. So ging es weiter, bis er starb – zwanzig Tage vor seinem ersten Geburtstag. Es war eine Prüfung, die ich meinem ärgsten Feind nicht wünsche.

Was mit Derek geschah, war für Dennis und mich wie eine emotionale Berg- und Talfahrt. Zuerst hieß es, er könnte in einer Woche nach Hause, dann zu unserem Hochzeitstag, dann zu Allerheiligen usw. Wir freuten uns immer schon so darauf und wurden dann enttäuscht. Es treibt mir noch heute die Tränen in die Augen, wenn ich nur daran denke. Aber, Frau Dr. Ross, wir sind *nicht* verbittert, denn wir lernten so viel aus dieser Erfahrung. Derek zeigte uns, wie stark ein Mensch sein kann. Auch dann, als die Ärzte sagten, daß er bald sterben werde, erholte er sich wieder auf bemerkenswerte Weise. Er war ein erstaunliches Kind, das uns half, uns in religiöser Hinsicht und als Ehepartner zu festigen, das uns mehr Dankbarkeit für das Leben beibrachte und den Drang, anderen Leuten mit sterbenden Kindern zu helfen. Allerhand für ein elf Monate altes Kind, nicht wahr? Und wie könnte es besser belohnt werden als mit dem Himmel!

Derek starb an einem Sonntagnachmittag. Ich erwähne das, weil wir anwesend waren, als er starb. Wir kamen gewöhnlich nicht zu dieser Tageszeit. Meistens kamen wir am Morgen und am Abend. Er war nicht kränker als sonst, wir konnten es also nicht wissen. Es schien uns, als hätte *er* die Zeit gewählt. Dennis (mein Mann) hielt ihn, als Jeremy (Dereks zweijähriger älterer Bruder) und ich das Zimmer betraten. Ich sah zufällig auf die Monitoren, und alle zeigten auf null. Ich sagte: ›Dennis, geht es ihm gut?‹

Dennis antwortete: ›Es geht ihm ausgezeichnet, Dix, er scheint wirklich zu reagieren!‹ In diesem Augenblick fiel Dereks Kopf vornüber. Er war endlich in Frieden gestorben, so wie er es gewollt hatte. Die Ärzte rissen Derek aus Dennis' Armen und stellten Wiederbelebungsversuche an (obwohl wir gebeten hatten, davon Abstand zu nehmen). Sie wollten es sogar noch mit einer Venensektion an beiden Armen versuchen, während ich dabeistand und sie anschrie, daß sie ihn doch endlich in Ruhe lassen sollten. Es war ein unglücklicher Abschluß von Dereks friedlichem Ende.

Es ist mir ein Trost, zu wissen, daß die Ärzte an dem leeren Kokon arbeiteten, wie Sie sagten, denn der Schmetterling hatte sich endlich befreit!

Um einige unserer Gedanken während des ganzen Jahres wiederzugeben: Wir gingen durch so viele Höhen und Tiefen! Wir brauchten jeden einzelnen Tag dieser elf Monate, um zu begreifen, daß der Tod für Derek *wirklich* ein Segen war. Wir sahen ihn in Agonie, wie er um jeden Atemzug rang oder einundzwanzig Stunden hindurch Anfälle hatte – Frau Dr. Ross, er lebte in solcher Qual. Doch irgendwie konnten wir nicht fassen, daß es für Derek eine solche Erlösung war, zu sterben. Rückblickend erkenne ich, wie selbstsüchtig wir alle eigentlich waren. Sogar nachdem die Ärzte uns gesagt hatten, daß er mit Sicherheit schwer gehirngeschädigt sein würde, hoffte Dennis immer noch auf ein Wunder, weil Derek während des ganzen Jahres ein Wunder gewesen war und die Ärzte immer wieder verblüfft hatte!

Schließlich berieten wir uns mit den Ärzten. Sie sagten, daß sie sich entscheiden mußten, was das Atemgerät betraf. Dennis war bei dieser Beratung nicht anwesend. Ich kam am Abend nach Hause und berichtete ihm, was sie gesagt hatten. Zum ersten Mal stimmten wir überein, daß es Zeit war, Derek und Gott die Wahl zu überlassen, was geschehen sollte! Wir beschlossen, daß wir an seinem Geburtstag am 30. Mai das Beatmungsgerät entfernen lassen und Derek zum *allerersten* Mal nach draußen bringen würden. Wenn er in unseren Armen friedlich sterben wollte, so hatte er sich gewiß dieses Recht verdient!

Unser Gefühl sagt uns, daß wir die richtige Entscheidung getroffen hatten. Doch Gott in seiner Weisheit und Derek in seiner Liebe wollten uns die Last dieser Entscheidung nicht aufbürden. Sie warteten, bis wir Dereks Schicksal emotional akzeptiert hatten und mit Gott und mit uns selbst im reinen waren. Derek starb am 4. Mai. Jetzt tut es mir leid, daß vielleicht *wir* es waren, die Derek veranlaßten, so viel durchzumachen und sein Leben weiter zu fristen. Vielleicht ist es wirklich so, daß wir ihn hier festgehalten haben. Ich hoffe nur und bete darum, daß er jetzt glücklich ist und Frieden hat, so daß er sein Leiden auf Erden vergessen kann.

Nachdem ich von Ihnen das Beispiel des Schmetterlings hörte, ging ich nach Hause und schrieb ein Gedicht, das sich auf unsere Erfahrungen bezieht. Hier ist es:

Der Kokon brauchte lange, bis er sich öffnete,
die silbernen Fäden von Dereks Leben
hatten ihn so fest gebunden.

Er hat sich seine Flügel schwer verdient,
doch durch unsere Liebe zu Derek
überforderten wir ihn.

Wir baten ihn zu bleiben – als wir ihn hätten loslassen sollen. Doch Gott in seiner Weisheit und Derek in seiner Liebe ließen uns erkennen, daß Derek *nicht* unser Eigentum war, sondern ein Schmetterling – er war frei!«

Kapitel 12

Begräbnisse – das Ritual des Abschieds

Über Begräbnisse ist bereits viel geschrieben worden, und wir haben diesem Thema ein besonderes Kapitel gewidmet in unserem Buch *Reif werden zum Tode*. Ich möchte daher nur einige Gedanken und einzelne Themen hinzufügen.

Wir müssen zur Kenntnis nehmen, daß Begräbnisse für die Familie da sind. Obwohl wir uns Mühe geben, den Wünschen des Verstorbenen zu entsprechen, müssen wir um der Hinterbliebenen willen das Richtige tun. Kulturelle, religiöse und einheimische Bräuche müssen beachtet werden, auch wenn sie denjenigen fremd erscheinen, die ihre Hilfe zur Vorbereitung oder Durchführung eines Begräbnisses anbieten.

Vor langen Zeiten wurden die Toten unter einem großen Haufen von Erde und Steinen begraben. Je tiefer ein Mensch begraben wurde, desto mehr war er geachtet und gefürchtet worden, denn vor Hunderten von Jahren herrschte der Glaube, daß die Toten zurückkehren und Rache üben könnten. Eine besonders tiefe Beerdigung gewährte eine größere Sicherheit vor den Toten, die noch eine Rechnung zu begleichen hatten. Einen Überrest dieses alten Brauches kann man auf jüdischen Friedhöfen sehen, wo Besucher kleine Steine auf den Grabstein legen, »um ihn ein wenig zu beschweren«, wie eine alte Dame schmunzelnd berichtete.

Ob wir die Asche des Verstorbenen in den heiligen Fluß Ganges oder sie von einem Flugzeug aus über die Rocky Mountains streuen, ob wir den Leichnam in eine Flagge hüllen und auf hoher See bestatten, oder ob wir ihn in ein Mausoleum einschließen, ob wir ihn einfach in ein Grab legen und den Sarg mit Erde bedecken – es ist nur die Hülle, der Kokon, der physische

Leib der Person, die uns verlassen hat. Es ist ein Ritual, ein formeller Abschied, eine Gelegenheit für die Nächsten, sich zu versammeln, um gemeinsam von den sterblichen Überresten nach Eintritt des Todes Abschied zu nehmen.

Für diejenigen, die an der tödlichen Krankheit und an der Pflege nicht Anteil nehmen konnten, ist es eine Gelegenheit, sich mit den Menschen zu versammeln, denen dieses vergönnt war. Es bedeutet auch, mit Freunden und Verwandten, die sich lange Zeit nicht gesehen haben, Erinnerungen aufzufrischen, um zu wissen, daß wir in unserem Schmerz und mit unserem Verlust nicht allein sind, uns mit verstreut lebenden Familienmitgliedern wieder zu vereinigen und schließlich öffentlich Mitteilung zu machen von der Bedeutung, die das Leben der Person, die uns verlassen hat, für unser Leben gehabt hat. Es ist ein Dank, ein Tribut, ein gegenseitiges Teilnehmen an Trauer und Schmerz, Trost und Hoffnung.

Es ist natürlich besonders bedeutungsreich, wenn die Person, die uns verlassen hat, ihr Begräbnis im voraus geplant hat, wie meine alte Eskimofreundin, die wußte, daß ihr Ende nahe war, und ihre Lieblingsgerichte bereitete, alle alten Freunde aus entlegenen Dörfern zusammenrief und dann ihren Körper verließ, nachdem sie ihr schönstes Kleid angezogen und ihren Freunden kleine Geschenke gemacht hatte. Dann kann ein Begräbnis ein wahres Fest des Lebens werden, denn alle Teilnehmer wissen, daß die Verstorbene zu ihrer letzten Reise bereit war, denn das Fest wurde von der Verstorbenen selbst im voraus gestaltet.

In den letzten Jahren kam es häufiger vor, daß Kinder ihr eigenes Begräbnis gestalten wollten. Vor allem Jugendliche möchten im voraus wissen, was sie anziehen werden, welche Musik gespielt wird, wer die Rede halten wird und wen man dazu besonders einladen möchte. Selbstverständlich brauchen solche Vorbereitungen eine kooperative, gut vorbereitete Familie oder Freunde. Es braucht ein Annehmen des bevorstehenden Todes und eine Offenheit der Kommunikation, wie sie jetzt immer häufiger wird.

Wir haben auch festgestellt, daß eine große Zahl von Kindern, die eines plötzlichen, unerwarteten, oft gewaltsamen Todes sterben, vor ihrem Tod über diese Dinge sprechen. Daraus schließen wir, daß sie ein unbewußtes Wissen um die Möglichkeit ihres frühen Todes hatten. Das war vermutlich immer so, aber erst in den letzten Jahren haben Erwachsene derartigen Bemerkungen Beachtung geschenkt, anstatt sie wegen ihres eigenen Unbehagens und Aberglaubens von sich zu weisen.

Wie bereits gesagt, ist es ungeheuer wichtig, den Leichnam zu sehen, wenn wir es mit einem plötzlichen Todesfall zu tun haben. Verstümmelte Körperteile kann man leicht abdecken, und der Verwandte sollte in Begleitung eines vertrauten Freundes erscheinen, der unerschrocken und eine Stütze ist. Der Ausdruck von Gefühlen muß zugelassen und Beruhigungsmittel sollten verboten werden, da sie den Schmerz nur verdecken und zu unnötiger und aufwendiger Trauerreaktion und Trauerarbeit führen.

Obwohl es in vielen Teilen unserer sogenannten zivilisierten Welt nicht möglich ist, den Verstorbenen bis zum Begräbnis zu Hause zu behalten, ist dies beim Tod eines geliebten Kindes sehr heilsam, im Unterschied zu dem sofortigen Abtransport der Leiche in eine Leichenhalle. Darauf folgt dann eine oft äußerst schmerzhafte Besichtigung oder Identifizierung des toten Kindes, das an einem kalten und unpersönlichen Ort, der wenig Trost oder Mitgefühl bietet, aus einer Kühltruhe gezogen wird.

Die nächsten Anverwandten sollten wenigstens die Möglichkeit haben, ihr Kind zu waschen, anzuziehen und sein Haar zu kämmen, ihr Baby zu wiegen, ein totgeborenes Kind eine Weile im Arm zu halten, bis sie bereit sind, es loszulassen. Sie sollten ihr totes Kind selbst zum Wagen des Bestattungsunternehmers tragen oder ihr Kind selbst zur Aufbahrungshalle fahren dürfen, wenn es nicht zu Hause aufgebahrt werden kann. Eltern, Großeltern und Geschwistern sollte erlaubt sein, privat Abschied zu nehmen ohne neugierige Zuschauer und wohlmeinende Nachbarn und Freunde. Geschwister sollten allein bei dem Toten sein dürfen, am besten in Begleitung einer Person ihres Vertrauens, der sie ohne Scheu Fragen stellen können. Manche Bestattungsunternehmer sind eine wunderbare Hilfe, andere sind schrecklich stur, wenn es um die Frage geht, ob Kinder ihren toten Bruder oder ihre Schwester berühren dürfen. Es empfiehlt sich, so früh wie möglich solche Fragen zu erörtern und Bedürfnisse und Wünsche anzumelden, bevor dies zu unerfreulichen Auftritten führt, die sich leicht vermeiden lassen.

Viele junge Paare und vor allem unverheiratete, mittellose Mädchen, die eine Totgeburt haben, erkundigen sich mit viel Schmerzen, Scham, Verlegenheit und Kummer nach den Begräbniskosten für ein solches Kind. Sie möchten ihrem Kind ein »anständiges Begräbnis« zukommen lassen, wie sie sagen, aber sie haben kaum genug Geld, um selbst ihr Leben zu fristen. Wir geben ihnen immer den Rat, mit dem Sozialarbeiter oder Seelsorger des Krankenhauses zu sprechen, und wenn ihnen von der Institution, wo das Kind zur Welt kam, nicht geholfen wird, erweisen sich die ortsansässige Bestattungsgesellschaft, Freunde oder Nachbarn als bemerkenswert hilfsbereit und einfühlsam. Auch hier betonen wir, daß es *nicht* das Kind ist, das sie begraben, sondern sein »Kokon«; das hilft vielen Eltern über ihre Schuldgefühle hinweg, daß sie sich kein richtiges Begräbnis leisten konnten.

Geschiedene und getrennte Eltern, deren Kind stirbt, müssen mit anderen Problemen fertig werden, und da die Zahl der alleinstehenden Eltern von Jahr zu Jahr zunimmt, lohnt es sich, auf einige Punkte in dieser besonderen Situation einzugehen. Kinder von geschiedenen Eltern, die abwechselnd bei dem Vater und der Mutter – oder Stiefeltern – lebten, werden gewöhnlich dort begraben, wo sie sich am meisten zu Hause fühlten und die meisten Freunde hatten, wo sie zur Schule gingen und ihr »Hauptquartier« hatten, wie ein Vater es nannte.

Der Elternteil, in dessen Obhut das Kind sich bei seinem Tod befindet, hat den Vorteil, an Ort und Stelle zu sein, den Leichnam sehen zu können und menschlichen Rückhalt zu haben. Das kann ein Pfarrer oder Rabbiner sein, die Lehrer und der Schuldirektor, die Klassenkameraden und Spielgefährten des Kindes und oft auch eine Krankenschwester, ein Ambulanzfahrer, ein Notarzt oder ein Polizist, der wenigstens mit seinen Worten am Verlust der Eltern Anteil nehmen und ihnen zuhören kann. Das sind Menschen, die Erinnerungen an die letzten Augenblicke, die letzten Begebenheiten oder Worte mitteilen können, und diese werden zu einer Brücke zwischen dem lebenden und dem toten Kind.

Der geschiedene Elternteil, der auswärts lebt, muß auf all diese Bindeglieder verzichten. Seine Schuldgefühle, sein Kummer, sein Schock und seine Selbstvorwürfe sind meistens intensiver, da ihm nicht einmal ein letzter Anblick vergönnt war. Es ist unbedingt nötig, daß jemand aus der Familie sich dieses Vaters oder dieser Mutter besonders annimmt und dafür sorgt, daß er oder sie den Leichnam sehen darf, bevor er eingeäschert, einer Universitätsklinik vermacht oder in einem geschlossenen Sarg beerdigt wird. Der Verlust dieser reellen Teilnahme am Begräbnis kann eine pathologische Trauer auslösen, die sich häufig nach einem plötzlichen Tod (etwa durch Flugzeugabsturz oder Ertrinken) einstellt, wenn es entweder keinen Leichnam gibt oder wenn dieser nicht besichtigt werden kann (siehe Kapitel 3: »Plötzlicher Todesfall«).

In unserem Buch »Reif werden zum Tode« findet sich ein Bericht (S. 133ff.), wie für die Überführung der Leiche eines Kindes von zu Hause ein neues Vorgehen gefunden wurde, das es den Eltern erlaubt, an allen damit zusammenhängenden Vorgängen teilzunehmen. Obwohl diese neue Art, Eltern bei einem plötzlichen Todesfall zu helfen, sich noch nicht durchgesetzt hat, besteht die Hoffnung, daß sich immer mehr Bestattungsunternehmer diesem Verfahren anschließen und schließlich das werden, was sie sein sollten: wirkliche Helfer.

Gleichsam zurückkehrend zu früheren Zeiten, als das Leben noch schlichter war, werden die Eltern ermutigt, die Leiche ihres Kindes selbst zu waschen und anzukleiden. Ein Elternteil, meistens der Vater, darf den Leichnam des Kindes zum Wagen tragen und zur Leichenhalle, zum Bestattungsinstitut und zur Aufbahrungshalle mitfahren. Dann ist es nicht irgendein Leichnam, der von einem Fremden in einen Sack gesteckt und fortgetragen und auf unpersönliche Weise in einen schwarzen, feierlichen Wagen eingeladen wird.

Eltern dürfen ihrem Töchterchen ein letztes Mal über das Haar streichen, ihrem Säugling noch einmal ein Wiegenlied singen und das tote Kind im Arm halten und wiegen, bis sie in der Lage sind, es loszulassen. Das ist ihr eigenes, privates Ritual des Haltens, Umarmens, Weinens, Singens und der schließlichen Übergabe der irdischen Überreste an diejenigen, die es bis zum Begräbnis in Obhut nehmen.

Wenn das geschieht, sind Eltern besser imstande, das emotional oft sehr schmerzliche Wiedersehen mit eintreffenden Verwandten durchzustehen und sie zum Sarg zu führen. Viele Schulkinder und Spielgefährten haben außerdem zu den letzten Riten für ihre Klassenkameraden einen großen Beitrag geleistet, indem sie zur Aufbahrung oder zum Begräbnis mit Zeichnungen kamen, die sie oder andere Kinder angefertigt hatten, zusammen ein Klassenlied sangen oder die Eltern später besuchten, wie sie es in der Vergangenheit taten, wenn sie ihren Kameraden abholten.

Ein junger Mann, den ich kurz vor seinem Tod in Europa kennenlernte, kämpfte tapfer gegen seinen Krebs. Er schrieb selbst die Einladung zu seinem Begräbnis, wie es seinem selbständigen Wesen zu seinen Lebzeiten entsprach. Sie lautete (auf der Rückseite seines Fotos): »Ich habe meine größte Reise angetreten: Kommt und nehmt Abschied von mir. (Nachstehend Datum und Ort des Begräbnisses.«) Andere wollten lieber eine Zusammenkunft von Freunden haben, die ihre Lieblingslieder sangen und die kurze Zeit feierten, die sie miteinander verbringen durften.

Viele Eltern, besonders in ländlichen Gegenden, wo alte Bräuche zum Glück noch erhalten sind, waren besonders gerührt, wenn Freunde, Großeltern oder Nachbarn sich versammelten, um gemeinsam den Sarg zu zimmern. Dies gibt den Freunden die Möglichkeit, ihren eigenen Schmerz sowie den der betroffenen Familie zu lindern. Ein Großvater, der in den Achtzigern war, brachte dies auf seine Weise schön zum Ausdruck:

»Es ist lange her, seit ich Schreinerarbeiten gemacht habe, und meine Hände sind ganz steif geworden. Aber als mein Enkel in so unerwarteter, grausamer Weise von uns genommen wurde, da konnte ich nichts anderes für ihn und auch für mich selbst tun, als seinen kleinen Sarg zu zimmern. Das Zurechtschneiden der Bretter half mir, meinen Zorn auszudrücken; und als ich dann diesen kleinen Sarg fertig machte, da war ich voll Liebe für ihn und für die Welt. Ich habe wenigstens zehn Jahre lang einen Enkel gehabt. Andere haben nicht einmal das.«

Geschwister haben eine wunderbare Art, Abschiedsgeschenke zu machen, indem sie oft heimlich ein kleines Spielzeug oder einen Liebesbrief unter das Kissen in den Sarg stekken. Wir haben kleine Brüder und Schwestern ermutigt, solche Geschenke auszusuchen, und die Wahl, die diese Geschwister treffen, ist erstaunlich und sehr bewegend. Sue wählte ein Puzzlespiel, das ihr Bruder gekauft hatte, kurz bevor er durch einen Gehirntumor sein Augenlicht verlor. Ihr Bruder Rich hatte sich offenbar sehr darüber aufgeregt, daß er sein »Meisterwerk«, wie er es nannte, nie würde vollenden können. Sue sagte mir ganz nüchtern, daß Rich wieder sehen könnte und wahrscheinlich glücklich wäre, es zu vollenden, »wenn er im Himmel ankommt«. Obwohl Sue erst sieben Jahre alt war, durfte sie bei der Pflege ihres Bruders während der letzten Wochen seines Lebens zu Hause helfen und war auf seinen bevorstehenden Tod gut vorbereitet. Sie hatte Stunden an seinem Bett verbracht und ihm erzählt, was in der Schule und im Fernsehen los war, und ihm sogar Dinge berichtet, wie das Fallen des ersten Schnees, die ihr Bruder nicht sehen konnte.

Sie wurde gebeten – zusammen mit einer älteren Schwester –, dafür zu sorgen, daß die Klassenkameraden von Rich an dem Begräbnis teilnehmen konnten. Mit den Lehrern und einem sehr verständnisvollen Bestattungsunternehmer (der einige Jahre davor einen kleinen Sohn verloren hatte) richteten sie das Begräbnis aus, sehr zur Erleichterung und Freude von Richs Mutter, die als alleinstehende Frau erschöpft und erleichtert war, daß ihr diese Hilfe angeboten wurde.

Begräbnisse sind oft eine Gelegenheit für die Familie, Gedichte vorzulesen, die ihr Kind geschrieben hat, über die Lebensauffassung zu sprechen, die ihr sterbendes Kind sie gelehrt hat, und so das Bewußtsein der Teilnehmenden zu öffnen – eine erste Ahnung davon zu vermitteln, daß ein Schiff, das hinter dem Horizont verschwindet, nicht fort, sondern nur außer Sichtweite ist.

Da das Bewußtsein der Menschen auf diesem Planeten Erde sich in beschleunigtem Maß entfaltet, wird es nur eine Frage von zwei Jahrzehnten sein, bis Menschen aller Glaubensrichtungen, aller Kulturen, aller Orte *wissen* werden, daß unser Leben auf Erden nur ein kleiner, wenn auch der schwierigste

Teil unserer langen Reise vom Ursprung, den wir Gott nennen, zurück zu unserer endgültigen Heimstatt des Friedens, zurück zu Gott, ist.

Ein Schweizer Freund teilte mir seine Auffassung vom Tod im Leben mit. Sie entspricht so sehr meiner eigenen Auffassung von Leben und Tod, daß ich ihn um die Erlaubnis gebeten habe, sie in voller Länge in dieses Buch aufnehmen zu dürfen. Möge sie anderen helfen, daß sie lernen, wie kurz die Zeitspanne ist, die wir haben, um uns auszusprechen, uns zu freuen, zu wachsen und – was am wichtigsten ist – einander bedingungslos zu lieben.

Dies glaube ich

Über das Leben:

Lebe von einem Tag zum nächsten – doch lebe jeden Tag so, als ob es dein letzter wäre.

Dies ist mein Gebet:

Daß ich mutiger mich erzeig,
den Kampf besteh und nimmer weich
von meinem hohen Ideal,
dem Leben mich stelle jedesmal;
daß ich mehr Geduld erweise
dem, der mich braucht auf dieser Reise;
daß ich aus meinen Fehlern lerne,
sie dann aus meinem Sinn entferne,
daß ich mag derer treu gedenken,
die mir ihr Vertrauen schenken;
dies, o Herr, erbitte ich,
um würdig zu erweisen mich.

Über das Tun:

Schiebe nie etwas auf, weil es dir unangenehm ist. Vielleicht ist es gar nicht so; und wenn es so ist, wirst du eine große Befriedigung empfinden, wenn du es hinter dich gebracht hast.

Wohltaten:

Strebe jeden Tag danach, einem Mitmenschen eine Freundlichkeit zu erweisen, jedoch ohne Dank zu erwarten.

Meine Angelegenheiten:

Ich möchte immer so damit beschäftigt sein, den Tempel meiner eigenen Seele zu reinigen, daß ich keine Zeit habe, den Mißton der Glocken im Tempel meines Nachbarn zu hören.

Über Toleranz:

Es genügt nicht, tolerant und weitherzig zu sein – wir müssen ein offenes Herz haben.

Über Religionen:

Für mich sind die Religionen wie die Speichen eines Rades; sie führen alle zur Nabe – dem Einssein mit Gott.

Die Bruderschaft aller Menschen:

Derjenige, der über seine Mitmenschen aufgrund von Rasse, Glauben oder Hautfarbe urteilt, stellt seine eigenen Mängel und seine Unwissenheit bloß, oder er ist emotional gestört. Für die Wissenden und Vernünftigen sind solche Unterscheidungen einfach sinnlos. Schließlich sollt ihr sie an ihren Früchten – und nicht nur daran – erkennen.

Über Freunde:

Um Freunde zu haben, muß man selbst ein Freund sein.

Lächeln:

Versuche immer zu lächeln, und wenn es dir noch so schwerfällt. Andere Leute haben auch ihre Probleme. Laß dein Lächeln das Fenster deiner Seele sein, durch welches ihr Licht scheint und das Leben deiner Mitmenschen aufhellt.

Du strebst nach einem höheren Bewußtsein des Lebens?

Bleibe immer mit beiden Füßen auf dem festen Boden; die allzu »Spirituellen« findet man in den Irrenanstalten.

Über Tod und Unsterblichkeit:

Viele fürchten sich vor dem Tod; wir fürchten jedoch nur das, was wir nicht verstehen. Der Mensch hat nur dann Furcht, wenn er unwissend ist. Der Körper ist nur ein Aufenthalt für die Seele, die ihn benützt, um sich in dieser, einem jeden von uns für diese irdische Reise zubemessenen Lebensspanne auszudrücken – im Lichte der Ewigkeit ist diese Reise immer kurz. Daher betrifft der Tod nur den physischen Leib; das wahre »Du«, »Ich«, »Wir« lebt weiter. Sterben bedeutet nur, daß wir unseren Körper ablegen, wie wir einen alten, abgetragenen Mantel ablegen oder von einem Zimmer in ein anderes hinübergehen. Im Buch des Predigers Salomo (12,7) heißt es: »Denn der Staub muß wieder zu der Erde kommen, wie er gewesen ist, und der Geist wieder zu Gott, der ihn gegeben hat.« Jesus sprach: »Ich gehe und bereite euch eine Stätte, auf daß ihr auch sein mögt, wo ich bin.« Und zu dem Schächer am Kreuz: »Heute noch wirst du mit mir im Paradies sein.«

Victor Hugo, der berühmte französische Dichter, schrieb einmal: »Ich bin eine Seele. Ich weiß wohl, daß es nicht mein Selbst ist, das ich dem Grabe überantworte. Mein Selbst wird anderswohin gehen.«

»Wenn ich in das Grab hinabsteige, kann ich wie viele andere sagen: ›Ich habe mein Tagewerk vollbracht!‹ Doch ich kann nicht sagen: ›Ich habe mein Leben vollendet.‹ Mein Tagewerk wird am nächsten Morgen wieder beginnen. Die Gruft ist keine Sackgasse; sie ist eine Durchfahrt. Sie schließt sich zur Dämmerung und öffnet sich mit Sonnenaufgang.«

»Seien wir dem Tod gegenüber gerecht; seien wir dem Tod nicht undankbar. Er ist nicht, wie man gesagt hat, die Vernichtung und eine Falle. Es ist ein Irrtum, zu glauben, daß in der Finsternis des offenen Grabes alles verloren ist. Hier finden wir vielmehr alles wieder. Das Grab ist ein Ort der Entschädigung. Hier gewinnt die Seele ihre Fülle wieder; hier wird sie vom Körper, seiner Not, seiner Bürde und Schicksalhaftigkeit befreit. Der Tod ist der größte Erlöser, die höchste Stufe für diejenigen, die wahrhaft gelebt haben. Wer auf Erden nichts als tugendhaft war, wird Schönheit gewinnen; wer aber schön war, wird erhaben werden.«

»Der Abend beendete meine irdische Reise und brachte mir die Auferstehung auf einer schöneren Stufe des Lebens.«

»Euch aber sage ich – falls ihr mich vermissen solltet –, daß ich nicht wirklich fort, sondern nur verwandelt bin, befreit von der zerbrechlichen Hülle, meinem physischen Leib. ›Aber ich will euch wiedersehen, und euer Herz soll sich freuen‹ (Johannes, 16,22).«

»Möge der himmlische Vater euch den Frieden schenken, der mit dem Verständnis kommt. Möge Er euch segnen, führen und beschützen und euch in Seiner Obhut bewahren, bis wir uns wiedersehen.«

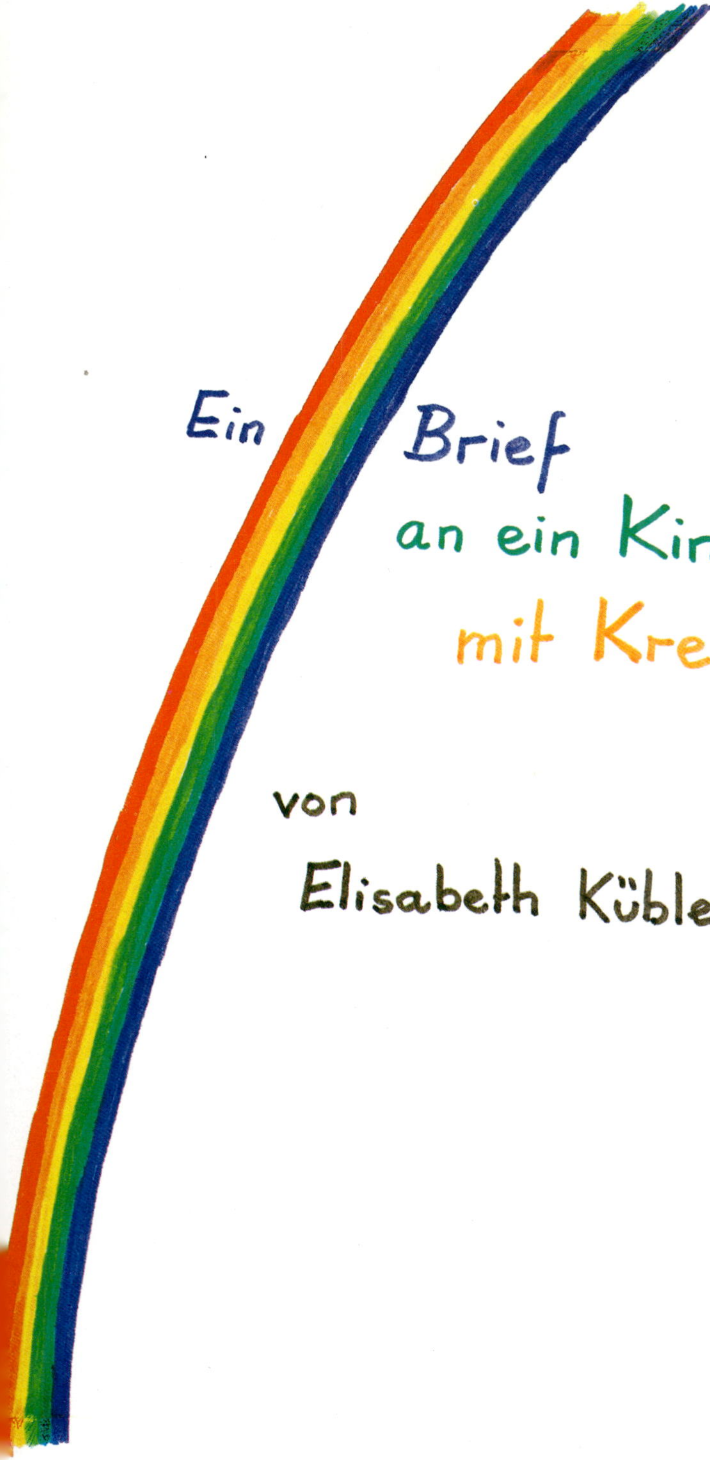

Ein Brief an ein Kind mit Krebs

von

Elisabeth Kübler-Ross

Originaltitel: 'A Letter To A Child With Cancer'
Bearbeitung: Uli Marggraf

Shanti Nilaya ist der Herausgeber dieses Briefes, den ich an einen neunjährigen Jungen schrieb, der am Krebs erkrankt war, und der mir in einem Brief drei sehr ergreifende Fragen stellte:

> *'Was ist Leben?... Was ist Tod?... Und warum müssen Kinder sterben?'*

Ich lieh mir die farbigen Filzstifte meiner Tochter und schrieb ihm einen kleinen Brief mit lesbaren Buchstaben, einfacher Ausdrucksweise; ich illustrierte ihn und warf ihn in den Postkasten. Seine Reaktion war nicht allein sehr positiv, sondern er war auch – natürlich – sehr stolz auf sein eigenes kleines Bilderbuch von Elisabeth.

Er gab es nicht nur seinen Eltern zu lesen, sondern auch anderen Eltern mit sterbenden Kindern.

Er erteilte uns seine Zustimmung, es zu drucken und durch Shanti Nilaya zu verbreiten, um es damit auch anderen Kindern zu ermöglichen, diese allerwichtigsten Lebensfragen zu verstehen.

Elisabeth

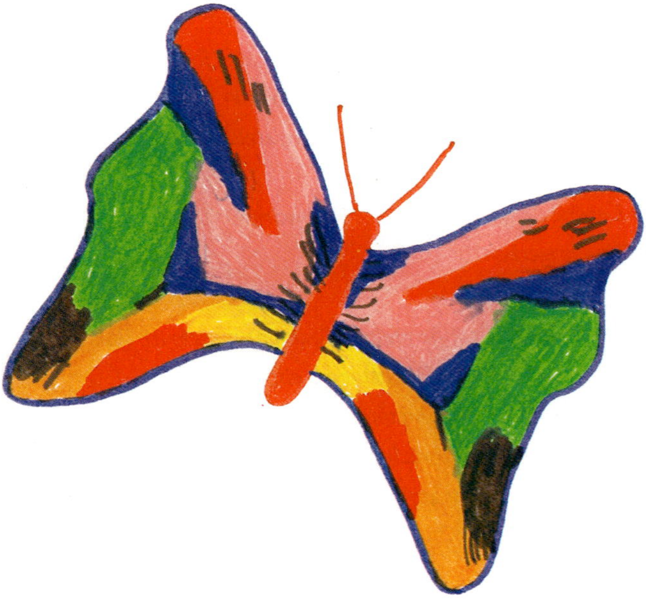

von Elisabeth

Geschrieben für Dich
am letzten Tag im Mai
1978

Dies ist eine Geschichte über

das Leben —

über Windstürme und über Samen,
die wir im Frühling in die Erde legen,
über Blumen im Sommer und Früchte
im Herbst.

Dies ist aber auch eine Geschichte über
den

Tod.

Er kann ganz früh im Leben
kommen, aber auch sehr spät
zu manchen Menschen --

Um was geht es im Grunde?

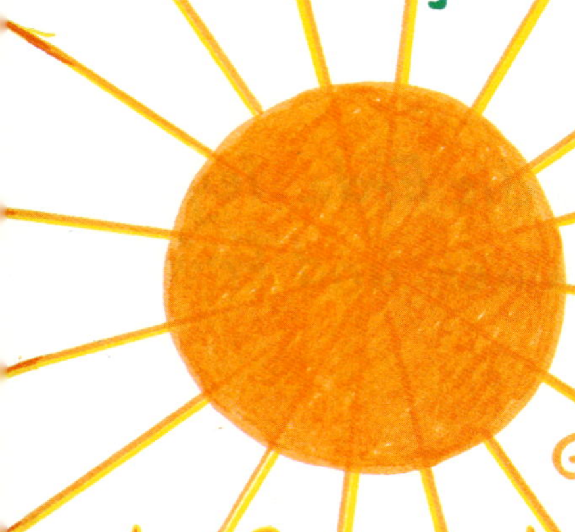

Stell Dir vor wie das Leben angefangen hat, ganz am Anfang wie Gott alles schuf -- die Sonne, die über der Welt scheint, uns wärmt, die Blumen wachsen läßt, deren Strahlen die Erde berühren, auch wenn Wolken sie verdecken.

Gott sieht uns immer. Seine Liebe leuchtet stets über uns, gleichgültig wie klein oder wie groß wir sind. Nichts kann die Strahlen von Gottes Liebe aufhalten.

Wenn Menschen geboren werden,
beginnen sie wie winzige Samen.
Die Samen des Löwenzahn
bläst der Wind auf die Wiese –
ein paar landen am Straßenrand,
einige auf einem grünen Rasen
wo sie unerwünscht sind –
andere in einem Blumenbeet...

und so ist es auch mit uns: Wir
beginnen unser Dasein in einer
reichen oder armen Familie, in
einem Waisenhaus, vielleicht auch
hungrig, vielleicht auch sterbend
als kleine Kinder.

Es kann aber geschehen, daß
uns Eltern lieben, die uns sehr
sehnlich wünschen, die uns viel-
leicht adoptieren und uns selber
aussuchen.

Manche Leute nennen dies viel-
leicht das

Glücksspiel des Lebens

Doch denke daran: Gott trägt auch
die Verantwortung für den Wind.
Um die Samen des Löwenzahns
kümmert er sich ebenso wie um
alles Leben überhaupt –

vor allem um die Kinder!

Es gibt keinen Zufall im
Leben. Gott macht keinen Unter-
schied zwischen den Menschen.
Wir sind alle seine Kinder.

Seine Liebe kennt keine
Bedingungen!

Er versteht alles,
er verurteilt nie –
Er ist bedingungslose Liebe.

Du und Gott, Ihr habt zusammen Deine Eltern ausgesucht aus einer Billion Menschen. Du wähltest sie, um ihnen zu helfen beim Wachsen und Lernen – und sie sind auch Deine Lehrer.

Unser Leben ist eine Schule, in der wir manches lernen können: Mit andern Menschen auszukommen – ihre Gefühle zu verstehen – aufrichtig zu sein mit uns und anderen, Liebe zu geben und zu empfangen.

Wenn wir unsere Prüfungen bestanden haben, dann dürfen wir die Schule abschließen – das bedeutet: Wir dürfen heimkehren in unser wirkliches Zuhause – zu Gott, von dem wir kamen.

Dort treffen wir alle Menschen wieder, die wir je geliebt haben. Es ist wie eine Familienzusammenkunft nach einem Examen.

Das ist der Augenblick des Sterbens,
wenn wir den Körper ablegen,
genauso wie wir etwas anderes
tun dürfen wenn uir
unsere Hausarbeiten gemacht
haben.

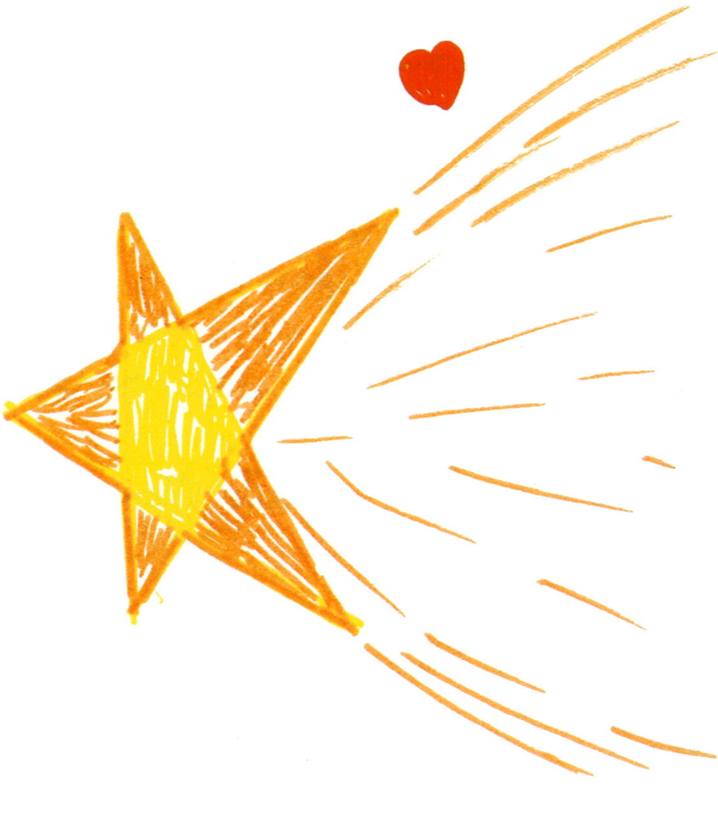

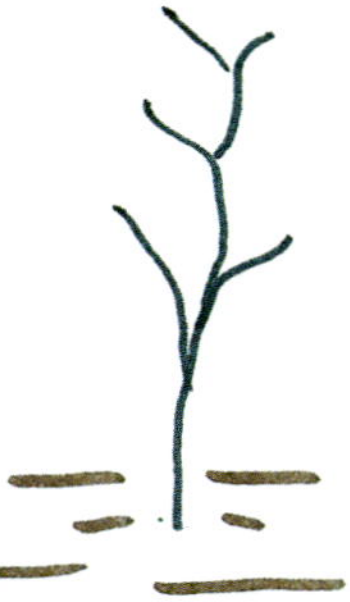

Im Winter kannst Du kein Leben in einem Baum sehen.

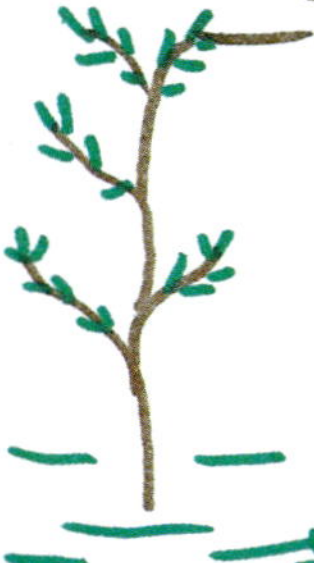

Aber im Frühling kommen kleine, grüne Blätter heraus - eines nach dem anderen.

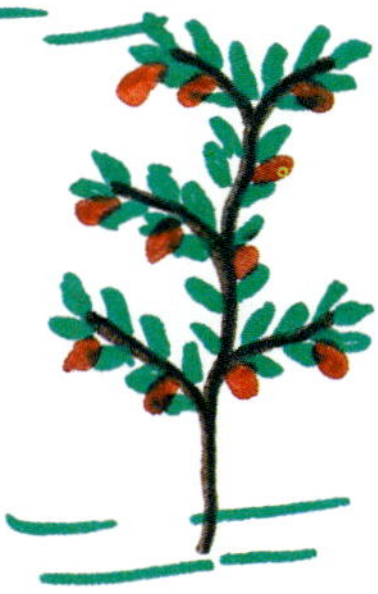

Im Spätsommer ist der Baum voller Früchte. Er hat sein Versprechen gehalten.

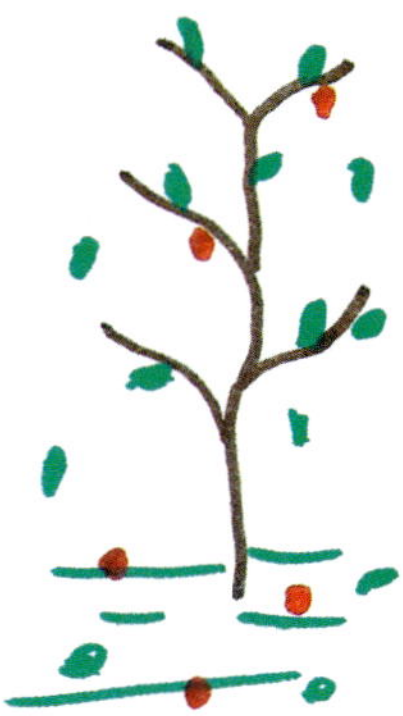

Im Herbst fallen die Blätter ab, eines nach dem andern.
Für den Baum ist das die Vorbereitung für die Winterruhe.

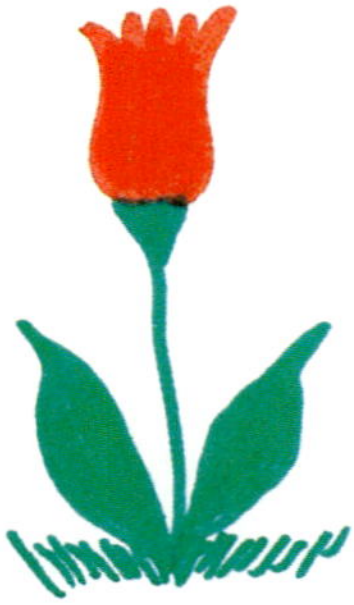

Einige Blumen blühen nur
wenige Tage –
Jedermann bewundert sie
als Zeichen des
Frühlings und der
Hoffnung.

Und dann sterben sie – aber sie
haben getan, was sie tun mußten.

Andere Blumen blühen lange –
viele betrachten ihr Dasein als
selbstverständlich und beachten
sie kaum mehr.

So verhalten sich viele mit
alten Menschen. Sie
sehen sie im Park
sitzen, bis sie eines Tages
für immer gegangen
sind.

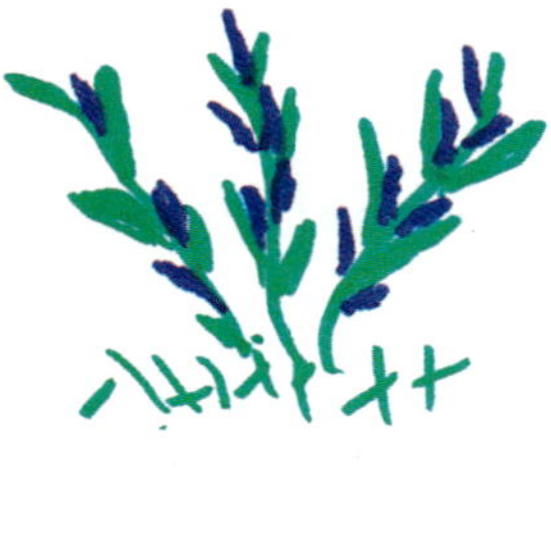

Alles im Leben ist ein Kreislauf: Der Tag folgt auf die Nacht der Frühling auf den Winter...

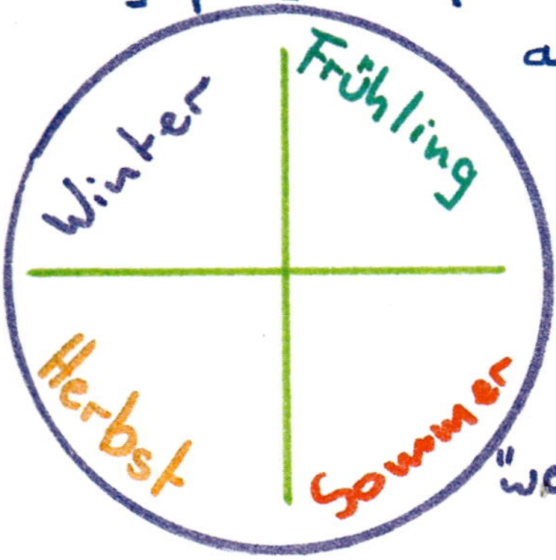

Verschwindet das Boot hinter dem Horizont, so ist es nicht einfach "weg" –

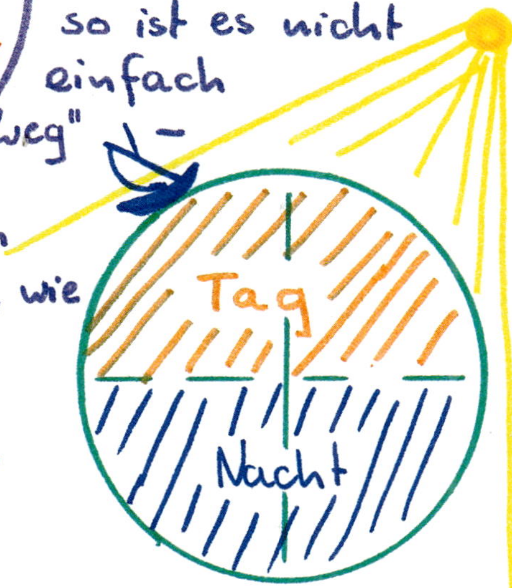

aber wir sehen es nicht mehr, wie wir die Sonne nicht sehen während der Nacht.

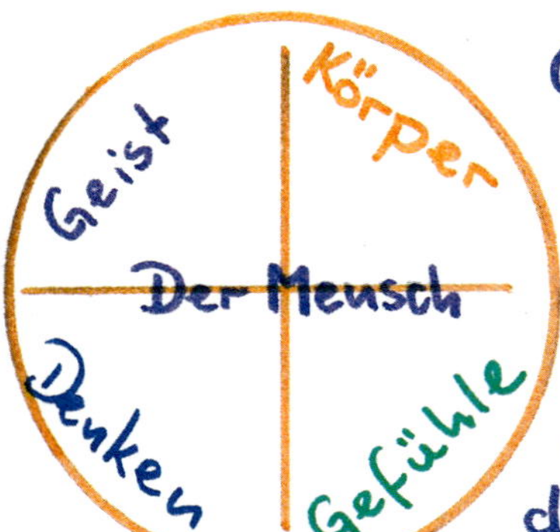

Gott wacht über alles, was er geschaffen hat: Erde, Sonne, Bäume, Blumen und Menschen die durch die Schule des Lebens gehen müssen, bevor ihre Lehre abgeschlossen werden kann.

Erst wenn alle Arbeit getan ist,
wofür wir auf die Erde kamen,
dürfen wir unseren Körper ablegen.

Er umschließt die Seele, wie
die Puppe den künftigen, schönen
Schmetterling.

Dann werden wir frei sein von
Schmerzen, Angst und allem Kummer
– frei sein, wie ein freier, schöner
Schmetterling – und dürfen heimkehren
zu Gott.

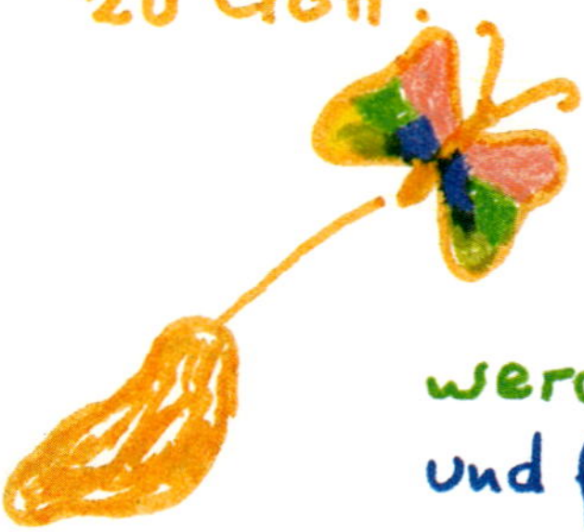

Bei ihm werden wir nie
mehr allein sein. Dort
werden wir weiterleben,
werden wachsen, tanzen, spielen
und fröhlich sein. Wir werden auch
zusammen sein mit allen Menschen
die wir liebten.

Dort sind wir von mehr Liebe umgeben, als wir uns je vorstellen können!

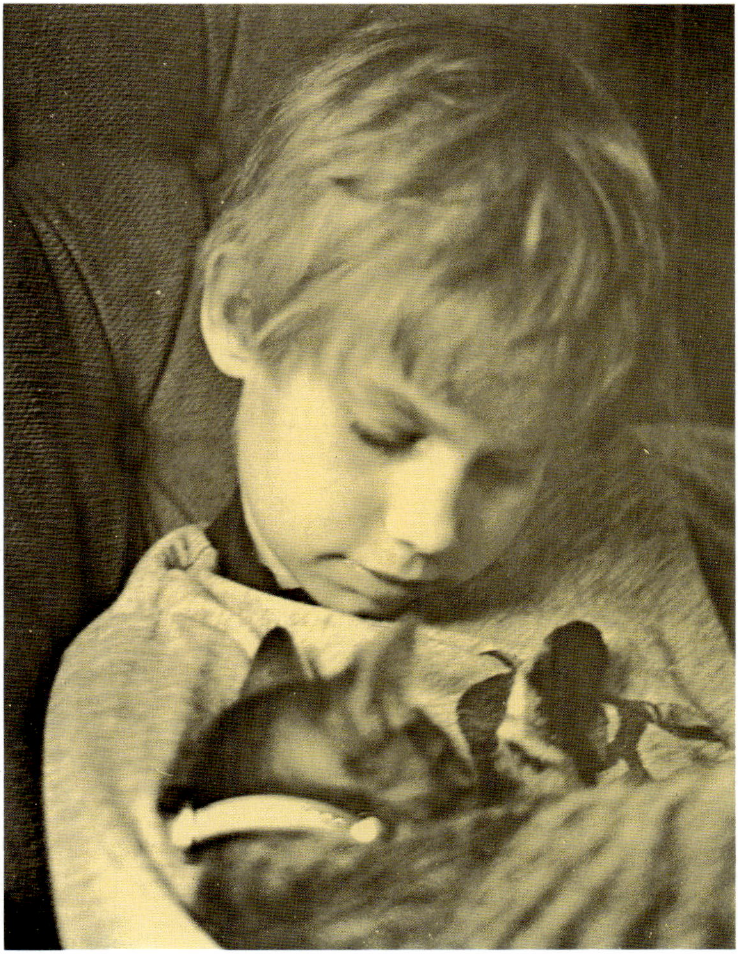

Dougy

Das Foto wurde von Dougys Schwester Megan aufgenommen

Kapitel 13

Spirituelle Aspekte des Umgangs mit sterbenden Kindern

Man hat mich kritisiert, weil ich mich »auf spirituelle Dinge eingelassen« habe, wie manche es ausdrückten, obwohl ich doch in der medizinischen »Wissenschaft« ausgebildet bin. Andere haben auf meine wachsende spirituelle Bewußtheit damit reagiert, daß sie meine ganze Arbeit verworfen und aus ihrer Ansicht kein Hehl gemacht haben, daß »die Kübler-Ross psychotisch geworden ist. Sie hat wohl zu viele sterbende Kinder gesehen!« Man hat mir alle möglichen Schimpfnamen gegeben und mich sogar Antichrist und Satan genannt. Man hat mich verleumdet, verunglimpft und auf andere Weise denunziert. Manchmal halte ich das beinahe für ein Kompliment, da es offensichtlich ein Zeichen dafür ist, daß wir auf einem Gebiet arbeiten, das von so vielen Ängsten besetzt ist, daß die Menschen sich nur durch einen Angriff verteidigen können.

Aber es ist unmöglich, die Tausende von Geschichten zu ignorieren, die sterbende Patienten – Kinder sowie Erwachsene – mir anvertraut haben. Diese Erleuchtungen lassen sich mit einer wissenschaftlichen Sprache nicht erklären. Da ich diese Erfahrungen gehört und viele davon selbst gemacht habe, käme es mir scheinheilig und unaufrichtig vor, sie in meinen Vorträgen und Workshops nicht zu erwähnen. Daher habe ich alles weitergegeben, was ich in den vergangenen zwei Jahrzehnten von meinen Patienten gelernt habe, und will das auch weiterhin tun. Es hat viele Pioniere in der Medizin gegeben, die ähnlich geschmäht wurden. So setzte im 19. Jahrhundert Dr. Ignaz Semmelweis sich in der Gesellschaft für Medizin dafür ein, daß Hebammen, Krankenschwestern und Ärzte ihre Hände mit Seife waschen sollten, bevor sie Geburtshilfe leisteten, aber er stieß auf taube Ohren. Er wurde denunziert und ruiniert und starb als gebrochener Mann. Kurz nach seinem Tod wurde der wissenschaftliche Beweis erbracht, daß er in der Tat recht gehabt hatte, aber in der Zwischenzeit war der hochbegabte Arzt durch die Unwissenheit und Arroganz seiner Kollegen umgebracht worden. Es gibt zahlreiche seriöse Forscher, die daselbe Schicksal erlitten. So weiß ich wenigstens, daß ich nicht allein bin, und ich habe nicht die Absicht, meine Forschungen einzustellen.

Ich möchte Ihnen gern einige meiner Erfahrungen mitteilen. Denjenigen von Ihnen, die im Zusammenhang mit dem Tod eines Kindes ähnliche Erlebnisse hatten, kann ich zum Trost sagen, daß Sie weder allein noch verrückt sind. Ich habe in der Tat Tausende von Studien über Patienten in der ganzen Welt durchgeführt, die außerkörperliche oder todesnahe Erfahrungen hatten, wie Raymond Moody sie in seinem Buch *Leben nach dem Tod* schildert, zu dem ich das Vorwort schrieb.

Viele dieser Menschen waren vor dem lebensbedrohenden Ereignis nicht krank. Sie hatten plötzliche, unvorhergesehene Herzattacken oder Unfälle, und daher ist es unwahrscheinlich, daß die von ihnen wiedergegebenen Erfahrungen Projektionen ihres eigenen Wunschdenkens waren, wie viele geltend machen wollen. Der gemeinsame Nenner dieser außerkörperlichen Erfahrungen ist der, daß diese Personen sich vollkommen bewußt waren, daß sie ihren physischen Körper verließen. Sie verspürten einen Luftwirbel oder Windstoß, und dann befanden sie sich irgendwo in der Nähe des Ortes, wo sie den Schlag erlitten hatten: an dem Unfallsort, in der Notaufnahme oder in einem Operationssaal, zu Hause in ihrem eigenen Bett oder sogar an ihrem Arbeitsplatz. Sie empfanden weder Schmerz noch Angst. Sie beschrieben den Unfall in jeder kleinsten Einzelheit, einschließlich der Ankunft von Leuten, die sie aus einem Auto zu retten oder ein Feuer zu löschen versuchten, und der Ankunft eines Rettungswagens. Ja sie nannten sogar die genaue Anzahl der Schweißbrenner, die eingesetzt wurden, um ihren zerschmetterten Körper aus dem Autowrack herauszubekommen.

Sie schilderten häufig die verzweifelten Anstrengungen des Ärzteteams während der Wiederbelebungsversuche, um sie zurückzuholen, und ihr eigenes Bemühen, ihnen zu vermitteln, daß es ihnen gutgehe, damit die Versuche, ihr Leben zu retten, eingestellt würden. Dann entdeckten sie, daß sie selbst alles wahrnehmen konnten, die anderen Anwesenden dagegen *sie* weder hören noch wahrnehmen konnten.

Die zweite, von ihnen mitgeteilte Erfahrung war die Tatsache, daß sie wieder heil und ganz waren: Amputierte hatten ihre Beine wieder, Rollstuhlfahrer konnten wieder tanzen und sich mühelos fortbewegen, und Blinde konnten sehen. Wir prüften diese Fakten selbstverständlich, indem wir Patienten testeten, die seit Jahren blind waren und keinerlei Lichtwahrnehmung hatten. Zu unserer Verblüffung waren sie imstande, Farbe und Aussehen von Kleidern und Schmuckstücken der anwesenden Personen zu beschreiben. Ich bin sicher, daß kein Wissenschaftler dies eine Projektion nennen kann. Auf die Frage, auf welche Weise sie sahen, erwiderten sie alle mit ähnlichen Worten: »Es ist so, wie man im Traum bei geschlossenen Augen sieht.«

Das dritte Ereignis, das sie mitteilten, war ein Bewußtsein der Anwesenheit von liebevollen Wesen, zu denen immer nahe Verwandte, die vor ihnen gestorben waren, zählten. So gab es immer eine geliebte Großmutter, die auf ein kleines Mädchen wartete, oder einen besonderen Onkel, der zehn Monate früher gestorben war, oder einen Klassenkameraden, der fast zwei Jahre vor der schweren Erkrankung seines Freundes durch einen Schießunfall ums Leben gekommen war.

Wie stellt ein kritischer und skeptischer Forscher fest, ob diese Wahrnehmungen auf Wirklichkeit beruhen? Wir begannen Daten über Menschen zu sammeln, die vom Tod eines geliebten Menschen nichts wußten und die später von der Anwesenheit dieser Person erzählten, als sie selbst sich an der »Pforte ohne Wiederkehr« befanden, wie sie sie nannten.

Ein Kind, das während einer äußerst kritischen Herzoperation beinahe gestorben wäre, erzählte seinem Vater, daß es von einem Bruder empfangen wurde, bei dem es sich so wohl gefühlt hatte. Es war, als hätten sie sich gekannt und das Leben miteinander verbracht. Sie hatte jedoch nie einen Bruder gehabt. Ihr Vater war vom Bericht seiner Tochter sehr bewegt und erzählte, daß sie sehr wohl einen Bruder gehabt hatte, der jedoch vor ihrer Geburt gestorben war!

Einer Indianerin, die auf der Autobahn von jemandem überfahren wurde, der dann Fahrerflucht beging, und die kurz darauf starb, wurde von einem Fremden Beistand geleistet, der sein Auto anhielt, um ihr zu helfen. Er fragte sie, ob er irgend etwas für sie tun könne, ohne zu bemerken, wie schwer verletzt sie war. Sie sagte ihm, daß er nichts für sie tun könne. Doch dann besann sie sich und äußerte eine Bitte: »Wenn Sie in die Nähe des Indianerreservats kommen, sagen Sie bitte meiner Mutter, daß es mir gut geht. Es geht mir nicht nur gut, ich bin sogar sehr glücklich, weil ich schon bei meinem Vater bin.«

Die Frau starb wenige Minuten später, bevor ein Krankenwagen erschien. Der gute Samariter war so bewegt davon, daß er zur rechten Zeit am rechten Ort gewesen war, daß er einen großen Umweg auf sich nahm und in das Indianerreservat fuhr. Dort erzählte ihm die Mutter des Opfers, daß ihr Mann eine Stunde vor dem Unfall an Herzversagen gestorben war, in einer Entfernung von siebenhundert Meilen! Ist das Zufall? Ich glaube nicht.

Diese Geschichte gab mir den Anstoß, ein anderes Verfahren in meiner Forschung anzuwenden, statt nur weitere »Erfahrungen an der Schwelle des Todes« zu sammeln, von denen bereits Tausende in der ganzen Welt veröffentlicht sind.

In den Vereinigten Staaten gibt es eine große Anzahl von Autounfällen, in denen mehrere Menschen verletzt oder getötet werden, insbesondere an den Wochenenden der Nationalfeiertage. Wenn mehrere Personen bei einem Unfall verletzt und/oder getötet werden, werden die verletzten Kinder normalerweise in das nächste Krankenhaus gebracht und, je nach den Umständen und der Schwere ihrer Verletzungen, später in eine Spezialklinik eingewiesen. Selten wird ein Kind darüber informiert, wie viele Personen der Familie am Unfallort starben.

Das Klinikpersonal und die Familie vermeiden es für gewöhnlich, diese Wahrheit den Kindern mitzuteilen, und meinen oft wirklich, daß man ein solches Wissen von den Kleinen fernhalten kann, ohne ihren Verdacht zu erregen und ihnen noch mehr angst zu machen. Sie erklären natürlich, daß es die Kinder nur beunruhige und daß sie zu schwer verletzt seien, als daß man sie mit solchen Tatsachen belasten könnte (was oft der Wahrheit entspricht), oder daß sie zu klein seien, um eine solche Nachricht aufnehmen zu können.

Ich habe mit solchen schwerverletzten Kindern viel Zeit verbracht. Ich hielt das Versprechen, ihnen nichts über andere Familienmitglieder zu sagen, denn da ich »nur ein Besuch« bin und nicht der Oberarzt, muß ich die Bedingungen des behandelnden Arztes respektieren. Solche Versprechen erinnern mich an die frühen Tage meiner Arbeit mit sterbenden Patienten an einer Universitätsklinik, wo ich ebenfalls versprechen mußte, Patienten niemals zu sagen, daß sie sterben würden. Es war leicht, dieses Versprechen zu halten, da die Patienten es mir gewöhnlich selbst sagten.

Kurz bevor Kinder sterben, haben sie oft einen »Augenblick der Klarheit«, wie ich ihn nenne. Diejenigen, die nach einem Unfall oder einer Operation im Koma waren, schlagen die Augen auf und können zusammenhängend sprechen. Diejenigen, die starke Schmerzen und Beschwerden hatten, sind sehr still und haben Frieden. In diesen Augenblicken fragte ich sie, ob sie mir von ihren Erfahrungen erzählen wollten.

»Ja, jetzt ist alles gut. Mami und Peter warten schon auf mich«, sagte ein Junge. Mit einem zufriedenen, leisen Lächeln glitt er in das Koma zurück und vollzog dort den Übergang, den wir Tod nennen.

Ich wußte, daß seine Mutter am Unfallort gestorben war, aber Peter war nicht gestorben. Er war mit starken Verbrennungen in eine Spezialstation eines anderen Krankenhauses gebracht worden, weil das Auto Feuer fing, bevor man ihn aus dem Wrack befreien konnte. Da ich bloß Daten sammelte, akzeptierte ich die Information des Jungen und beschloß, nach Peter zu sehen. Es war jedoch nicht nötig, denn gleich darauf erreichte mich ein Anruf von der anderen Klinik, um mich zu informieren, daß Peter vor einigen Minuten gestorben war.

In all den Jahren, in denen ich von Kalifornien bis Sydney in Australien, von weißen und schwarzen Kindern, Eingeborenen, Eskimos, Südamerikanern und Kindern aus Libyen in aller Stille meine Daten sammelte, erwähnte jedes Kind, das davon sprach, daß jemand auf es wartete, eine Person, die ihm im Tod vorausgegangen war, und wenn es sich nur um wenige Minuten handelte. Und trotzdem war keines dieser Kinder über den kürzlich erfolgten Tod des Verwandten von uns unterrichtet worden. Ist das ein Zufall? Kein Wissenschaftler oder Statistiker könnte mich jetzt davon überzeugen, daß so etwas als »Folge von Sauerstoffmangel« oder aus anderen »rationalen und wissenschaftlichen Gründen« geschehen könnte, wie manche Kollegen behaupten.

Vor einigen Jahren wurde ich gebeten, auf einer Hospizversammlung in Santa Barbara zu sprechen. Es war mein dritter Vortrag innerhalb von zwei Tagen, und ich fühlte mich sehr erschöpft. Wenn es sich nicht um eine so wunderbare Gruppe von Menschen gehandelt hätte, so hätte ich die Einladung abgelehnt. Aber da ich bereits an der Westküste war und sie mit ihren Bemühungen, das Hospiz in Gang zu bringen, eben begonnen hatten, nahm ich die Einladung an.

Viele Teilnehmer wollten von den Erfahrungen hören, die mich zu meiner Auffassung der unmittelbaren Todeserfahrung geführt hatten. Als ich auf dem Podium stand, sagte ich innerlich: »Gott, wenn nur eine einzige Person im Auditorium wäre, die diese Erfahrung gemacht hat und ihnen aus erster Hand davon berichten könnte!« Genau in diesem Moment gab mir der Diskussionsleiter einen »dringenden« Zettel. Ich legte eine Pause ein. Der Zettel kam von einem verzweifelten Mann in Santa Barbara, der buchstäblich darum flehte, angehört zu werden, da er öffentlich über seine Erfahrung an der Schwelle des Todes sprechen wollte. Er bezeichnete sich als ein »verkommenes Subjekt«, das sich die Busfahrt zu der Tagung nicht leisten konnte. Er gab auf dem Zettel jedoch genau an, wo er zu finden sei, und schrieb mit großer Zuversicht, daß er warten würde, bis man ihn abholte, um ihm »eine Chance zu geben«.

Einige Minuten, nachdem ich die Bitte ausgesprochen hatte, diesen Mann abzuholen, führte ein ehrenamtlicher Helfer einen recht gut gekleideten Mann herein, auf den seine eigene Bezeichnung »verkommenes Subjekt« nicht paßte. Ich wußte, daß er der Verfasser des Zettels war, und da ich in meinem Vortrag fortgefahren war, unterbrach ich einfach und bat ihn, auf das Podium zu kommen und uns mitzuteilen, was er zu sagen hatte. Er schien wie betäubt über dieses Maß an Vertrauen (er wußte nicht, daß er die Antwort auf mein Gebet war, aber ich wußte, daß er echt war).

Seine Geschichte war vermutlich die ergreifendste, die ich in den vielen Jahren meiner Forschungen gehört habe, und er war offensichtlich auch in der Lage, das Publikum tief zu bewegen. Er erhielt eine stehende Ovation von einer großen Schar gewöhnlich skeptischer Berufsmediziner und im Gesundheitswesen tätiger »Profis«. Der Inhalt seiner Geschichte lautet folgendermaßen: Er war ein hart arbeitender Mann, Vater von fünf Kindern und glücklich verheiratet. Eines Tages brach die Familie zu einem großen Familienfest auf. Seine Frau und alle seine Kinder waren unterwegs, um ihn abzuholen, als das Auto seiner Frau von einem Benzintankwagen gerammt wurde und in Flammen aufging. Die ganze Familie verbrannte.

Das Leben des Mannes änderte sich mit einem Schlag. Er war unfähig, zu arbeiten, zu denken, zu funktionieren. Er verlor seine Stellung und später sein Haus. Er begann stark zu trinken, versuchte jedes nur denkbare Beruhigungsmittel, dessen er habhaft werden konnte, und wegen seines tragischen Falles bekam er ganz leicht so viele Rezepte, wie er nur wollte.

Schließlich stand er unter Drogen wie Kokain, Kodein und Heroin und trank zusätzlich eine Flasche Wodka pro Tag. Er versuchte mehrmals, Selbstmord zu begehen, aber irgendwie gelang es ihm nie. Er war am Ende, wie er sagte, als er sich plötzlich selbst sah: vollgepumpt mit Drogen, betrunken, auf einer Landstraße am Rand eines Waldes, zu elend, um einem großen, sich nähernden Lastwagen ausweichen zu können. Er erinnerte sich an das Paradox, daß er verzweifelt versuchte, seinen schweren Körper aus der Fahrbahn des Lasters zu schleppen, trotz der Tatsache, daß er sich immer als »suizidgefährdet« betrachtete.

Mit halbem Bewußtsein beobachtete er, wie der Lastwagen ihn überfuhr. Dann nahm er wahr, wie er ohne Schmerz oder Angst aus seinem Körper glitt. Er schwebte davon und näherte sich einem Licht. Plötzlich trat seine Familie aus dem Licht hervor: seine Frau und seine Kinder – so glücklich, gesund und lächelnd, wie er sie in Erinnerung hatte, und alle waren zusammen. »Sie sprachen nicht, aber ich konnte alles verstehen. Ich wußte auf einmal, daß es ihnen gutging. Sie hatten keine Narben, keine Brandmale. Sie waren nur da, um mir zu zeigen, daß es ihnen gutging und daß sie alle zusammen waren. Das Bewußtsein überkam mich, daß ich in dieser ganzen Zeit versucht hatte, mein Leben zu zerstören, weil ich dachte, daß ich meine ganze Familie verloren hätte, meine Kinder.«

Da gelobte er, daß er noch nicht zu ihnen gehen, sondern willig in seinen Körper zurückkehren würde. Er beschloß, die verlorene Zeit wiedergutzumachen und einen Weg zu finden, um so vielen Menschen wie möglich von seiner Erfahrung zu berichten. Erst dann würde es ihm erlaubt sein, sich mit seiner Familie zu vereinen.

Als er ein Plakat mit der Ankündigung meines Vortrags sah, wußte er, daß der Tag gekommen war, sein Versprechen einzulösen. Er war dankbar, daß ich einem »verkommenen Unbekannten« vertraut und ihm erlaubt hatte, seine Geschichte den vielen Anwesenden mitzuteilen, die von seinem bewegenden Bericht nicht anders als tief beeindruckt sein konnten. Er war einer, der gelernt hatte, nach einer der größten Tragödien, die ein Mensch erleben kann, das Wunder des Lebens zu begreifen.

Eine Mutter – L. D. – aus Newcastle, Australien, berichtete in einer überregionalen Talkshow von einer Erfahrung mit ihrem Kind und seiner Reaktion auf den Tod ihres Großvaters:

»Im Oktober 1979 lebten mein Mann, unser zweijähriger Sohn Justin und ich in Cheshire in Nordengland und sollten sechs Wochen später nach Australien zurückkehren.

Mein Großvater, der achtzehn Meilen von uns entfernt in Salford, Manchester, lebte, hatte Krebs, und obwohl er sehr krank war, rechneten wir nicht mit seinem Tod.

Am 18. Oktober um 9 Uhr 30 spielte mein Sohn unten, als ich hörte, wie er mit jemandem redete. Eine oder zwei Minuten später hörte ich ihn rufen: ›Aber ich will, ich will.‹ Er kam in die Küche und nahm eine Einkaufstasche und legte seine Tasse, seinen Teller und den Teddybär hinein. Ich fragte ihn, ob er von daheim weggehen wollte, und da sagte er mir folgendes: ›Opa sagt, er muß jetzt gehen. Er sagt, jetzt geht's ihm gut. Ich muß brav sein für Mama. Ich will mit Opa gehen, aber er nimmt mich nicht mit. Er bittet mich, bei Mama zu bleiben.‹

Um 9 Uhr 40 erhielt ich einen Anruf von meinem Onkel Bill, der mir sagte, daß Opa vor zehn Minuten, um 9 Uhr 30, verstorben sei.

Justin beharrte auf seiner Geschichte und erzählte sie auch meinem Mann, als der von der Arbeit nach Hause kam.

Am nächsten Tag sagte mir meine Nachbarin, sie habe mit mir über etwas sprechen wollen, aber als sie merkte, daß ich Besuch hatte, sei sie wieder nach Hause gegangen. Ich fragte sie, wieso sie meinte, ich hätte Besuch gehabt. Sie sagte, daß sie gehört hatte, wie Justin zu jemandem in der Diele gesprochen habe. Sie sagte, daß sie gegen 9 Uhr 30 gekommen sei.

Als ich Justin erklärte, daß Opa nicht mehr zu Hause wäre, sondern daß er gegangen sei, die Oma zu besuchen, sagte er nur: ›Ja, jetzt geht's ihm besser.‹«

Während ihrer Entbindung durch Kaiserschnitt erlitt Dorothy auf dem Operationstisch einen Schock, und einen Augenblick lang schien es zweifelhaft, ob sie durchkommen würde. Niemand erkannte damals – vor dreiundzwanzig Jahren –, daß diese junge Mutter ein Sterbeerlebnis hatte:

»Als ich auf dem Operationstisch lag und auf meinen Arzt wartete, der den Kaiserschnitt durchführen sollte, fühlte ich mich plötzlich schwach. Ich sagte es der anwesenden Anästhesistin. Sie gab mir Sauerstoff, aber es half nicht. Ich erinnere mich, wie sie dem Arzt zurief, daß mein Blutdruck sank.

Dann befand ich mich im Himmel. Es war so schön und friedlich dort. Ich hatte wirklich Frieden. Da sprach Jesus mit mir. Ich sah sein Gesicht nicht, aber ich hörte, wie er zu mir sprach. Er sagte: ›Dottie, ich lasse dich hier (auf Erden) zu einem bestimmten Zweck zurück. Keiner wird wissen, was du erlebst.‹ Dann enthüllte er mir alle Dinge. Ich dachte, während er zu mir sprach: Warum hat er mich erwählt, um diese Dinge zu offenbaren? Und dann dachte ich, da er es getan hat und da ich dieses überzeugende Erlebnis gehabt habe, kann ich anderen Menschen eine Hilfe sein. Als er seine Rede beendet hatte, spürte ich, wie ich von diesem schönen Ort fortschwebte an einen schmutzigen und häßlichen Ort. So vergleicht sich der Himmel mit der Erde. Was für ein Unterschied!

Dann spürte ich, wie ich wieder in meinem Körper auf dem Operationstisch lag. Ich fühlte, wie der Arzt den Verband auf meinem Bauch befestigte, aber ich vermochte meine Augen nicht zu öffnen. Jemand sprach mir das Vaterunser vor. Als das Amen erklang, schlug ich die Augen auf. Ich wurde in mein Zimmer zurückgebracht, und ich sagte meinem Mann und meiner Mutter, niemand sollte erfahren, was ich gerade erlebt hatte: daß ich eben mit Jesus gesprochen hatte.

Als ich in dieser Nacht auf meinem Bett lag, versuchte ich mich zu erinnern, was er mir offenbart hatte, aber ich vermochte es nicht. Ich konnte es auch später nicht, aber die Erfahrung bleibt so lebendig und überzeugend wie damals, als ich sie hatte.

In der Bibel schildert Paulus dasselbe Erlebnis im 2. Korintherbrief, Kapitel 12, Verse 2–6.«

Wenn sie anderen von diesem Erlebnis berichtete, sagte sie immer, daß ein kleines Psalmenkärtchen das zusammenfaßte, was sie während ihrer kurzen, aber unvergeßlichen Erfahrung in einer von Gottes anderen Wohnungen gelernt hatte:

Dies ist der Tag, den Gott macht

Fang den Tag mit Tatenlust an!
Zur Sonne schau hin, nicht zur Nacht!
Dein Herz voll Gesang,
so gehe entlang,
denn dies ist der Tag, den Gott macht!

Fang den Tag mit Zielen an,
ergreif sie, es gibt kein Zurück.
Hab Freude im Herzen,
tu nie sie verscherzen,
denn Gott schuf den Tag dir zum Glück!

Fang den Tag mit der Bitte an,
daß Gott stets über dir wacht,
und lebe mit Lust,
was immer du tust,
denn dies ist der Tag, den Gott macht!

Dies ist der Tag, den der Herr macht;
lasset uns freuen und
fröhlich darinnen sein.

Psalm 118,24

Eine trauernde Mutter schrieb, wie sie ihre Tochter im Traum besuchte:

»Ich ging an einem Zimmer vorbei. Die Tür des Zimmers stand weit offen, und ich warf einen Blick hinein. Drei Mädchen tanzten, sich an den Händen haltend, einen Reigen. Ich dachte, daß eines der Mädchen wie meine Tochter Katie aussah. Je genauer ich hinsah, desto mehr erkannte ich, daß es Katie war. Ja, ja, das ist meine Katie, dachte ich immer wieder mit unbeschreiblicher Freude. Die anderen Mädchen schienen von ihr fortzuschweben. Meine Augen sahen nur sie und ihre Augen – aber ich kann nicht erklären, was geschah. Sie war vollkommen, absolut voll Frieden und heiter. Es war nicht nötig, daß wir miteinander redeten oder uns berührten, denn wir wußten sofort, was wir dachten. Noch nie habe ich solchen Frieden, solche Liebe und Glück empfunden. Ihre Augen schienen der einzige Teil ihres Körpers zu sein, an dem ich mich festhalten konnte. Sie besaß alles Wissen. Die Liebe, die aus ihren Augen leuchtete, war unbeschreiblich. Ich kann nicht sagen, wie lange dieser ›Traum‹ dauerte.

Als ich am Morgen aufwachte, mußte ich mich in meinem Zimmer erst wieder zurechtfinden. Ich hatte keine Ahnung, wo ich war, aber ich wußte, daß ich während des Schlafs nicht in meinem Zimmer gewesen war. Wenn ich gefragt würde, ob das alles ein Traum oder ob ich wirklich bei Katie war, kann ich nur antworten: Ja, ich war bei ihr. Ich habe nie etwas Ähnliches erlebt. Das Weh in meinem Herzen, als ich merkte, daß ich wieder ohne sie war ... Ich wünschte, ich könnte noch einmal solche Augenblicke mit meiner lieben, geliebten Tochter verbringen.

Ich wünschte, ich hätte Worte, um eine genaue Beschreibung meines Traumes zu geben. Ich weiß, daß Du die Innigkeit dieses Friedens und der Liebe verstehst, die zwischen Katie und mir strömte.

Ein Kind sein heißt die Freude des Lebens kennen. Ein Kind haben heißt die Schönheit des Lebens kennen.

Ich weiß nicht, wer diese Worte geschrieben hat, aber sie sind für mich so wahr. Ich danke Gott jeden Tag für das Leben, das ich durch das Leben meiner Tochter und durch ihren tragischen Tod erfuhr.

Hab Dank für Dein Zuhören – wieder einmal.«

Dieses Buch bezweckt nicht, ausführlich über Grenzerfahrungen des Todes und die weitere Forschung über ein Fortleben nach dem Tod zu berichten. Ich wollte lediglich einige Beispiele anführen, damit andere mit ähnlichen Erfahrungen es leichter haben, ihre Offenbarungen mitzuteilen. Ich kann nur sagen, daß diese Begegnungen aus allen Teilen der Erde zu uns kommen – von religiösen und areligiösen Menschen, von Gläubigen und Ungläubigen, aus jedem erdenklichen kulturellen und ethnischen Milieu – und daß sie offenbar eine allgemeinmenschliche Erfahrung sind, die nichts mit unserer Erziehung zu tun hat. Es ist wohl so, daß wir im Tode endlich alle Brüder und Schwestern sind!

Das folgende Ereignis geschah vor anderthalb Jahrzehnten, als wenige Forscher, wenn überhaupt jemand, Daten über Erfahrungen an der Schwelle des Todes sammelten. Der Patient war zwei Jahre alt, und es liegt auf der Hand, daß er von den Forschungen der Gegenwart nichts wissen konnte. Als er aus seinem Koma erwachte, war er ganz aufgeregt und sagte seiner Mutter, daß er mit Maria und Jesus an einem wunderschönen Ort gewesen sei. Maria habe ihn mehrere Male aufgefordert zurückzukehren, er aber habe versucht, sie zu ignorieren (wie Zweijährige es gerne tun!). Schließlich habe sie ihn sanft an der Hand genommen und zu ihm gesagt: »Du mußt zurückgehen, du mußt deine Mami vor dem Feuer retten.« Der Kleine sagte seiner Mutter, daß er sich dann entschlossen habe, »nach Hause zurückzulaufen«. Dieser Junge ist heute am Leben und gesund, und wie alle Menschen, die eine solche erleuchtende persönliche Erfahrung gemacht haben, fürchtet er sich nicht vor dem Sterben.

Mehrere Jugendliche, die schwer verletzt, überfallen oder vergewaltigt wurden, hatten ähnliche Erfahrungen, brachten jedoch klar zum Ausdruck, daß es sich »bloß um außerkörperliche Erfahrungen« handelte, um dem Schmerz und der Qual ihres hilflosen Ausgeliefertseins zu entgehen.

Je weiter die Forschungen gedeihen und je mehr darüber publiziert wird, desto mehr Menschen werden wissen, anstatt nur zu glauben, daß unser physischer Leib wirklich nur der Kokon ist, die äußere Hülle des menschlichen Wesens. Unser inneres, wahres Selbst, der »Schmetterling«, ist unsterblich und unzerstörbar und wird in dem Augenblick, den wir Tod nennen, frei.

Unser »Brief an ein Kind mit Krebs« ist ein Versuch, einem kleinen sterbenden Jungen zu erklären, was es mit dem Tod auf sich hat, und in diesem Brief verwenden wir als Symbole den Schmetterling und den Kokon.

»Edou« – ein bemerkenswertes Leben und Sterben

Im *San Francisco Chronicle* erschien vor fünf Jahren ein Artikel mit dem Bild eines unwahrscheinlich schönen siebenjährigen Kindes, das der Welt seine Auffassung von Leben und Tod mitteilte, ein Wissen, das weit über das der meisten Erwachsenen hinausgeht. (Es ist ein Signal der Hoffnung, daß solche im ganzen Land bekannte Zeitungen anfangen, gute Nachrichten mitzuteilen, anstatt des üblichen Mists und der Schauergeschichten, die nur noch mehr Angst und Negativität auf diesem bereits erschütterten Planeten Erde verbreiten.) In dem Artikel wurde berichtet, daß ein frühreifer, siebenjähriger Junge aus Santa Barbara, der an unheilbarer Leukämie litt, Anweisung gab, seine medizinische Behandlung einzustellen, und als ein ungewöhnlicher Fall, in dem Mystik und persönlicher Mut sich mischten, starb.

»Er sagte, ›Mutter, schalte den Sauerstoff ab. Ich brauche ihn nicht mehr‹«, erinnerte sich seine Mutter. »Ich schaltete ihn ab. Dann hielt er meine Hand, und ein strahlendes Lächeln ging über sein Gesicht, und er sagte: ›Es ist Zeit.‹ Dann verließ er uns.«

In seinem drei Jahre währenden Kampf gegen die Leukämie lebte er teils zu Hause bei seiner Mutter und teils im Krankenhaus, wo die Ärzte durch Transfusionen von insgesamt 80 Liter Blut seinen Tod hinauszuzögern versuchten.

Näheres über Edous Tod und die Lebensauffassung des Kindes erfuhr ich durch seine Mutter und durch ein Tonband, das die Mutter mir zur Wiedergabe in diesem Buch zur Verfügung stellte. Dieses Tonband mit seinen Ansichten über Sterben, Schmerz und Wiedergeburt wurde auf seine Bitte von einem ehrenamtlichen Helfer angefertigt. Das Folgende sind Ausschnitte, welche die Auffassung dieses kleinen, weisen alten Mannes von Leben und Tod deutlich machen:

Helfer: Du hast mich gebeten, herzukommen und meinen Kassettenrecorder mitzubringen, damit ich dir Fragen stelle über dein Leben und deine Ansichten vom Sterben, die du an andere weitergeben möchtest. Edou, du hast vor drei Monaten den Beschluß gefaßt, daß du bis zu deinem siebenten Geburtstag leben möchtest. Wie bist du zu diesem Entschluß gekommen?

Edou: Weil ich zu Gott gebetet habe, daß ich leben möchte, bis ich sieben Jahre alt bin. Nach diesem Tag oder etwas später könnte ich sterben, weil ich sterben möchte.

Helfer: Warum hast du beschlossen zu sterben?

Edou: Weil ich so krank bin. Wenn man tot ist, dann ist die Seele im Himmel, und dann hat man nicht mehr die ganzen Schmerzen und Wunden. Manchmal, wenn man will, kann man in ein gesundes Leben zurückkehren, wo man keine Schmerzen und Wunden mehr hat.

Helfer: Glaubst du an die Wiedergeburt?

Edou: Ja, daran glaube ich.

Helfer: Möchtest du uns allen erklären, wie du über die Wiedergeburt denkst?

Edou: Ja. Wenn ich sterbe, dann komme ich vielleicht in ein gesundes Leben zurück. Vielleicht komme ich auch in gar kein Leben mehr zurück. Oder ich komme vielleicht in mein krankes Leben zurück, damit ich spüre, wie das ist.

Helfer: Hast du eine Ahnung, was du in deinem nächsten Leben sein möchtest?

Edou: Ein gesunder Junge oder vielleicht das, was ich jetzt bin, krank.

Helfer: Meinst du, daß du zurückkehren und wieder krank sein möchtest?

Edou: Nein, ich glaube, daß ich wirklich ein gesundes Leben haben möchte, wenn ich das nächste Mal zurückkehre.

Helfer: Edou, hast du eine Ahnung, warum du dir in diesem Leben ein krankes Leben ausgesucht hast?

Edou: Nein, das weiß ich nicht. Wenn man sich im Himmel sein Leben aussucht, kann man in ein gesundes Leben oder gar kein Leben oder in ein krankes Leben auf die Erde zurückkehren, aber man weiß nicht mehr, warum man das gewählt hat. Man wählt sich vielleicht ein gesundes Leben, aber vielleicht wird es gar nicht so. Man wählt sich vielleicht ein krankes Leben, aber dann wird es gar nicht so. Man hat vielleicht ein gesundes Leben. Verstehst du mich?

Helfer: Ich glaube, Edou. Möchtest du uns allen erklären, wie es ist, wenn man so viel körperliche Schmerzen hat?

Edou: Ja, das kann ich. Wenn man im Körper Schmerzen hat, dann kommt einem das so vor, als wenn man einen argen Schock bekommen hätte – wie ein Blitzschlag oder so etwas. Und wenn man krank ist, kann man die Schmerzen manchmal ganz, ganz lange haben. Manchmal kann man sie auch für eine kurze Zeit haben, und dann, vielleicht Jahre später, kommen sie wieder – dieselben oder auch andere als beim ersten Mal.

Helfer: Macht dir das angst?

Edou: Nein, das nicht. Es ist wie ein Schock, verstehst du?

Helfer: Edou, kannst du uns sagen, wie es wohl im Himmel aussieht? Hast du ihn gesehen, und erinnerst du dich, wie es auf der anderen Seite aussieht?

Edou: Nein, aber ich glaube, ich kann dir ein genaues Beispiel dafür geben, wie es dort aussieht. Es ist wie ... wie wenn man durch einen anderen Durchgang geht, durch eine Mauer durch, in eine andere Milchstraße oder so. Es ist so, wie wenn man in sein Gehirn hineingeht. Und es ist so, wie wenn man auf einer Wolke lebt, und der Geist ist da, aber nicht der Körper. Man hat den Körper verlassen. Es ist wirklich so, wie wenn man durch eine Mauer geht, in sein Inneres hinein.

Helfer: Dann ist es also sehr leicht. Warum glaubst du, daß die Menschen solche Angst vor dem Sterben haben?

Edou: Weil das Sterben manchmal weh tut. Man hat solche

Angst vor dem Sterben, weil es so weh tut. Man möchte den Körper festhalten und ihn nicht mit dem Geist verlassen.

Helfer: Hast du vielleicht aus deiner eigenen Erfahrung eine Botschaft für die Menschen, die vor dem Sterben Angst haben?

Edou: Manchmal haben die Leute gar keine Angst, und sie sterben einfach.

Helfer: Was kannst du den Menschen sagen, die so furchtbare Angst vor dem Sterben haben und einfach alles tun, um am Leben zu bleiben, gleichgültig, wie sehr es schmerzt?

Edou: Wenn man an seinem Körper nicht so festhält und einfach locker läßt, dann würde es nicht so weh tun.

Helfer: Man stirbt und läßt einfach los?

Edou: Ja.

Helfer: Kannst du uns sagen, wie es dir zumute ist, deine Mutter zu verlassen?

Edou: Es macht mich schon traurig, daß ich meine Mutter verlassen muß, aber wenn sie sterben will, kann ich bei ihr sein. Und manchmal kann man, wenn man will, im Geist zurückkommen und die Menschen besuchen, die man liebhat. Weißt du?

Helfer: Glaubst du, daß du im Geist zurückkommen und manche von uns besuchen wirst, wenn du gestorben bist?

Edou: Ja, das glaube ich.

Helfer: Warum meinst du, gehen viele Geister in der Nacht um, wenn die Menschen mehr Angst haben?

Edou: Vielleicht wollen sie in der Nacht und am Tag bei ihnen sein.

Helfer: Vielleicht wirkt es bei Nacht nur erschreckender.

Edou: Nicht, wenn man keine Angst hat. Einmal habe ich mitten in der Nacht gehört, wie etwas durch das Haus ging – der Geist meines Großvaters. Ich glaube, die Mami hat es auch gehört.

Helfer: Freust du dich darauf, deinen Großvater auf der anderen Seite wiederzusehen?

Edou: Ja.

Helfer: Das ist ein gutes Gefühl, nicht wahr? Von deiner Mutter fortzugehen, die dich so liebt, zu deinem Großvater, der dich auch liebt?

Edou: Ja, das stimmt.

Helfer: Einmal hast du mir den Himmel so beschrieben wie das alte Ägypten oder das alte Rom. Glaubst du noch immer, daß er so aussieht?

Edou: Ja. Aber ich glaube, ich habe vor meinem jetzigen Leben schon viele Male gelebt, und vielleicht hat jeder, der jetzt auf der Erde lebt, schon viele Leben gehabt – vielleicht damals, als das alte Ägypten da war.

Helfer: Hast du schon entschieden, wie du ... möchtest du begraben oder verbrannt werden, wenn du gestorben bist?

Edou: Wenn ich sterbe, möchte ich in einem Blumengarten begraben werden.

Helfer: Warum möchtest du das?

Edou: Einfach, weil ich in einem Blumengarten begraben sein möchte. Ja, ich möchte einen kleinen Blumengarten über mir haben.

Als Edou sechs Monate nach diesem Interview begraben wurde, ging jeder Teilnehmer des Begräbnisses am Sarg vorbei und ließ nach dem Brauch seiner brasilianischen Heimat eine Handvoll Rosen darauf fallen.

Helfer: Hast du irgendeine Botschaft, die du den Menschen über dein Leben hinterlassen möchtest? Die Leute werden sagen: ›Ach, es ist so traurig. Er lebte nur sieben Jahre.‹ Glaubst du, daß die Leute weinen werden, weil du erst sieben Jahre alt bist, und daß sie glauben werden, daß das alles ist und daß es dich dann nicht mehr gibt? Wie denkst du darüber?

Edou: Meine Mutter wird um mich weinen.

Helfer: Was kannst du aber den Leuten sagen, die meinen, daß das dein ganzes Leben ist? Sie meinen, daß du nur *ein* Leben hast, und das ist alles.

Edou: Sie haben unrecht, weil ich wieder zurückkommen werde.

Helfer: Wenn du wiederkommst, kommst du dann als eine Person oder ein Tier oder ein Stein, eine Blume oder als was?

Edou: Als eine Person.

Helfer: Glaubst du, daß du wieder ein Junge sein wirst oder ein Mädchen?

Edou: Ich werde wahrscheinlich ein Junge sein.

Helfer: Glaubst du, daß du in dieser Lebenszeit wiederkommst, wo du deine Freunde wieder erkennst, oder glaubst du, daß du in ein anderes Land gehen wirst?

Edou: Ich möchte als der geboren werden, der ich war.

Helfer: In Brasilien?

Edou: Ja.

Helfer: Hast du einen Grund, warum du Brasilien so liebst?

Edou: Ja, weil ich einige Cousins da unten habe und eine Großmutter und meine Tanten.

Helfer: Es ist sehr lange her, seit du sie gesehen hast, nicht wahr?

Edou: Nein. Ich bin dort unten geboren, und dann kam ich hierher, als ich zwei Jahre alt war.

Helfer: Wie viele Jahre bist du krank gewesen, Edou?

Edou: Seit ich drei Jahre alt bin.

Helfer: Das ist, wie wenn es dein ganzes Leben gewesen wäre, nicht wahr?

Edou: Ja.

Helfer: Wenn du mit deiner Mutter sehr quengelig bist – tust du das, weil du wirklich böse auf sie bist, oder nur weil du deinen Zorn an ihr ausläßt?

Edou: Ich lasse nur meinen Zorn an ihr aus.

Helfer: Magst du darüber etwas sagen? Viele Leute, die mit Menschen umgehen, die sehr krank sind wie du, die wissen nicht, was sie tun sollen. Sie nehmen es sich sehr zu Herzen, wenn man sie anschreit.

Edou: So geht es mir auch.

Helfer: Du bist traurig, wenn du schreist?

Edou: Nein, wenn jemand mich anschreit.

Helfer: Warum schreist du dann deine Mami so oft an, wenn es dir schlecht geht, obwohl du weißt, wie einem dabei zumute ist?

Edou: Manchmal tue ich es, weil es mir so schlechtgeht. Sie ist nicht an meinem Bett. Vielleicht bekomme ich eine Knochenmark- oder Lumbalpunktion. Sie ist nicht da. Dann schreie ich, damit sie kommt.

Helfer: Du möchtest, daß sie bei dir ist, wenn es dir schlechtgeht?

Edou: Ja.

Helfer: Kannst du mir sagen, was du von den Ärzten hältst? Glaubst du, daß sie dich ziemlich gut behandelt haben?

Edou: Ja, das haben sie getan. Und sie möchten mir wirklich eine Medizin oder etwas geben, das meine Krankheit heilt. Aber das können sie halt nicht.

Helfer: Was würdest du dazu sagen, wenn du dich entschieden hättest, nach deinem Geburtstag zu sterben, und die Ärzte würden beschließen, dich am Leben zu erhalten?

Edou: Das können sie nicht, weil ich zu Gott gebetet habe, und sie können mich nicht hindern zu sterben.

Helfer: Wenn du beschließt, deinen Körper zu verlassen, können die Ärzte dich nicht daran hindern?

Edou: Ja, das ist wahr.

Helfer: Würdest du böse sein, wenn der Doktor versuchen würde, dich am Verlassen deines Körpers zu hindern?

Edou: Ja.

Helfer: Meinst du, wenn ein Mensch beschließt, daß er sterben will, sollte der Doktor einfach sagen: »In Ordnung – stirb, wenn du möchtest. Ich verstehe es.«?

Edou: Ja, das meine ich.

Helfer: Warum glaubst du, daß manche Ärzte es nicht aushalten können, ihre Patienten sterben zu sehen?

Edou: Na ja, manchmal möchten sie sie so gerne von ihrer Krankheit befreien, und deshalb wollen sie sie nicht sterben lassen. Sie wollen sie von ihrer Krankheit heilen oder versuchen es.

Helfer: Nach deinem Geburtstag, Edou, wenn du dich entschließt zu sterben, und der Arzt möchte noch mehr Knochenmarkpunktionen und Bluttransfusionen machen, was wirst du dann tun?

Edou: Im August bin ich vielleicht ... vielleicht bin ich dann schon tot.

Helfer: Du scheinst dich wirklich auf das Sterben zu freuen.

Edou: Ja.

Helfer: Warum hast du dich entschieden, daß du lieber sterben möchtest als leben?

Edou: Weil es mir schlechtgeht und weil ich zu krank bin, um weiterzuleben. Meine Krankheit kommt immer wieder, und manchmal bin ich auf und laufe herum, und dann werde ich schwächer und schwächer, und ich habe solche Schmerzen, daß ich eine Bluttransfusion brauche.

Helfer: Wie ist es, wenn man Leukämie hat?

Edou: Nicht sehr schön.

Helfer: Wie geht es dir, wenn du Filme über Leute siehst, die Leukämie haben? Willst du sie gerne sehen?

Edou: O ja. Aber es gibt eigentlich nicht viele Leute mit Leukämie im Fernsehen.

Einem Brief, den ich von Edous Mutter erhalten habe, ist zu entnehmen, wieviel dieser kleine Siebenjährige in seinem kurzen Leben erreicht hat. Die Liebe und der Stolz seiner Mutter kommen darin zum Ausdruck. In ihrer eigenen Weise setzt sie Edous Werk fort.

»Liebe Elisabeth,
In eurem Dezember-Rundbrief ist ein Brief über ein Hospiz für Kinder in Nordvirginia abgedruckt. Es gibt eines, das Euch näher ist! Das Hospiz in Santa Barbara in Kalifornien. Es begann im Juni 1978, in dem Jahr, als mein Sohn starb. Ihm ist seine Gründung zu verdanken.

Im Jahr 1977 sagte ich meinem Sohn, daß nicht viel Hoffnung bestünde und daß er vielleicht sterben müsse. Er antwortete, daß er es schon seit einiger Zeit wisse, und wenn ich nichts dagegen hätte, wolle er jetzt schlafen. Ich dachte, daß er mich schützen und deshalb nicht darüber sprechen wollte. Es war sehr schwer für mich. Ich bat viele Freunde, zu kommen und mit ihm zu reden. Alle weigerten sich und sagten, daß sie es nicht übers Herz brächten. Schließlich fand ich eine Dame, die Leiterin des Eltern-Lehrer-Verbandes seiner Schule war. Sie kam in die Klinik und sprach allein mit ihm, um in Erfahrung zu bringen, wie er sich fühlte. Sie sprachen eine Stunde miteinander, und sie erzählte ihm von dem Hospiz. Ich hörte zum ersten Mal davon. Sie war eben dabei, Kurse einzurichten.

Als sie gegangen war, war mein Sohn Feuer und Flamme für diese Idee. Er wollte sofort aus dem Bett gehoben und in seinen Rollstuhl gesetzt werden, damit er durch das Krankenhaus fahren und anderen Sterbenden helfen könnte. ›Wenn ich keine Angst vor dem Sterben habe, kann ich anderen helfen.

Sie haben doch ihr Leben gelebt. Ich kann ihnen zeigen, daß es nichts zu fürchten gibt, so wie ich Großvater geholfen habe.‹ Leider mußte ich ihn zurückhalten. Ich erklärte ihm, daß er nicht ohne Erlaubnis in die Krankenzimmer hineinstürmen durfte und daß es im Krankenhaus bestimmte Regeln für Kinder gab. Er bat mich, ihm die Erlaubnis zu verschaffen. Dabei habe ich mich wahrlich in ein Hornissennest gesetzt.

Die Ärzte waren außer sich über eine solche Idee und daß ich meinem Sohn gesagt hatte, daß er vielleicht sterben würde. Sie behaupteten, daß Kinder den Tod nicht verstünden. Auch die Leute vom Hospiz hielten es nicht für richtig; sie meinten, daß ein Kind im Alter meines Sohnes Sterben und Tod nicht verstehen könne. Sie hatten damals noch keinen Umgang mit sterbenden Kindern.

Ich brauche nicht erst zu sagen, daß mein Sohn über die ganze Geschichte sehr traurig war, und keiner wollte direkt mit ihm darüber reden. Er meinte, daß Kinder den Tod besser erklären könnten und daß sie an der Arbeit im Hospiz aktiven Anteil nehmen sollten. ›Ich bin doch erst vom lieben Gott gekommen‹, sagte er. ›Ich weiß noch, wie es im Himmel war. Der liebe Gott und ich reden ständig miteinander.‹ Allmählich überzeugte er die Leute, daß ein Sechsjähriger über das Sterben Bescheid wissen kann, und sprach offen mit denen, die bereit waren, ihm zuzuhören.

Im Hospiz fing man an, sich Gedanken über die besonderen Bedürfnisse von Kindern zu machen, und wir begannen darüber zu reden. Ich erklärte, daß diese Kinder und ihre Familien eine Organisation wie das Hospiz brauchten. Allein damit fertig zu werden war schwer, und es riß die Familien auseinander – all die Monate und Jahre, die Fragen und die Qual, sich an niemanden wenden zu können, der Verständnis hat! Mein Sohn wies darauf hin, daß die meisten Kinder allein sterben, weil die Eltern und Ärzte darüber nicht reden wollen oder können, und so schweigt auch das Kind. Er meinte, daß Kinder genauso wie Erwachsene das Recht haben, über ihr Sterben zu entscheiden. Er traf seine Entscheidung. Er machte sein Testament und traf die Anordnungen für sein Begräbnis.

Das Hospiz in Santa Barbara hat jetzt ein wunderbares Programm für die Bedürfnisse todkranker Kinder und ihrer Familien. Edous Sterben bewirkte, was er sich zum Teil erhofft hatte: anderen sterbenden Kindern eine Hilfe zu geben.

Herzlich, B. M. C.«

In einem anderen Brief berichtet Edous Mutter, daß sie zwar über alles mit Edou sprach, aber sehr lange brauchte, um alles zu begreifen, was er sie lehren konnte: die Kostbarkeit des Lebens und die Bedeutung der bedingungslosen Liebe. Ich möchte Edou und seiner Mutter dafür danken, daß sie uns geholfen haben, dieses Wissen zu verbreiten!

»Erst jetzt verstehe ich einige Dinge, über die er sprach. Er sprach mit jedem über das Sterben, der bereit war, ihn anzuhören, und die Leute gingen mit frohem Lächeln von ihm fort.

Er hatte eine Beschäftigungstherapeutin, die sehr jung war und große Angst hatte, weil sie noch nie mit einem sterbenden Kind gearbeitet hatte. Sie gewannen einander sehr lieb. Als mein Sohn gestorben war, unterhielt ich mich mit ihr, und sie sagte mir, welche Sorgen mein Sohn sich um mein Wohlergehen gemacht hatte und wie er darauf achtete, daß ich genügend Ruhe hatte. Wie er hoffte, daß ich nach seinem Tode wieder arbeiten würde, damit ich etwas hätte, an das ich mich klammern könnte, während ich trauerte. Sie sagte mir außerdem, daß mein Sohn der Anlaß für sie war, sich mit dem Tod auseinanderzusetzen, und wie sie eine Betreuerin im Hospiz geworden war.

Mein Sohn und ich waren allein, es gab nur uns beide. Eines seiner Lieblingslieder war ›Du und ich gegen die ganze Welt‹. So kam es mir auch vor. Es gab niemanden, mit dem ich reden oder an den ich mich wenden konnte, der mich verstand. Manchmal ging ich allein weg und schrie in ein Kissen oder einen Mantel hinein und weinte, und dann kam ich zurück und nahm mich zusammen, um für meinen Sohn zu kämpfen, der so wehrlos schien.

Ich war ein Schrecken für die Ärzte. Ich glaube nicht,daß ich unvernünftig war, aber einige Dummheiten, die gemacht wurden, veranlaßten mich, über mein Kind zu wachen. Das heißt nicht, daß alle Ärzte schlecht waren. Die meisten waren gut, und einige waren wunderbar, aber wenn es um ein Leben geht und man seine Sache nicht gut macht, dann ist das für alle Betroffenen schlecht. Es war, als führte ich einen Krieg, und ich wehrte mich gegen eine Behandlung, die mir zu verstehen gab: ›Sie sind ja nur die Mutter und daher dumm oder daher zählen Sie nicht.‹ Ich bestand darauf, über jede Maßnahme unterrichtet zu werden; ich wollte wissen, wozu sie gut war, und wenn ich keine Antwort bekam, ging ich in die medizinische Bibliothek und las es nach.

Ich bestand außerdem darauf, daß meinem Sohn alles erklärt wurde, damit er den Grund dafür einsehen und damit fertig werden konnte. Ich versuchte, ihn nicht zu belügen, aber ich habe ihm *nie, nie* die Hoffnung genommen. Viele Ärzte waren mit dem, was ich tat, nicht einverstanden, und sie mochten auch nicht, daß ich darauf bestand, bei Lumbalpunktionen, Knochenbiopsien usw. dabeizusein. Eltern haben ein Recht darauf, bei ihren Kindern zu sein, und ein Kind hat ein Recht darauf, daß seine Mutter bei ihm ist. Es ist viel leichter, bei dem Kind im Zimmer zu bleiben, anstatt draußen zu sein und die Schreie zu hören.

Dreieinhalb Jahre lang war er immer wieder krank. Seine Wirbelsäule brach zusammen, und dann fing es mit den langen Knochen an. Er mußte dreimal von neuem lernen, sich umzudrehen, zu sitzen, zu kriechen und zu gehen. Er beklagte sich fast nie, obwohl er oft vor Schmerzen schrie. Das war für alle schrecklich, denn das einzige Schmerzmittel, das er hatte, war Tylenol und Kodein. Wir versuchten es mit Hypnose, und schließlich holte ich das schmerzstillende Mittel meines Vaters hervor und spritzte es meinem Sohn mit einer Diabetikerspritze, wenn er danach verlangte. Mit Freunden bastelte ich ihm ein Sauerstoffgerät, damit er besser atmen konnte. Er wollte unbedingt wach sein, während er starb, damit er Abschied nehmen konnte, und er starb mit einem Lächeln.

Ich glaube, daß Kinder uns als Eltern aussuchen, damit unsere und ihre Seele wachsen kann. Ich empfinde es als eine Auszeichnung, daß ich die Reise meines Sohnes miterleben und daß ich seine Mutter sein durfte. Er lehrte mich so viele wunderbare Dinge, doch vor allem, wie kostbar das Leben ist und die Freude der bedingungslosen Liebe.

Mit herzlichen Grüßen, B. M. C.«

Redaktionelle Notiz: Nachdem die Übersetzung dieses Buches abgeschlossen war, erreichte den Kreuz Verlag das Manuskript einer Seelsorgerin, die über ihre Erfahrungen mit krebskranken Kindern in einer deutschen Klinik berichtet. Das Buch von Rosemarie Fuchs »Stationen der Hoffnung – Seelsorge an krebskranken Kindern« erscheint gleichzeitig mit dem vorliegenden Band. Die Autorin erzählt darin unter anderem von dem an einem bösartigen Tumor erkrankten fünfjährigen Marcus, der ihr eines Tages die Frage stellt: »Was ist denn Sterben?« – Wie Rosemarie Fuchs darauf reagierte und wie der kleine Marcus sich mit seinem eigenen Tod auseinandersetzte, das wird in der folgenden Leseprobe deutlich:

»Marcus, alle Menschen müssen einmal sterben, besonders wenn sie so alt sind, wie meine Eltern es waren. Aber ich bin natürlich traurig, daß sie nicht mehr bei mir sind.«

»Aber Kinder müssen nicht sterben!«

»Doch – auch Kinder. Deswegen sollen die doch auch auf der Straße immer schön aufpassen, damit sie nicht totgefahren werden!«

Nach einer bedächtigen Pause wieder Marcus: »Warum müssen denn die alle sterben – was ist denn Sterben?«

Mir wird klar, daß ich antworten muß. Und zwar sofort! Denn Zeit für große Überlegungen zum Begriff »Sterben« bleibt mir nicht. Neben der drängenden Not dieses Kindes muß ich riskieren, etwas in dieser Situation zu sagen, das einer späteren Überprüfung auf seine theologische Richtigkeit nicht standhalten wird. Der Zwang, unter dem ich jetzt stehe, ist größer als die Redlichkeit der Aussage. Ich kann nur hoffen, daß Marcus meine Überforderung nicht spürt, und darauf vertrauen, daß meine Liebe zu ihm mich die Worte finden läßt, die ihm helfen.

Marcus ist nicht christlich erzogen worden, er weiß nichts von Gott. Ich setze mich mit ihm ans Fenster, und wir sehen hinaus zu den Bäumen. Ein paar Spatzen hüpfen zwischen den Ästen herum. Ich erzähle dem Kind, daß sie nicht einfach alle auf einmal da waren, sondern daß die Vögel jemand gemacht hat: so lustig und so frech, wie sie sind: und auch alle anderen Tiere, die Marcus kennt, und die Bäume, die Blumen, die wiederkommen, wenn es jetzt bald Frühling wird. »Das alles hat sich einer ausgedacht, hat es gemacht, damit wir uns freuen. Er hat auch einen Namen, wir nennen ihn den lieben Gott. Ihm gehört alles auf der Welt; darum kann er auch sagen, daß das alles wieder zu ihm zurückkommen soll, wenn er es möchte. Alle Menschen hat er auch gemacht. Wenn Gott nun will, daß einer nicht mehr bei uns, sondern bei ihm leben soll, dann ruft er ihn und sagt: Nun komm wieder zu mir zurück! Dieser Mensch macht dann die Augen zu, redet nicht mehr mit uns und hört uns auch nicht mehr zu. Wir sagen dann: Nun ist er gestorben. Er kommt in einen Sarg – wie das Schneewittchen – und wird begraben. Jetzt lebt er nicht mehr bei uns, er lebt nun bei Gott!«

»Wo ist denn der Gott?«

»Der ist überall, aber wir können ihn jetzt noch nicht sehen, erst wenn wir gestorben sind!«

»Aber er ist da?«

»Ja! Und er hat dich lieb. Du kennst doch das Lied ›Weißt du, wieviel Sternlein stehen‹, das hast du doch oft mitgesungen. Jetzt überlege mal, wie es aufhört!«

Marcus denkt angestrengt nach – dann strahlend: »kennt auch dich und hat dich lieb! – Kann man mit Gott reden?«

Ich bin erleichtert, kriege mehr Boden unter die Füße.

»Ja, das kann man. Ich rede jeden Tag mit ihm und sage, er soll immer gut auf dich aufpassen!«

Das Kind ist sehr interessiert.

»Tut er das denn?«

»Ja, das weiß ich ganz bestimmt!«

»Aber du paßt auch auf mich auf?«

»Natürlich, das weißt du doch, du mußt gar keine Angst haben!«

Kleine Pause – dann dreht Marcus sich zur Wand um und sagt sehr freundlich: »Du kannst jetzt gehen!«

Ich bin fast bestürzt von dieser Entwicklung. Marcus hatte sonst immer versucht, mich bei sich festzuhalten, aber nun ist er mit der vorübergehenden Trennung einverstanden. Er mußte die ganze Zeit vorher Angst vor dem Sterben gehabt haben, sicherlich hatte er irgendwo mehr mitgehört, als wir wußten. Mit seinen nur fünf Jahren konnte er seinen Zustand nicht selber einordnen und äußerte ihn in seiner panischen Trennungsangst. – Oder ahnte das Kind von sich aus, was kommen würde, hatte es ein eigenes inneres Wissen? Es wird sich in seinem weiteren Verhalten zeigen.

Am Nachmittag erzähle ich der Mutter von unserem Gespräch. Ich bin nicht sicher, wie sie darüber denken wird, denn nach ihren Eindrücken und Erfahrungen in dem kirchlichen Heim, in dem Frau S. aufwuchs, hatte sie immer betont, daß sie von der Kirche nichts mehr wissen wolle. Auch ich durfte in den Gesprächen mit ihr keine religiösen Fragen oder Themen erörtern. Nun habe ich zu Marcus ohne ihre Zustimmung über Gott gesprochen. Das nimmt die Mutter aber ganz gelassen auf und meint, daß alles gut sei, was dem Jungen hilft. Und es hat geholfen: Er zeigt jetzt keine Angst mehr vor dem Alleinsein und klammert sich auch nicht mehr so sehr an mich.

Frau S. und ich sitzen an einem Nachmittag bei Marcus am Bett, als er sagt, er hätte geträumt. Träume erzählt er uns oft, in ihnen kamen immer schreckliche Ungeheuer, Riesen und Gespenster vor. Jetzt hatte er aber »schön« geträumt – von Schneewittchen. Wir erschrecken, denn auch das Märchen, das er vor dem Gespräch täglich hören wollte, hatte ihn seither nicht mehr interessiert. Darin sahen wir in den vergangenen Tagen eine weitere Bestätigung für die Bewältigung seiner Angst vor dem Sterben. Nun erzählt Marcus:

»Schneewittchen war ganz lieb und ganz schön. Ich gehe mit ihr in den Wald – ganz weit weg. Ihr könnt nicht mitkommen, aber ich schreibe euch eine Postkarte!«

Die Mutter und ich sehen uns fassungslos an: Der Junge sagt uns, daß er sterben wird, ist damit einverstanden – Schneewittchen ist lieb und schön – und tröstet uns, die Zurückbleibenden!

Mir wird auch deutlich, daß meine Erklärung, was Sterben ist, für ihn zu schwer war, darum hatte er sich selber ein Bild geschaffen, das seinem Alter entspricht, das ihm vertraut ist, eben das Schneewittchen – sein Todesengel!

Ausgewählte Literatur

Bach, Susan: Spontanes Malen und Zeichnen im neurochirurgischen Bereich. Ein Beitrag zur Früh- und Differentialdiagnose. Arch. Neurol. Neurochir. Psychiat. 87, 1961.

Bach, Susan: Spontanes Malen schwerkranker Patienten. Acta psychosomatica Nr. 8, Geigy, Basel 1966.

Becker, Ernest: Dynamik des Todes. Goldmann Sachbücher 11304, München 1981.

Braun, O. H. (Hrsg.): Seelsorge am kranken Kind. Was Ärzte, Psychologen und Seelsorger dazu sagen. Kreuz Verlag, Stuttgart 1983.

Brocher, Tobias: Wenn Kinder trauern. Wie sprechen wir über den Tod? Kreuz Verlag, Zürich 1980.

Bürgin, Dieter: Das Kind, die lebensbedrohende Krankheit und der Tod. Verlag Hans Huber, Bern 1978.

Cameron, Jean: Heute will ich leben. Eine Krebskranke erzählt. Mit einem Vorwort von Elisabeth Kübler-Ross. Kreuz Verlag, Stuttgart 1983.

Duda, Deborah: Für Dich da sein wenn Du stirbst. Vorschläge zur Betreuung. Papyrus Verlag, Hamburg 1983.

Freud, Anna: Wege und Irrwege in der Kinderentwicklung. In: Die Schriften der Anna Freud Band VIII. Kindler Verlag, München 1980.

Freud, Anna: Die Rolle der körperlichen Krankheit im Seelenleben des Kindes. In: Die Schriften der Anna Freud Band IV. Kindler Verlag, München 1980.

Freud, Anna und *Burlingham, Dorothy*: Kriegskinder. In: Die Schriften der Anna Freud Band II. Kindler Verlag, München 1980.

Fuchs, Rosemarie: Stationen der Hoffnung. Seelsorge an krebskranken Kindern. Kreuz Verlag, Zürich 1984.

Furman, Erna: Ein Kind verwaist. Untersuchungen über Elternverlust in der Kindheit. Verlag Klett-Cotta, Stuttgart 1977.

Hampe, Johann Christoph: Sterben ist doch ganz anders. Erfahrungen mit dem eigenen Tod. Kreuz Verlag, Stuttgart 1975.

Herrmann, Nina: Ich habe nicht umsonst geweint. Eine Krankenhausseelsorgerin erzählt. Kreuz Verlag, Zürich 1979.

Kast, Verena: Trauern. Phasen und Chancen des psychischen Prozesses. Kreuz Verlag, Stuttgart 1982.

Kiepenheuer, Kaspar: Die innere Welt des sterbenden Kindes. Spontanzeichnungen als Wegweiser für die Begleitung todkranker Kinder und ihrer Familien. In: Familiendynamik, 3. Jahrgang 1978, S. 284–298. Auch in: Deutsche Krankenpflegezeitschrift, Heft 1, 1984, S. 36–40.

Klein, Melanie: Die Psychoanalyse des Kindes. Ernst Reinhardt Verlag, München 1971. Auch als Fischer-Taschenbuch (Geist und Psyche 42109).

Kris, Ernst: Psychoanalytische Kinderpsychologie. Suhrkamp Verlag, Frankfurt/M. 1979.

Kübler-Ross, Elisabeth: Interviews mit Sterbenden (On Death and Dying). Kreuz Verlag, Stuttgart 1971.

Kübler-Ross, Elisabeth: Was können wir noch tun? Antworten auf Fragen nach Sterben und Tod (Questions and Answers on Death and Dying). Kreuz Verlag, Stuttgart 1974.

Kübler-Ross, Elisabeth (Hrsg.): Reif werden zum Tode (Death: The Final Stage of Growth). Kreuz Verlag, Stuttgart 1976.

Kübler-Ross, Elisabeth: Leben bis wir Abschied nehmen (To live until we say good-bye). Mit 80 Fotos von Mal Warshaw und einem Beitrag von Paul Becker. Kreuz Verlag, Stuttgart 1979.

Kübler-Ross, Elisabeth: Verstehen, was Sterbende sagen wollen. Einführung in ihre symbolische Sprache (Living with Death and Dying). Kreuz Verlag, Stuttgart 1982.

Kübler-Ross, Elisabeth: Befreiung aus der Angst. Berichte aus den Workshops »Leben, Tod und Übergang«. Mit 50 Fotos von Mal Warshaw (Working it through). Kreuz Verlag, Stuttgart 1983.

Kushner, Harold S.: Wenn guten Menschen Böses widerfährt. Tomus Verlag, München 1983.

Leist, Marielene: Kinder begegnen dem Tod. 3. Auflage, Gütersloher Verlagshaus / Verlag Herder, Freiburg 1982.

Levine, Stephen und *Ram Dass*: Schrot für die Mühle. Sadhana Verlag, Berlin 1979.

Lund, Doris: Eric – Der wundersame Funke Leben. Verlag Droemer/Knaur, München 1978.

Piaget, Jean: Der Aufbau der Wirklichkeit beim Kinde. Verlag Klett-Cotta, Stuttgart 1974.

Piaget, Jean: Urteil und Denkprozeß des Kindes. Pädagogischer Verlag Schwann, Düsseldorf 1972.

Piaget, Jean: Das Weltbild des Kindes. Verlag Klett-Cotta, Stuttgart 1978.

Pincus, Lily: ... bis daß der Tod euch scheidet. Zur Psychologie des Trauerns. Deutsche Verlags-Anstalt, Stuttgart 1977. Auch als Ullstein-Taschenbuch Nr. 34096.

Ram Dass: Sei jetzt hier. Sadhana Verlag, Berlin 1976

Ram Dass: Alles Leben ist Tanz. 3. Auflage, Franz Schickler Verlag, Berlin 1978.

Reed, Elizabeth L.: Kinder fragen nach dem Tod. Quell-Verlag, Stuttgart 1972.

Robertson, James: Kinder im Krankenhaus. 2. Auflage, Ernst Reinhardt Verlag, München 1982.

Schiff, Harriet S.: Verwaiste Eltern. Kreuz Verlag, Stuttgart 1978.

Stern, William: Psychologie der frühen Kindheit. Wissenschaftliche Buchgesellschaft, Darmstadt 1981.

Strauss, Anselm L. und *Glaser, Barney G.*: Interaktion mit Sterbenden. Beobachtungen für Ärzte, Schwestern, Seelsorger und Angehörige. Verlag Vandenhoeck & Ruprecht, Göttingen 1974.

Zickgraf, Cordula: Ich lerne leben, weil du sterben mußt. Ein Krankenhaustagebuch. Mit einem Vorwort von Dr. med. Paul Becker. Kreuz Verlag, Stuttgart 1979.

Elisabeth Kübler-Ross
AIDS
Herausforderung zur Menschlichkeit
296 Seiten, gebunden · ISBN 3 7831 0918 3

Elisabeth Kübler-Ross spricht in diesem Buch ungewöhnliche Gedanken zur Krankheit unseres Jahrhunderts aus; bietet denjenigen Menschen dringend benötigte Hilfe an, die mit AIDS in irgendeiner Form in Berührung gekommen oder mit der eigenen Angst davor konfrontiert sind.

Elisabeth Kübler-Ross
Befreiung aus der Angst
Bericht aus den Workshops: »Leben, Tod und Übergang«
Mit 50 Fotos von Mal Warshaw
177 Seiten, gebunden · ISBN 3 7831 0710 5

Elisabeth Kübler-Ross erzählt anhand vieler Beispiele von ihrer Arbeit, erklärt Verlauf und Sinn der Workshops und lädt den Leser ein, ihr auf der Entdeckungsreise in ein von Angst befreites Dasein zu folgen.

Elisabeth Kübler-Ross
Leben bis wir Abschied nehmen
Mit 80 Fotos von Mal Warshaw
und einem Beitrag von Dr. med. Paul Becker
174 Seiten, gebunden · ISBN 3 7831 0580 3

»Dieses Buch ist in der Flut von Veröffentlichungen, die alle den Menschen mit der Grenzerfahrung von Krankheit, Sterben und Tod konfrontieren wollen, einer der ganz wenigen Glücksfälle, in denen nicht über die Sache in einer theoretischen Aussageform, sondern von der Sache auf der Basis unmittelbarer Erfahrung berichtet wird.«
Deutsches Allgemeines Sonntagsblatt

KREUZ: Bücher zum Leben.